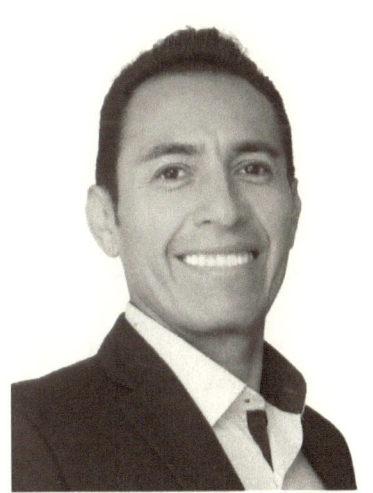

Raúl Loaiza Yáñez nació en
Toluca en junio de 1960.
Médico Cirujano graduado y
Especialista en Medicina
Familiar.
Conferenciante bilingüe
experimentado. Ahora
jubilado.
Se ha curado a sí mismo (sin
medicamentos) de C.U.C.I.
"colitis ulcerativa crónica
idiopática" con un método que
recupera y mantiene la salud,
en la mayoría de las
enfermedades.

CURACIÓN SIN MEDICAMENTOS

DR RAÚL LOAIZA YAÑEZ

Contacto:
octor.com.mx
octor.contacto@gmail.com
contacto@octor.com

ÍNDICE

DEDICATORIA.

Dedico este libro a Antoine Bechamp investigador incansable cuyos descubrimientos no han sido plenamente difundidos, mismos que pudieron y aún pueden evitar muchas enfermedades.

A mis pacientes y compañeros profesionales de la salud, a quienes he visto enfermar y morir de enfermedades que son reversibles cuando se conoce y se corrige el Factor Ignorado de la Medicina.

AGRADECIMIENTOS:
Agradezco al Creador por haber puesto en mi camino los invaluables conocimientos que otros antes que yo, han descubierto para el beneficio de sus hermanos enfermos; y también por haberme regalado la capacidad de análisis y síntesis para traer este acervo, a la práctica diaria.

INTRODUCCIÓN
Me curé Yo solo de mi enfermedad Grave
(C.U.C.I. mi experiencia).

Soy Médico, nací en 1960 y tengo 36 años de ejercicio de la Profesión en México.

Se me detectó una enfermedad considerada INCURABLE. Después de haber convivido con colitis, sin darle importancia (por mi ignorancia), por varios años, finalmente entré en una crisis de diarrea con abundante moco y sangre de manera constante por un mes (¡Y NO SERÍA LA ÚNICA CRISIS QUE ME ESPERABA!). Al final del mes estas diarreas empeoraron hasta que un día, tuve 30 evacuaciones en 24 horas. Por la mañana, después de NO haber dormido, me realicé una exploración abdominal solo para descubrir que toda el área del trayecto de mi colon, se sentía aumentada de volumen, inflamada y muy dolorosa, así como intenso dolor en el punto de Mcburney (punto del apéndice) ...

Entonces toda mi perspectiva de vida cambió de manera drástica. Acudí con mis colegas Médicos Especialistas (Proctólogos, Gastroenterólogos e Internistas) y al final de los estudios correspondientes (laboratorio, RX, Electrocardiograma, y endoscopía del colon) llegaron al Diagnóstico de que mi caso era uno más de Colitis Ulcerosa Crónica Idiopática, (CUCI).

Se trataba pues, de una enfermedad con prevalencia en los Estados Unidos, de 37 a 246 casos por cada 100, 000 habitantes (1), (es como sacarse la lotería...)

En México también ha aumentado la incidencia (nuevos casos) de CUCI de 28 a 76 casos, en promedio, en los últimos 20 años. (2), y estos hallazgos se ha confirmado en otros hospitales. (3)

Enfermedad "Crónica, Incurable" y lo peor, sin causa identificable; me dijeron que debería tomar medicamentos por TODA LA VIDA. Tomé varios medicamentos incluyendo **prednisona**, probé Medicina Alternativa, Homeopatía, etc., etc. y TODO SIN MEJORÍA ¡

Perdí 15 kilos de peso y me proponían utilizar **metotrexato**, pero me negué, porque es un medicamento muy agresivo que destruye todo tipo de células; tardé casi 2 años (entre crisis y crisis) en descubrir el "FACTOR IGNORADO" por la Medicina, que mi cuerpo necesitaba. Descubrí que comer de todo y lo que sea... es lo mejor que puedes hacer para DESTRUIR tu cuerpo cada día.

En mis crisis de enfermedad pensaba: "Pero si soy Médico... ino abusé de los alimentos que ya consideraba dañinos, comía carne roja solo cada 6 meses, hacía ejercicio diario, me hidrataba (mal por supuesto, con agua simple) con 3 litros por día, no comía alimentos chatarra, y dulces, solo de manera ocasional; pues sí; y aun así...... casi morí".

Así que Controlar el "FACTOR IGNORADO" resultó ser lo más importante y depende, **entre otras cosas**, de una adecuada NUTRICIÓN; es la clave de una buena salud y de poder recuperar tu "PESO IDEAL".

Pero, como controlarlo **¿si ni siquiera sabía de su existencia?**

Debo decirte que hace años que no tomo un solo medicamento, ya nunca presento molestias abdominales y mis crisis pasaron a la historia, y recuperé mi nivel de energía, vitalidad y peso ideal (el que tenía en mis veinte años). Todos los días hago actividades para "Controlar el FACTOR IGNORADO" y lo haré hasta el final de mi existencia.

Estos conocimientos que estas a punto de descubrir **no los enseñan** en la Facultad de Medicina y la mayoría vivimos como si no existieran, y tal vez ésta es una de las razones por la que los Profesionales de la Salud (incluyendo a nosotros los Médicos) las pasamos por alto, y nos Enfermamos y Morimos por las mismas Causas que la población en General, es decir, ser Profesional de la Salud **no te da** ventajas en tu propia salud. Con tristeza he visto enfermar y morir a varios de mis compañeros Médicos y Enfermeras, con edad aproximada a la mía. Las estadísticas están allí. Si eres Profesional de la Salud, esta información, respaldada con la bibliografía científica, puede mejorar la vida de tus pacientes y de tus familiares más queridos. Existe una "leyenda hospitalaria" de que a los Médicos y a sus familiares les afectan las enfermedades más raras.... No lo sé. Lo que, si sé, es que, a la luz de los más actuales descubrimientos científicos, lo que llamo el "FACTOR IGNORADO" tiene la mayor relevancia.

Desarrollé este libro con base a mi experiencia con los miles de pacientes que he atendido, con sus respuestas, reacciones, justificaciones y compromisos; sus dudas y también sus grandes logros. Una cosa en atender pacientes durante toda la vida; y otra, **muy diferente**, es enfermarse y convertirse en paciente, luchar y no resignarse a ninguna enfermedad y recuperar la tan preciada SALUD, como fue mi caso. No te voy a hablar como Médico; sino como **paciente desesperado** que no encontraba solución en ningún medicamento (allí nunca estaría la solución); y como los personajes que estas a punto de conocer, nunca me di por vencido.

"LA SOLUCIÓN ESTA EN APLICAR EL CONOCIMIENTO"

Sabes, llegar a tu" peso ideal", nunca deber ser tu objetivo, **eso lo lograrás, aunque no quieras,** si solo te concentras en lo más importante que es **"CONTROLAR EL FACTOR IGNORADO"**

¿Ya te lo había dicho?... Ese es el único objetivo.

Este libro es para los pacientes con enfermedades crónicas, y ninguna desaparece con los medicamentos, pues siguen su curso a pesar de ellos y son causa de molestias, dolores e incapacidades durante todos los días de su vida; también es para aquellos que han intentado TODO, Y NO HA LOGRADO bajar de peso, y además de tener kilos de más ahora también tienen Hipertensión, Diabetes, o Artritis; que toman más de 3 tabletas de medicamentos al día y aún se sienten mal.

Y también para aquellos, que, sin tener algún síntoma quieren mejorar su estado de Salud y prevenir estados mórbidos.

Como Médico te pregunto: ¿Además tienes gastritis?, ¿fatiga, cansancio y dolores de cabeza?; no sería raro.

Como Médico y Paciente te digo: conserva la calma .... ¡Sí hay SOLUCIÓN! Solo hay que hacer "pequeños ajustes en tu vida diaria" para RECUPERARTE.

	https://www.ncbi.nlm.nih.gov/pubmed/151683 63
	https://www.ncbi.nlm.nih.gov/pubmed/190573 95
	http://www.revistagastroenterologiamexico.org/ es-epidemiologia-caracteristicas-clinicas-colitis-ulcerosa-articulo-X0375090611023563

Capítulo I

QUEDARÁS "PLANITA" SI COMPRENDES ESTO

"La mayoría de las personas creen que los medicamentos solucionan la enfermedad y hacen la pregunta errónea: ¿Qué medicamento es bueno para bajar de peso?"

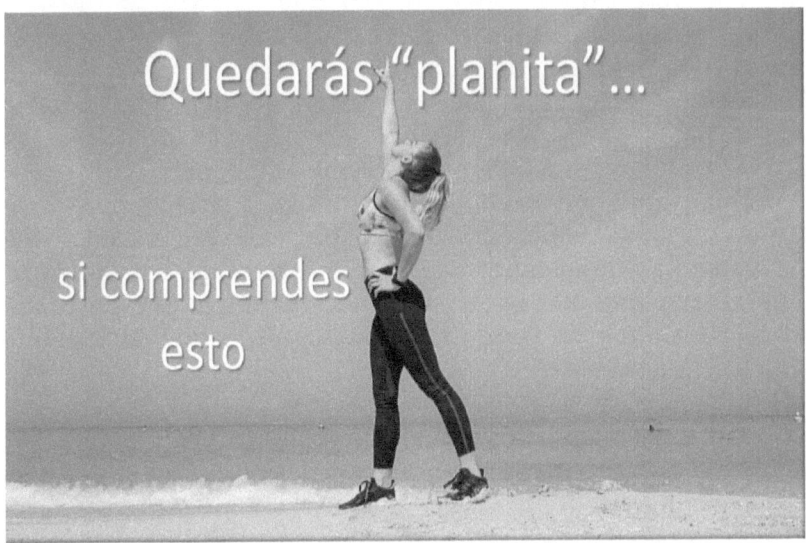

Entró en mi consultorio con pasos lentos, su cuerpo se veía cansado, su cara esbozaba una sonrisa melancólica y aun así yo veía en sus ojos un espíritu que no se había dado por vencido, uno que quería luchar y estaba dispuesto a hacer un esfuerzo más.... (aunque uno muy pequeño). Era la primera vez que yo la atendía; ya sabía su nombre pues había sido anotado previamente en la pantalla de citas, junto con su edad, peso y estatura. Medía 1.70 metros y pesaba 137 kg. Tenía 39 años.

D.- Hola GG Pasa, siéntate. Me da gusto verte.

GG. - Buenos días Doc.

D.- Buenos días. ¿Es tu nombre GG?

GG.- NO en realidad, solo me gusta que me llamen así... Se pronuncia "YiYi"

DOC.- Muy bien.

¿Qué te trae por aquí? ¿Cuál es el problema?

GG.- (con la vista hacia la ventana) Bueno.... ¿Que no se ve?

DOC.- No entiendo. ¿A qué te refieres?

GG.- La verdad... es que estoy cansada de intentar e intentar y nomás no puedo.... bajar un solo kilo de peso. Es decir.... Bueno... sí he bajado... en algún momento... Pero luego vuelvo a subirlo ¡y a veces ... más kilos que antes ¡Ni con el ejercicio!, ¡ni con la dieta!, ¡ni con acupuntura, ¡ni agujas, ni con balines!, ¡ni con los licuados que me vendió mi comadre.... con nada! ¡Ayy Doc¡

¿Por qué no me receta un medicamento, o una pastilla para bajar **rápido** y ya descansar de esta pesadilla?

¿Qué medicamento es el mejor?   Dígame. No me importa el precio.

DOC.- ¡Vaya!, ¿Quién te recomendó venir conmigo?

GG. - Una prima que estaba bien gorda. Pero hace 15 días la vi mucho más delgada. Me fijé en la blusa azul que usó en el bautizo de mi hija y ¡ahora le quedaba muy bien!; ¡hasta la vi maquillada diferente!, platicamos solo 2 minutos, pero la vi feliz. Le pregunté que estaba haciendo para verse así, y entonces le "saque" el teléfono de su Médico. Y aquí estoy.

DOC.- (Escucharla me provocó una sonrisa)

Bien. ¿Y qué medicamentos te dijo que yo le receté?

GG.- Bueno...No le pregunté. Pero estoy segura que Ud. Sabe cuáles son ¿verdad? ¿Por eso es Médico no?

DOC.- (Volví a sonreír)

Sí. En efecto. Soy Médico. Pero no del tipo que receta medicamentos a petición del paciente. Y mucho menos porque conozco los EFECTOS SECUNDARIOS tan terribles para el organismo. Debo decirte que recetar medicamentos y suplementos para el control de peso es un gran negocio. (con un valor de mercado de 66 mil millones de dólares solo en Estados Unidos). (1)

Los receto sólo cuando son muy necesarios. En tu caso ... vamos a seguir investigando. ¿Desde cuando tienes kilos de más?

GG.- ¡Uyy! Por lo menos.... desde que yo recuerdo.... serán.... ¡unos 20 años DOC!

Todo fue paulatino, con calma.... empecé subiendo unos pocos kilos, 6 o 7, y no se me notaba mucho, es más, me veía "llenita", pero luego .... comía más y de todo, mucha comida chatarra y todo fue más rápido y más pesado... me refiero a mi peso .... y voy subiendo con lentitud desde hace 10 años.

DOC.- Bien. Tu caso no es el único. Muchas personas comparten este mal; están atrapadas en la "trampa del placer", por eso cuando eligen comer algo, lo hacen porque "está rico", o está delicioso" o "muy sabroso", pero nunca hacen sus elecciones en base la Nutrición. Estas elecciones **diarias** al comer, los llevan poco a poco, a la mayoría de las enfermedades crónicas.

Mira. Quiero mostrarte algunos números.

Esta imagen muestra la Prevalencia de Sobrepeso y obesidad en México en 2016 (2):

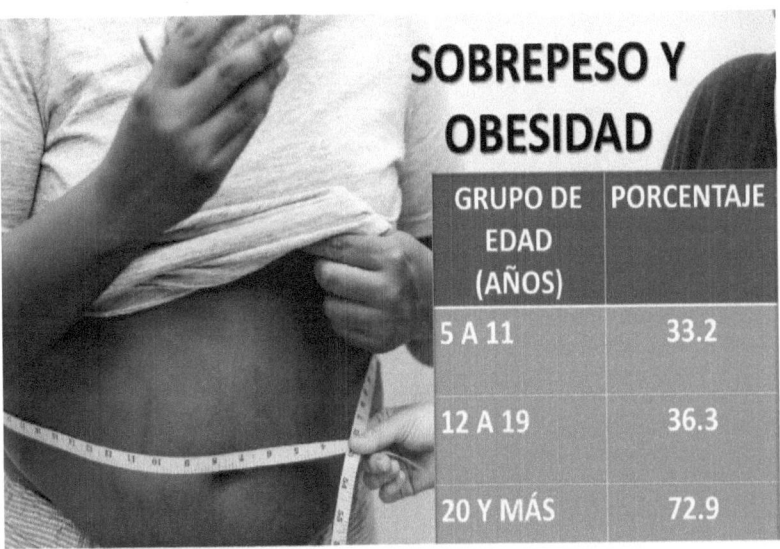

GRUPO DE EDAD (AÑOS)	PORCENTAJE
5 A 11	33.2
12 A 19	36.3
20 Y MÁS	72.9

DOC.- Que te llama la atención?
GG.-Bueno.... en primer lugar... que existe 1 de cada 3 niños con problemas de peso.

También veo que este problema aumenta, así como vamos creciendo, porque en el grupo de **adultos**, afecta a 7 de cada 10 personas. ¡Eso es una barbaridad!

DOC.- En efecto.

GG.- Con razón veo a muchos amigos, vecinos y familiares que tal vez no están tan gordos como yo, pero sí que están "pasados de peso". Y puedo decirlo porque los conocí desde que éramos mucho más jóvenes y ellos eran mucho más delgados; así como yo era delgada. ¿Porque nos pasa esto con el tiempo? ¿Porque nos descuidamos tanto?

DOC.-Bueno, este problema no es tan simple, tiene que ver con varios aspectos como:

Características individuales	Genéticas, gustos y costumbres
Características sociales.	Familia con usos y costumbres en alimentación
Ingreso que permita adquirir alimentos	Nutritivos y "chatarra")
Precios del mercado de los alimentos "chatarra"	Son baratos
Facilidades para ejercitarse	En espacios abiertos y seguros.

Y es que, el descuido en la alimentación requiere de tiempo, casi siempre de años, para tener estos malos resultados; así que nadie sube 5 kg de peso de un día para otro. En general se requiere dejar con DEUDA a tu cuerpo cada día, por un largo periodo de tiempo para poder enfermarlo.

GG.- Dejar con deuda a mi cuerpo?

DOC.- Así es. Cada día, necesitas de los nutrientes adecuados para tu **metabolismo** (los miles de procesos internos para estar con salud), para funcionar bien; sin embargo, si cada vez que comes y eliges lo que yo llamo "alimentos agresores", tu organismo tiene que realizar maniobras para poder neutralizarlos, eso lo distrae de

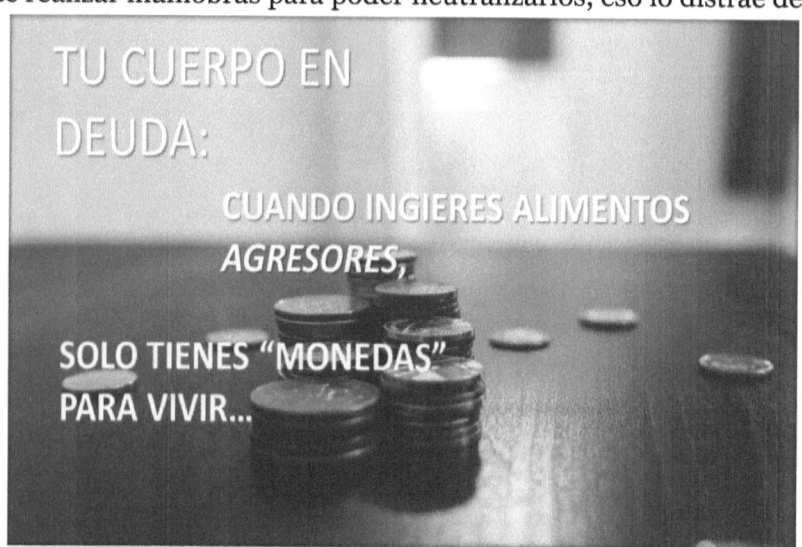

sus funciones normales, además esto no reporta ninguna nutrición a las células, y sí, muchos problemas. En esas condiciones de **deuda**, ¿cómo podrían tus células, desarrollar sus funciones de mantenimiento y construcción para mantenerte sana?

GG.- Creo saber a qué se refiere con los alimentos agresores. ¿Son como los alimentos chatarra verdad?

DOC.- Sí. Aunque Existen varios más....

GG.- Pero si saben rico. ¿Porque alimentos agresores?

DOC.- Ese el principal problema; tienen muy buen sabor. Y también son un excelente negocio. Los restaurantes de comida rápida reportaron un consumo en 2016 de 273, 000 millones de dólares solo en USA (3) y en México en 2017 fue de 9, 980 millones de dólares (4). ¿Como comparación, cuál es tu ingreso en un año GG?...

GG se quedó pensando..., su ingreso era de 12 000 pesos/mes, algo así como 600 dólares/mes, pero no lo dijo.

Veamos otro ejemplo: México tiene el **primer lugar mundial en obesidad** según reportes de la OECD (5) entre otras cosas porque cada mexicano consume en promedio **163 litros de refresco** al año (6) y esto a pesar del impuesto del 10% (IEPS) que se les aplicó.

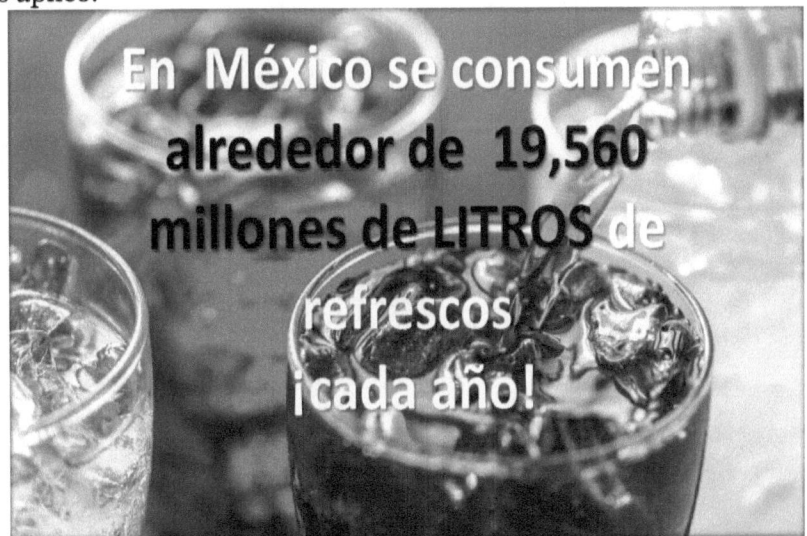

GG tomó su calculadora y...

GG.- Así que... en México se consumen como... ¡19,560 millones de litros de gaseosas al año! ¡wow!, ¡vaya tamaño de negocio!

DOC.- Y el consumo de bebidas azucaradas (refrescos y jugos) se asocia con un mayor riesgo de sobrepeso, obesidad, diabetes e hipertensión arterial (7) Y también en promedio cada mexicano toma 6.1 **litros de cerveza** por mes, pero en diciembre aumenta a 7.9 litros. (8)

GG.- Otra vez calculaba...

En promedio... 84 litros por año...lo que equivale a... 10 080 millones de litros ¡por año!

Cualquiera de estos negocios... ¡me harían millonaria!

Recuerda que es solo un promedio pues hay muchas personas que no toman alcohol.

GG.- Sigo con la duda... Entonces, ¿porque les llama alimentos agresores?

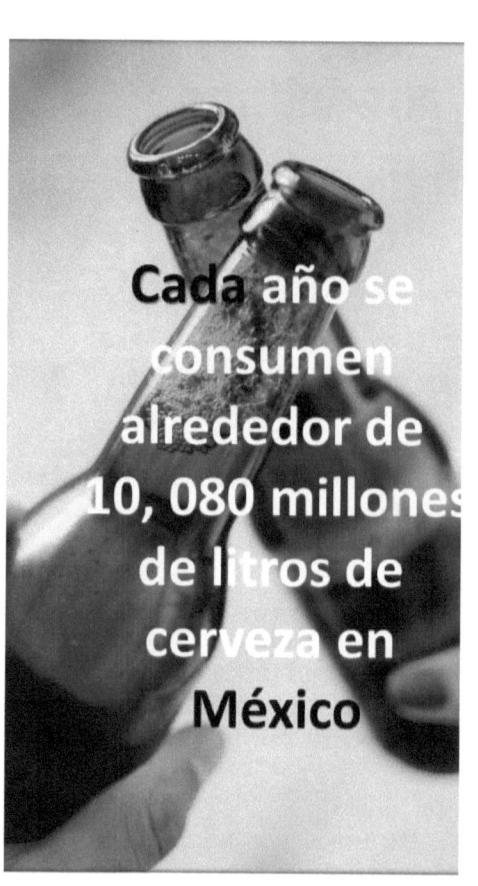

Cada año se consumen alrededor de 10, 080 millones de litros de cerveza en México

Capítulo II

LOS ALIMENTOS AGRESORES

DOC.- En primer lugar, porque estos alimentos tienen escasos o ningún nutriente, y en segundo lugar porque **son ácidos**; una vez dentro del organismo, tienen que ser neutralizados con esfuerzos extras a través de diferentes vías; podemos verificar en 20 minutos después de su ingesta, algunos de sus efectos como **la elevación del azúcar** en la sangre o sea la glucosa y también una **disminución drástica del PH**.

El resultado: pones a tu organismo en "jaque".

GG.- ¿Son ácidos, como ... el ácido úrico?

DOC.- Así es.

GG.- ¿Acaso nuestro cuerpo no produce el ácido úrico?

DOC.-Sí. Lo produce como parte del metabolismo o procesamiento de las proteínas (carnes)

GG.- Entonces porque nos hace daño?

DOC.- Bien. Es necesario que platiquemos con más profundidad de esto. Te voy a contar un cuento. ¿puedo?

GG.- ¿Un cuento?... Sí claro.

DOC.- Se llama: La esclava de Acidulandia.

Empieza así:

Acidulandia era un país reconocido por sus manjares culinarios, la gente se comentaba entre sí: "Aquí, sí se sabe comer", la mayoría de la gente comía lo que sabía rico y sabroso.

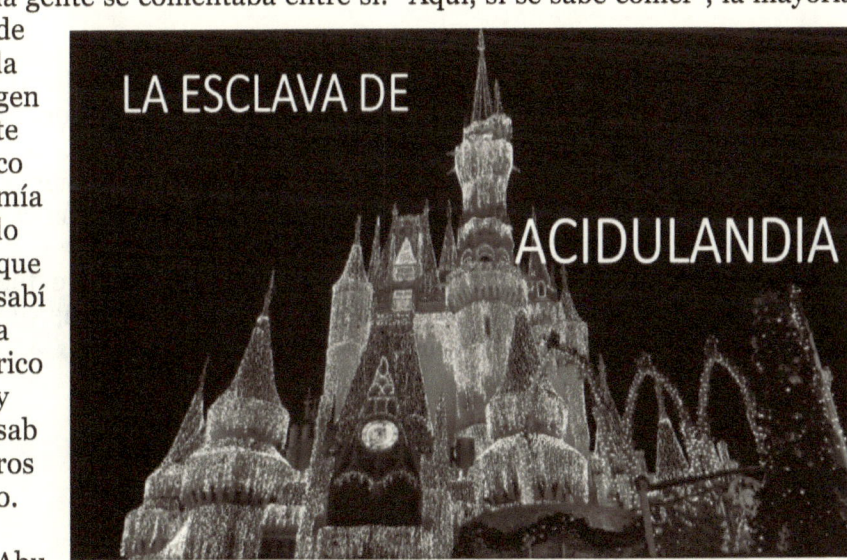

Abundaban los alimentos Ácidos como: café, leche y sus derivados, carnes rojas, grasas y frituras, y sobre todo azúcares en todas sus formas como el pan, galletas, pasteles, pizzas, dulces y refrescos.

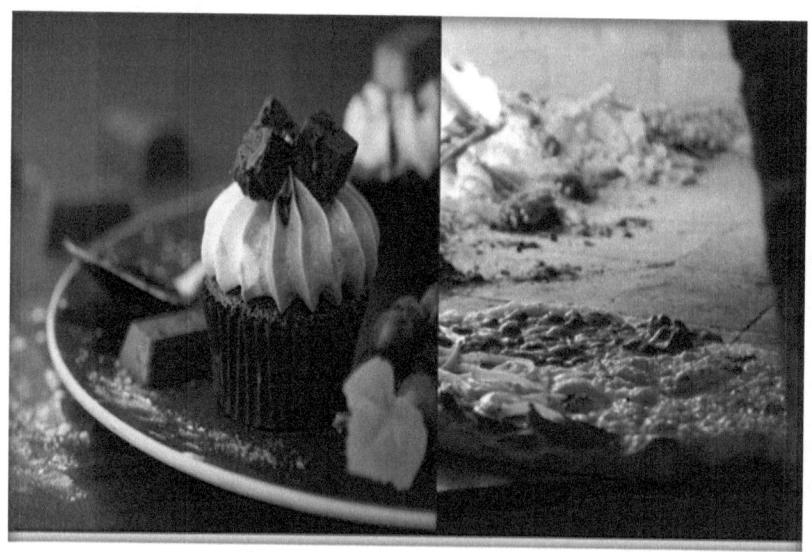

Los anuncios de radio, televisión e internet, estaban plagados de publicidad que invitaban a probar las "ácidas delicias". Era común ver niños y adultos **sonreír** después del primer bocado de comida rápida. En Acidulandia la mayoría de los adultos tomaban medicamentos cada día, porque ya portaban enfermedades Crónicas como diabetes e hipertensión. Y la mayoría eran obesos.

La esclava había nacido hacía 25 años. Pero no siempre fue esclava, antes era la Reina, y aunque vivía en el país de ACIDULANDIA siempre tomaba decisiones sabias.

La reina poseía una mente libre, o ella así lo pensaba, y había nacido de unos padres muy responsables, que la educaron con la información necesaria para que ella se cuidara. Cuando tomaba decisiones para su alimentación, lo hacía siempre pensando en el beneficio para su cuerpo. Sus súbditos estaban felices con ella. Cuando se reunía el **Consejo Supremo de sus Órganos Internos,** (formado por el hígado, la tiroides, la sangre y el riñón) siempre comentaba que trabajar con esta Reina, era lo mejor que les había pasado en la vida, pues cada célula del organismo recibía los **nutrientes** que necesitaba para desarrollar su trabajo, alababan sus decisiones diciendo que eran afortunados de tenerla como dirigente y líder , y se sentían muy orgullosos y felices de pertenecer a ese equipo. Como resultado su cuerpo era radiante y tenía una figura esbelta y llena de vida; que era la envidia de varias a su alrededor. Cuando paseaba por el parque, era el centro de muchas miradas de jóvenes que detenían sus juegos, para admirarla.

......Pero un día la reina decidió dar una sorpresa a sus súbditos ingiriendo algo de alimentos dulces, y esto le provocó gran placer; comió dos panes y dos tazas de chocolate. No podía siquiera describir el gran placer de masticar dentro de su boca, mmmh. Esos sabores... el aroma y el sabor del chocolate en su lengua.... ¡Qué maravilla! Sintió algo de sueño y se fue a dormir. Cómo le gustó tanto, quiso repetir la experiencia y otro día probó más tazas de chocolate y no pudo resistir al aroma del pan recién horneado, le pareció que el mismo cielo le hablaba y le enganchaba con sus fragancias y caminó sin escalas, a la panadería; así, se deleitó con un pan y una dona; al mediodía tres vasos de refresco; la Reina estaba más que feliz, entonces, se aseguró de tener siempre en su casa una dotación de estos alimentos, así como galletas y otros dulces. Al correr del tiempo, la Reina se hizo fan de la publicidad de comida rápida, y desarrollo la costumbre de hacer una llamada, para que le trajeran diferentes manjares hasta su domicilio, y todo desde la comodidad de su "celular". Se volvió experta en pizza, comida china, japonesa, y hamburguesas. Cuando iba al cine llenaba la charola de dulces, frituras y hot dogs.

Este era su "nuevo" estilo de vida. Las demás al verla, le sonreían discretamente, pues ahora la veían tan "llenita" como las y los demás. Ya no era la envidia de nadie. Algunas otras hasta se alegraron y pensaban "¡qué bueno que esta gorda!". "¡se ve horrible...!"

Las respuestas de su organismo no se hicieron esperar, las primeras en reclamar fueron las células que no recibían sus nutrientes de tal manera que hicieron una marcha para ver al **Consejo Supremo de los Órganos Internos;** explicaron que cada día su situación de trabajo era peor, no existían recursos de calidad con que construir nuevas células, no había con que reparar las células dañadas por tantos alimentos ácidos, y que tampoco existían los elementos necesarios para el solo funcionamiento de cada día; además, se estaban acumulando en exceso toxinas y ácidos alrededor de ellas y no las dejaban trabajar. Su energía estaba en mínimos. Las células de defensa del organismo (glóbulos blancos) veían debilitarse sus armamentos. Aparecieron otras amenazas, una serie de invasores en forma de bacterias, hongos y virus que se estaban **robando** los pocos nutrientes que llegaban, y **mataban** a las células que encontraban más débiles. La situación era alarmante. ¡No había con que defenderse! Si el **Consejo Supremo** quería buenos resultados tendría que hacer algo y rápido.

Cuando el **Consejo Supremo** se reunió, el hígado fue el primero en hablar: he recibido sólo basura en lugar de nutrientes ya desde hace tiempo, así solo puedo **intentar** hacer mi trabajo con lo que se tiene. He estado produciendo mucho más colesterol y triglicéridos para enviar los ácidos al **almacén debajo de la piel** en grandes cantidades, ¡ya no puedo! ¡Tengo tantos ácidos que ahora se han congestionado alrededor de mis células y ahora me he convertido en un **hígado graso!**

Continuó el Riñón: Estoy haciendo lo que puedo, pero a este paso será imposible deshacerme de todos los ácidos que han ingresado. Pues ahora, además, la reina ya no toma suficiente agua, lo que hace es **tomar refresco** y eso empeora toda la situación. Siento no poder ayudar más, aunque me estoy esforzando tanto, que ahora tengo **cálculos** dentro de mí.

La Sangre respondió: Los niveles de mi contaminación son insostenibles, soy como un basurero, dentro de mí circulan ácidos como el azúcar, excesos de grasas como triglicéridos y colesterol en cantidades industriales, además, navegan en mi circulación colonias de bacterias virus y hongos que **roban** los nutrientes y **atacan** a cada una de mis células; no puedo llevar el oxígeno ni transportar los nutrientes suficientes hasta las células que tanto los necesitan. Estoy a punto de desfallecer ¡Necesito ayuda con Urgencia!!

Finalmente dijo la tiroides: Envié ya muchos mensajes a la reina y no escucha. El primero fue hacerla subir 10 kilos de peso y no escuchó. Tuvo que comprar ropa más grande y tampoco escuchó. El segundo mensaje fue disminuir su energía, ya que ahora se cansa cuando trata de correr, aunque sean 50 metros. Tampoco escuchó. El tercer mensaje fue gritarle que su azúcar colesterol y triglicéridos ya estaban altos, y los pudo ver en una hoja de exámenes de laboratorio. Y tampoco escuchó.

Antes, yo tenía el control del Metabolismo, pero ahora lo he perdido. En este momento, la Reina también tiene hipertensión. Continúo enviando **Alertas** cada día, pero... no escucha.

Aunque no había sido invitado... se escuchó una voz en el fondo. "¡Quiero hablar ¡", era el Colon. Y dijo: si tu ustedes han estado recibiendo basura, imaginen lo que yo recibo cada día, los deshechos que yo almaceno ¡son más tóxicos y contaminantes que una bomba nuclear!; el ambiente que vivo es de inflamación constante, muy malos olores, y gases tóxicos que tengo que expulsar sin "miramientos" y de manera ruidosa ¡sin importarme si la Reina está acompañada o no!

Mis paredes están dañadas a tal grado, que produzco una gran cantidad de moco para tratar de aislar el exceso de ácidos y no es suficiente; son tan corrosivos que atacan a mis células y ahora hay zonas devastadas, rotas y sangrantes, y a través de ellas muchos tóxicos **reingresan a la sangre** para contaminarla más; tampoco puedo evacuarlos como debería, pues no me llega suficiente agua y ahora la masa de deshechos se ha convertido en algo **muy seco y duro**, sufro de estreñimiento constante, y me aparecieron hemorroides . Si sigo así, es muy probable que en los próximos años tenga cáncer. Su voz cayó en un vacío desolador.

Con mucha tristeza, los órganos del **Consejo Supremo** se miraban unos a otros en silencio. Después de analizarlo, llegaron a la siguiente conclusión:

La Reina ya no era Reina. Se había convertido en una más de las esclavas de ACIDULANDIA. Y lo peor, la ahora esclava, tomaba las MISMAS DECISIONES CADA DÍA.

"Y colorín colorado... este **cuento**, sigue en **aumento**."

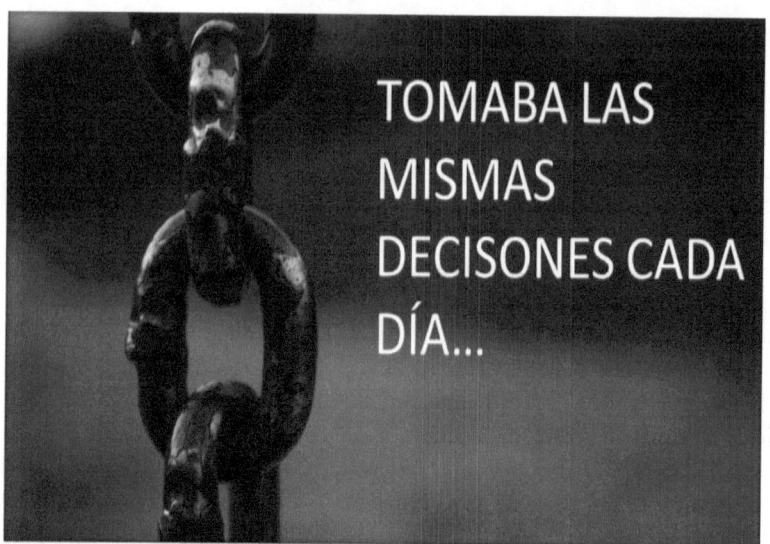

TOMABA LAS MISMAS DECISONES CADA DÍA...

GG puso una mirada seria.

A su mente llegaron los recuerdos de su adolescencia, casi siempre que estaba en la escuela secundaria, veía como sus amigos y amigas, compraban en la tienda escolar papas, dulces, y refrescos de todas variedades y colores. Ella no podía resistir el sabor de la primera papa crujiendo entre sus dientes, después vendría la bolsa entera, algunos chocolates y casi todos los días remataba con refresco.

En el salón de clases nunca le llamaban por su nombre, y se referían a ella como la "gorda" o "tocineta", cada vez que alguien contaba un "chiste" de gordos, sus mejillas enrojecían y no podía evitarlo, se sentía mal, pero nunca se atrevió a enfrentar a sus compañeros. Un día, al entrar al salón vio a una de sus mejores" amigas" en el fondo con una bolsa de papas, y le pidió una. La "amiga" le dijo; claro, solo ven por ella "tocineta" isé que te encantan.... Le chifló: Fiu i Fiu ii y mantuvo la papa en la mano, la gorda lo pensó un momento y sintió rabia ... pero la disfrazó con una sonrisa y se acercó imitando a un perro.... hasta que la tomó; esto provocó grandes risas entre los demás alumnos, pero ... como eran "amigos" .... Así se llevaban. Algunas veces, un grupo de compañeros soltaban tremendas carcajadas al mirar su celular, con miradas furtivas hacia ella, y de reojo veía que era otro de los múltiples "memes de gordos" que circulan en la red. "Tocineta" solo sonreía condescendiente, sobre todo ante Alexia, que había sido su compañera desde hacía 2 años. Nunca se le olvidó, el día que la escuela realizó un "concurso de belleza" para recaudar fondos para la biblioteca escolar, y las burlas interminables que Alexia y sus amigas le hacían ante su intención de inscribirse al CONCURSO. El grupo de las "delgadas" ya no le dirigía la palabra, si coincidían en el baño, la ignoraban, y le dejaban papeles con dibujos de caricaturas de "gordos" entre sus libretas. Ella no se atrevió, ni a inscribirse y pasaba días llorando en casa, aunque en la escuela hacía como si no le importara.

El concurso... lo ganó Alexia.

Capítulo III

QUE PASARÍA SI NO COMES AZÚCAR

DOC.- GG estás bien?

GG.- ¿Qué? oh sí. Si estoy bien. Solo recordaba....

DOC.- ¿Se puede saber qué?

GG.- Mejor otro día.

DOC.- Muy bien. ¿Sabes GG? Si tu cuerpo no almacenara y neutralizara tantos ácidos, morirías. Así que, engordar también es una forma en que tu cuerpo te defiende.

GG.- Vaya ¡¿Pero porque he engordado tanto, si no como tantas grasas?

DOC. Verás. Nuestro organismo ha de obtener **energía** de 2 fuentes básicas que son los azúcares (hidratos de carbono) y de las

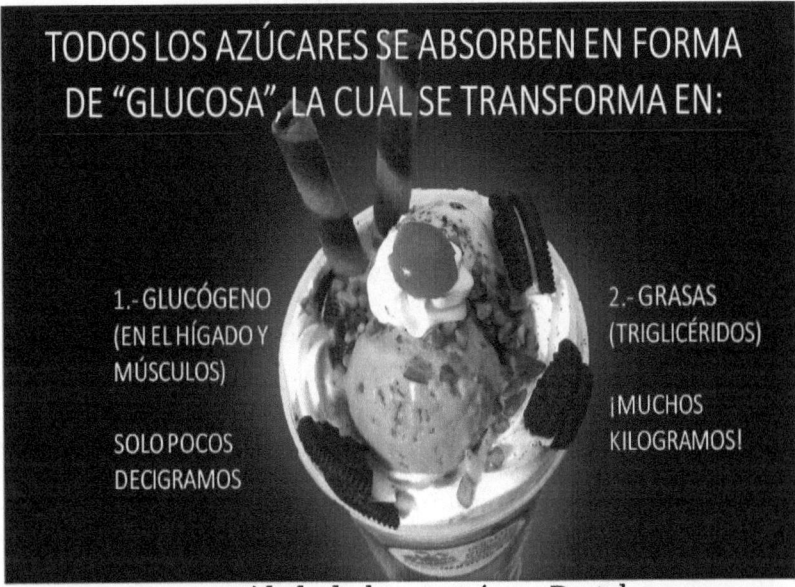

TODOS LOS AZÚCARES SE ABSORBEN EN FORMA DE "GLUCOSA", LA CUAL SE TRANSFORMA EN:

1.- GLUCÓGENO (EN EL HÍGADO Y MÚSCULOS)

SOLO POCOS DECIGRAMOS

2.- GRASAS (TRIGLICÉRIDOS)

¡MUCHOS KILOGRAMOS!

grasas, y en menor cantidad, de las proteínas. De tal manera que, prefiere utilizar los azúcares para obtenerla de manera inmediata, sin embargo, no la puede almacenar en esa forma; los azúcares entran a la sangre en forma de **glucosa** y de ésta obtiene energía, es un ácido y no puede "andar vagando por ahí" en nuestra sangre, fuera de sus límites, pues trae muchos problemas. Si se utiliza para procesos metabólicos, de construcción, etc., o cuando vas a hacer ejercicio como caminar, correr o nadar, entonces muy bien; pero si comiste grandes cantidades de azucares...más de lo que se va a utilizar, entonces existe un exceso de energía y tiene que ser transformada para su almacenamiento.

GG.- ¿Sí?... ¿Pero en que se transforma?

DOC.- En dos sustancias la primera se llama **glucógeno** se encuentra en el hígado y en los músculos, pero son solo algunos decigramos o sea poca cantidad; y la otra es en forma de **grasas**, que son todos los kilos que te sobran; se pueden movilizar y utilizar nuevamente en caso de que el cuerpo necesite esa energía acumulada. Estas grasas se llaman **Triglicéridos** y tampoco pueden caminar solos en la sangre en grandes cantidades y deben ser depositados en el almacén preferido que es debajo de la piel, pero hay algunas zonas en que se depositan más.

GG.- Como en mi barriga? ¿Y mis caderas?

DOC.- Así es. También alrededor de los muslos, y del abdomen, las famosas "llantas" alrededor de la cintura.

GG.- Mi prima Tere les dice: "llantitas y llantortas".

(Torta= comida clásica mexicana, es un pan blanco relleno de cualquier alimento)

DOC.-Bien. También en las mejillas (los cachetes), alrededor del cuello, debajo de cuero cabelludo, y también dentro del abdomen entre los órganos abdominales, que se asfixian entre grasa.

Si el ingreso de azúcares y otros ácidos, sigue aumentando, entonces, el organismo sigue incrementando sus depósitos, pero a un alto precio que le predispone enfermedades como la diabetes, hipertensión, artritis y cáncer solo por mencionar algunas.

GG.- Vaya... que mal. Entonces tenemos muchos ácidos, convertidos en grasas alrededor y dentro de nuestro cuerpo.

DOC. La cosa no termina allí. Hay otro órgano en el que se depositan grasas de manera normal, sin embargo, ante un exceso en su producción, superan su límite de almacenamiento y se convierte en un órgano inundado de grasa, se le llama **Hígado Graso**, y está presente hasta en el 70% de los obesos. (1,2)

Esta condición hace que las múltiples funciones del hígado se vean deterioradas.

GG.- Creo que voy entendiendo. Mi organismo necesita azucares, pero cuando los como mucho, y nos los uso, los convierte en grasa, mucha grasa....

DOC.- Los almacena en forma de triglicéridos y se llaman así, porque están formados por 3 ácidos grasos unidos a un glicerol; parecido a una letra "E" Además, se producen la mayoría, en el Hígado.

GG.- Si se producen en el Hígado, ¿cómo acaban debajo de la piel para engordarnos?

DOC.- Son transportados en unión de proteínas especiales en la sangre hasta llegar a las células del tejido subcutáneo (debajo la piel) y por eso en su paso por la sangre podemos detectarlos y saber su cantidad; cuando queremos saber tus cifras de triglicéridos y de otros elementos, tomamos una pequeña muestra de tu sangre, y allí los detectamos.

GG.- Entonces... si dejo de comer azúcares y alimentos ácidos, o como Ud. los llama "Alimentos Agresores" mi organismo ya no tendrá que "acumularlos" debajo de mi piel y entonces....

DOC.-... tu cuerpo se ve obligado a obtener su energía de otras fuentes, como la grasa acumulada, lo que te lleva a utilizar y movilizar esos kilos que tienes de más. Con una dieta sin alimentos agresores, aumenta la combustión de las grasas.

GG.- ¡Qué bien!, ¡esto es muy esperanzador!

DOC.- Pero si continúas comiendo alimentos "agresores" ...

GG.- Sí. Lo entiendo...

DOC.- Vamos a conocerlos de cerca...

	Wanless I,Lentz J. Fatty liver hepatitis (steatohepatitis) and obesity: an autopsy study with analysis of risk factors. 12 (Hepatology 1990), pp. 1106-1110
	http://www.revistagastroenterologiamexico.org/es/higado-graso-no-alcoholico-esteatohepatitis/articulo/X0375090610873768/

CAPÍTULO IV

TOP 10 ALIMENTOS QUE DEBES EVITAR PARA LOGRAR ESE ABDOMEN PLANO

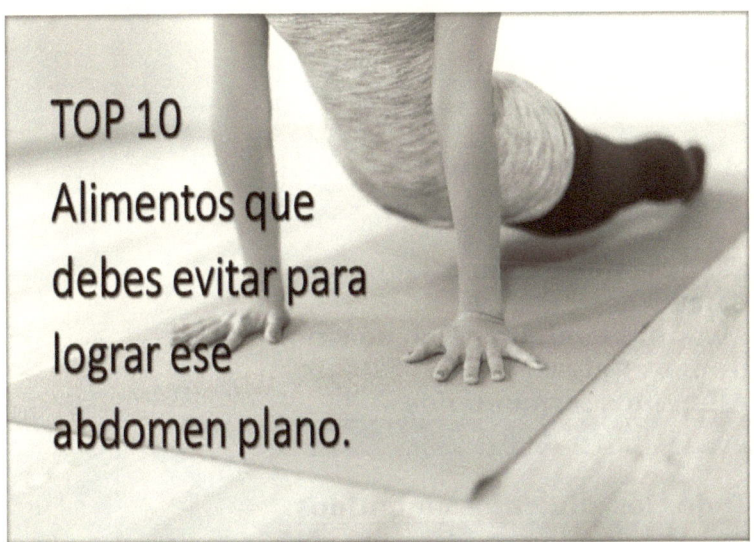

TOP 10
Alimentos que
debes evitar para
lograr ese
abdomen plano.

DOC.- Mira, te presento la lista de los TOP 10, alimentos agresores (acidificantes):

1.- Todos los tipos de azúcares.

Provienen de muchas fuentes como:

Cereales: trigo, avena, arroz, cebada	Leche y sus derivados: yogourt, quesos y cremas
Pan y harinas de cualquier tipo	Miel de abeja, maíz y maple
Galletas, pasteles y postres	Jarabes
Azúcar refinada y mascabado	Dulces y chocolates de cualquier tipo
Frutas dulces: mandarina, naranja, uvas, mangos, piña Y frutos secos: uva pasa, arándanos, etc.	Gaseosas, sodas, bebidas "energetizantes"
Frutos en almíbar	Paletas y helados

2.- Leche y sus derivados.

Leche, quesos y yogourt

3.- Maíz y sus derivados.

Elotes, tortillas, tamales, atoles

4.- Carnes (sobre todo rojas).
5.- Café.
6.- Alcohol y cualquier tipo de vino.
7.- Hongos y algas.
8.- Alimentos fermentados

Salsa de soja, miso, vinagres

9.- Todos los alimentos embutidos

Salami, jamones, salchichas, chorizos, pepperoni, mortadela, paté, morcilla, lomo ahumado.

10.- Bebidas "carbonatadas"

Bebidas con gas: refrescos, sodas, vinos

GG.-Creo que yo como todo lo que está en esa lista, en muchas de sus variadas y sabrosas presentaciones...

DOC.- Y es muy sencillo medir sus efectos a los 20 o 30 minutos de haberlos tomado.

GG.- Según recuerdo... aumentan mi glucosa, y disminuyen mi PH. ¿verdad?

DOC.-Sí. Son las consecuencias prontas, pero existen otras más graves y crónicas... que se traducen en daño celular.

GG.- ¿Y eso es malo?

DOC.- Mucho. Sigamos analizando.

CAPÍTULO V

LAS RAZONES PARA NO TOMAR LÁCTEOS (NI CAFÉ)

GG recordaba las incontables convivencias en compañía de sus amigos al calor de un café, que casi nunca fue sólo uno; todas las ocasiones iba acompañado de galletas, donas y rosquillas, a veces pan con mantequilla, y su preferido: pastel de chocolate... ¡Que sabores, Dios Santo! Pasaban horas recordando y "chismeando" sobre los acontecimientos del país, las escuela, los vecinos, las nuevas parejas, etc., etc., etc. Era muy divertido pasar tanto tiempo sentados, hasta el anochecer. Había hecho el hábito de que, al levantarse, y después de "ir al baño", sintiéndose con algo de sed, lo primero era dirigirse a la cocina y preparar una "buena taza de café", para despertar. El solo aroma al destapar su empaque ...... era entrar al paraíso. A veces lo acompañaba con leche, otras con alguna especia como canela, o cardamomo; siempre con dos cucharadas de algún "edulcorante sintético" por aquello de las calorías .... y por supuesto nunca faltó un buen trozo de pan. Entonces pensó: "Mucha ingesta de Alimentos...y además agresores... Y cero ejercicios ¡Cuantos miles de veces he hecho esto en cada mañana ¡Pero también cada vez que como ¡"

Tampoco se había dado cuenta de que tomar al levantarse café era la mejor forma de DESHIDRATAR más a su cuerpo ya de por sí maltrecho.

GG.- Mire DOC, el café realmente me gusta, me encanta ¡, y muchas veces, sobre todo al mediodía o por las tardes me siento muy

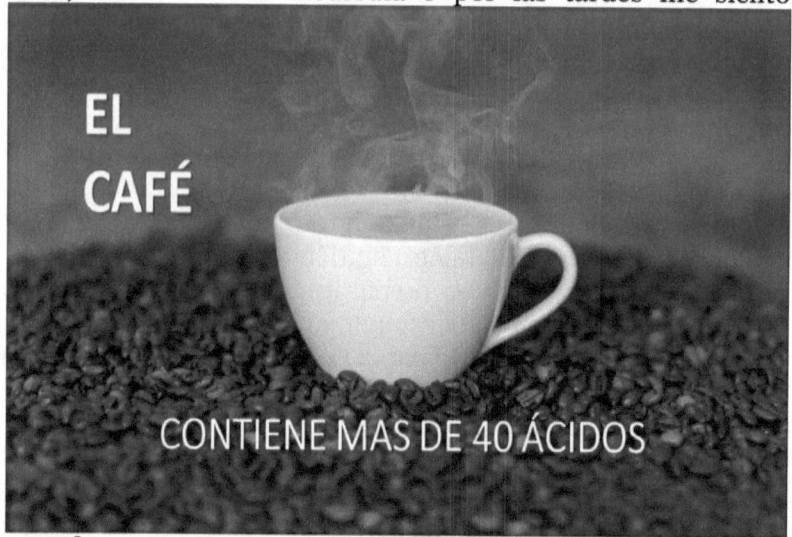

EL CAFÉ

CONTIENE MAS DE 40 ÁCIDOS

cansada y con mucho sueño, no tengo ganas de saber de nada y cuando tengo que salir o realizar alguna tarea pendiente (casi siempre papeles de la oficina que tengo que terminar en casa...), entonces me tomo una buena taza de café y me despierta y me da energía. Pero he notado este efecto solo por un rato y luego me siento cansada otra vez, así que me tomo otra taza de **mi medicina** y vuelvo a tener energía, por otro rato .... He llegado a tomar hasta 6 u 8 tazas al día y la mayoría en la oficina. ¿Porque es un alimento agresor?

DOC.- Toma tu celular y digita: Los ácidos de café...

GG lo hizo con rapidez y empezó a leer. Si levantar la vista comentó en voz alta (1):

GG.- "¡Oh querido amigo ¡. Así que estas formado por una colección de más de 40 ácidos ¡Casi no tienes calorías, pero sí cafeína! Además, contienes compuestos volátiles que te dan ese aroma. Tu PH es alrededor de 5.

Entonces....... que cada vez que tomo café, es una carga de ácidos para mi cuerpo que tiene que ver la manera de neutralizarlos y eso le quita energía ...... Aun no entiendo porque me sentía bien y sin sueño......

DOC.- Bien. Ahora busca: "efectos de la cafeína en el cuerpo", te doy unos minutos, en tanto yo ajusto mi agenda de mañana.

Ella reviso varias páginas, todas coincidieron en sus efectos: aumentan la presión arterial, la frecuencia del latido de corazón y estimulan a cerebro. Y también que estos efectos duran de 20 a 30 minutos. A algunas personas "no les sienta bien", se ponen "nerviosas" y no pueden dormir. Y reflexionó para sí:

"Por eso me siento más cansada, que antes de tomarte. Y por eso quiero seguir tomándote para conseguir ese efecto pasajero. Creo que ya soy adicta."

Siguió buscando y las páginas solo confirmaban los efectos de habituación y adicción psicológica del café. Le sorprendió encontrar que también el café puede matar a un adulto en dosis de 18 a 50 gramos de cafeína (en una taza con7 gramos de café y 100 ml de agua, existen alrededor de 90 miligramos de cafeína), y que se ha reportado la muerte de un niño, tras la ingestión de 3 gramos de cafeína. (2)

DOC.- Estoy contigo otra vez. Mira GG, el "secreto" de la mayoría de las bebidas "energéticas" es su alto contenido de cafeína, pero su estímulo tiene un alto precio para el organismo, que gasta más energía para neutralizarlo.

GG.- ¡Pero me gusta tanto!, ¡Creo que no podré dejarlo nunca!... Al menos empezaré a bajarle...

Ahora tomaré la leche sin café...

DOC.- Ese es otro error.

GG.- ¿Por qué?

DOC.- La leche y todos sus derivados, también son "agresores" y mucha gente los ingiere pensando que le beneficia, sin embargo...

GG.- Perdón que le interrumpa DOC...

Vivo sola con mi madre desde hace 20 años, cuando mi padre se fue a buscar un "mejor futuro" a los Estados Unidos y nunca más tuvimos noticias de él.

Ella tiene 68 años de edad y **uno con Alzheimer** con pocos síntomas.

Pero todos los días, antes de dormir toma un vaso de leche con su pan preferido, un "cuernito" (pan tradicional mexicano) a veces relleno con el guisado que sobró de la comida.

Cuando yo era pequeña, mi madre me insistía en tomar leche porque "era una buena fuente de calcio para los huesos", y tengo ese hábito hasta la fecha, solo que la acompaño con un plato de cereal azucarado.

DOC.- Vaya combinación para ir a dormir... Veamos, la leche (y sus derivados) son de los alimentos más acidificantes, por su contenido en proteína (que se llama caseína), y azúcar (que es la lactosa), y que a muchos adultos les crea inflamación y gases intestinales. Las empresas de lácteos, que no quieren perder ni un ápice el mercado, han desarrollado en los últimos años, leche **deslactosada** que significa que a través de algunos procesos degradan o dividen esta lactosa en sus componentes más

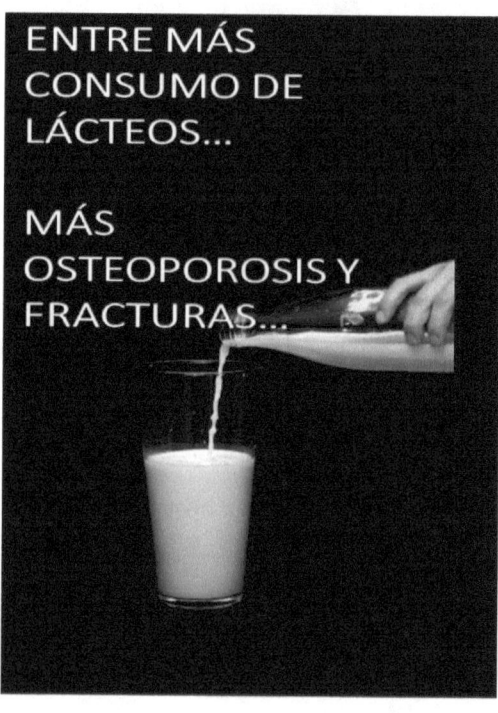

básicos que son la galactosa y la glucosa, las cuales son azúcares simples que el organismo **absorbe con mayor rapidez hacia la sangre**; por lo que este tipo de leche tiene un alto índice glicémico, o sea que aumenta la concentración del ácido glucosa, más rápido.

La idea que nos han vendido en los medios de comunicación, es que si consumimos lácteos tendremos huesos fuertes, **pero no es así**. Hay estudios que demuestran que existe una relación intensa entre el consumo de productos lácteos y la osteoporosis y la fracturas en personas mayores, sobre todo en países desarrollados (y menor en los países donde se consume menos leche). La FAO (Organización de las Naciones Unidas para la Agricultura y la Alimentación), ha emitido un informe que confirma estos hallazgos a nivel mundial. (3)

En un estudio realizado durante de 18 años a 72 337 mujeres posmenopáusicas (después de la menopausia), se les aumento la ingesta dietética de calcio (leche) y el uso de suplementos nutricionales de calcio, y se les comparó la prevalencia de fracturas de cadera, con las que ingirieron menores cantidades. El resultado fue que **no existió diferencia de la prevalencia de fracturas** en ambos grupos. La conclusión: ni la leche, ni la dieta, ni los complementos nutricionales disminuyen el riesgo de fracturas. (4)

Otro estudio, analizó datos de dos grandes grupos suecos a un plazo de 20 años. Encuestaron a alrededor de 105,000 personas, y les preguntaban sobre sus hábitos dietéticos: qué cantidad y qué tipo de leche y productos lácteos consumían.

Encontraron que:

La alta ingesta de leche (3 o más vasos al día) se asoció con una **mayor mortalidad** en mujeres y hombres, y con una **mayor incidencia de fracturas** en las mujeres. (5)

En otro estudio se comparó la ingesta de lácteos baja en grasa y lácteos normales en pacientes con cáncer de mama. Se les dio seguimiento por 5 años.

Conclusión:

La ingesta de lácteos altos en grasa, o sea los lácteos normales, (pero no bajos en grasa), se relacionó con un **mayor riesgo de muerte** en pacientes con cáncer de mama. (6)

Varios estudios han relacionado una respuesta inmune (formación de anticuerpos) contra componentes de la leche de vaca, (su proteína llamada caseína y su insulina), y **una reacción cruzada** contra las células ßeta del páncreas humano (que producen la insulina), y esto pueda producir diabetes mellitus tipo Uno. (7)

Cada vez que alguien toma leche con cereales azucarados...o pan... hace una combinación ácida explosiva dentro de su cuerpo, son grandes cantidades de azúcares de diferentes fuentes; y recuerda, que más del 50% de la composición química de TODOS los cereales, son carbohidratos, que al final son azúcares.

GG.- ¿Qué? ¿Los cereales como el trigo, maíz, arroz o avena?

DOC.- Así es. Investígalo en la Web.

El cereal con mayor concentración de azúcares, es el arroz. A la hora de nutrirte, debes hacer las elecciones adecuadas con conocimiento de causa. Por esto te recomiendo que los cereales nunca rebasen el 30 % de tu dieta. Los puedes consumir con moderación, que no sean secos, ni azucarados.

Puedes identificar la agresión a tu cuerpo...

GG.- Si mido mi PH y mi glucosa.

DOC.- Sí. Esa es la manera rápida... ¿y la lenta...?

GG.- No lo sé...

DOC.- Si el daño en frecuente... te llevará al subir más de peso, y a la enfermedad.

Tu primera tarea, si quieres mejorarte, es **evitar al máximo** los alimentos ácidos.

GG.- No me queda claro. ¿porque los ácidos me llevan a la enfermedad?

DOC.- Mira. Una vez que has ingerido algún alimento, no hay marcha atrás. El cuerpo tiene ya una serie de programas para realizar. Y no puedes hacer nada para cambiar procesos. No puedes decir, "ya me comí una hamburguesa y un refresco; por favor, por favor no los absorbas, ¡no me hagas subir de peso!"

De manera ideal, cuando el organismo recibe los **nutrimentos** que necesita realiza muy bien sus funciones, y el equilibrio se mantiene entre los nutrimentos alcalinos y los ácidos que produce su propio funcionamiento.

Podemos agrupar los alimentos en: azúcares, grasas, proteínas (carnes), y vitaminas y minerales. Con ellos nuestro cuerpo realiza procesos metabólicos en los que se producen ACIDOS, y también produce sustancias capaces de neutralizarlos, y se llaman BASES. En un metabolismo ideal existe un equilibrio ACIDO/BASE.

Pero cuando los ácidos (provenientes de la alimentación y el metabolismo) son demasiados, sobrevienen los problemas para el cuerpo, que debe neutralizarlos por diferentes vías, y esto trastorna su funcionamiento. *Este mecanismo ha sido ignorado por la Medicina como herramienta para la prevención y corrección de las diferentes manifestaciones de lo que llamamos Enfermedad.* Es el factor más importante para mantenerse Sano, es el Factor Ignorado.

GG.- ¿Factor Ignorado?

DOC.- Sí. Y voy a ofrecer una Conferencia a un grupo de Estudiantes de Medicina dentro de 3 semanas, sobre este tema. ¿Crees que puedas asistir?

GG.- Sí claro. Quiero aprender y ¡haré lo necesario para bajar todos estos kilos que me sobran!

DOC.- Tomó su celular.

Te estoy enviando dirección y horarios. Allí nos vemos.

Antes, realízate estos exámenes básicos de laboratorio y te veo en una semana.

GG.- Ok. Gracias DOC.

	https://www.cenicafe.org/es/publications/avto4142.pdf
	American Society of Health-System Pharmacists 2013; Drug Information 2013. Bethesda, MD. 2013, p. 2569.
	http://www.fao.org/docrep/W7336T/w7336to4.htm
	https://www.ncbi.nlm.nih.gov/pubmed/12540414
	https://www.ncbi.nlm.nih.gov/pubmed/25352269
	https://www.ncbi.nlm.nih.gov/pubmed/23492346
	Revista Cubana de Endocrinología *versión On-line* ISSN 1561-2953 Rev Cubana Endocrinol v.20 n.2 Ciudad de la Habana ene.-abr. 2009 "El consumo de leche de vaca, respuesta inmune y

	diabetes mellitus tipo 1"

CAPÍTULO VI

SUPLEMENTOS "QUEMAGRASAS" ...

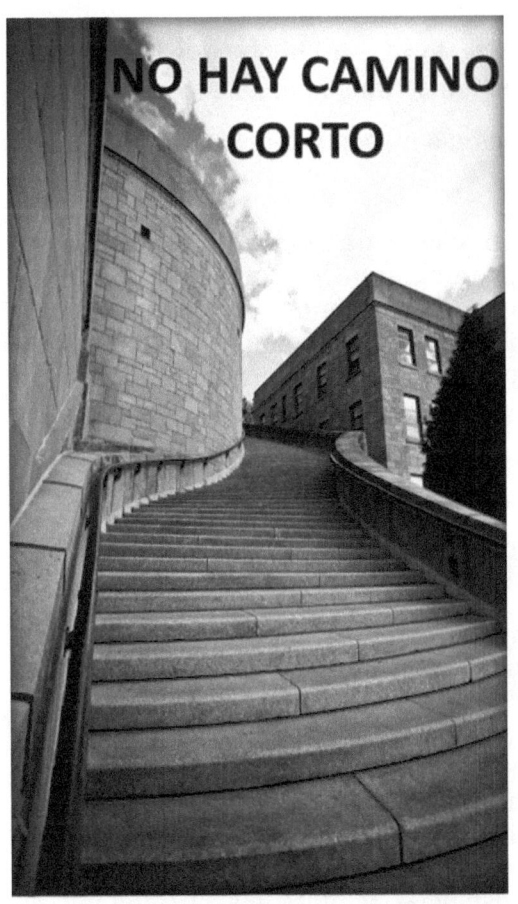

NO HAY CAMINO CORTO

GG tomo su celular, busco en sus contactos de "Whats" y encontró: DOC. Hizo la llamada.

Después de dos timbres escucho "hola"

GG.- Hola DOC. ¿No interrumpo?

DOC.- Hola GG. No. Estoy por revisar un artículo Médico. Pero no hay prisa...

GG.- Puedo platicar unos momentos con Usted?

DOC. Sí, claro.

GG.- La verdad estoy muy contenta porque acabo de visitar a una de mis amigas y quiere venderme un licuado hecho con un polvo mágico para bajar de peso ella me dice que contiene algunas sustancias para **quemar la grasa** y me jura que los resultados son muy rápidos y que además no tengo que hacer ningún tipo de dieta; sin embargo yo quiero comentarlo con usted, porque para empezar me parece un poco caro y cuando le pregunté si podría garantizar el resultado de perder peso, ella sólo me dijo que estaba probando con otra de nuestras amigas y ya había perdido un kilo de peso en un mes. Ya hablé con esa amiga que prueba el producto, sin embargo, ella me comentó que se sentía a veces con un poco de dolor de cabeza y otras como "nerviosa"; usted que sugiere ¿lo compró o no lo compro?

DOC.- Ok. Ya escuché con atención lo que me comentas, pero te pregunto: ¿tú sabes qué es lo que contienen esos productos?

GG.- La verdad no lo sé, pero mi amiga dice que todo es natural y que no tienen ningún medicamento.

Me mandó alguna información a mi whatsapp. Si quiere se la leo.
DOC.- Mejor envíamela.
GG.- Ok. Ahí va.

DOC.-Bien. veo que contiene cafeína, guaraná, té verde y naranja amarga. Te comento que estos elementos son de los más comunes en los suplementos alimenticios es decir casi todas las empresas que venden estos productos utilizan estás sustancias. Y casi siempre las combinan con proteína vegetal de soya.

GG.- Porque se llaman suplementos?

DOC.- Porque se supone que van a cubrir la falta de alguna vitamina o mineral que el cuerpo no tiene debido a una mala nutrición.

GG.- ¿Entonces me recomienda que lo compré?
DOC.- Si quieres perder tu dinero, entonces sí.
GG.- ¿Qué?
DOC.- Mira. No puedes engañar a tu cuerpo tratando de utilizar un camino que se supone corto; y digo tratando de utilizar, porque ninguno de esos productos ha demostrado ser realmente eficaz a la hora de bajar de peso a ninguna persona; es decir, ese tipo de productos no funcionan. Se han realizado múltiples o múltiples estudios con ese tipo de sustancias y otras más y ninguna ha demostrado tener un efecto positivo en bajar de peso. Te estoy enviando este enlace, y allí puedes analizar de manera seria, muchos suplementos alimenticios y su falta de resultados en el control de peso. Ahí te va ...
https://ods.od.nih.gov/factsheets/WeightLoss-DatosEnEspanol/

El verdadero y único camino para recobrar la salud y además bajar de peso, es logrado y alcanzado a través del compromiso de cada persona con el **cambio en sus hábitos** alimenticios, de ejercicio y descanso. No existe existen soluciones mágicas. Sólo existe darse cuenta de cuál es la causa del problema; cuando una persona llega a tener muchos kilos de más, lo ha logrado con hábitos específicos de mala nutrición, de falta de ejercicio y de falta de hidratación durante meses y años. Si quieres corregir ese estado solamente hay un camino y es tomar el control de tus hábitos; tú ser el que dirige y manda en tu mente; y cambiarlos por los que te van a llevar a tener un cuerpo delgado y radiante, de tal manera que es un trabajo de cada día, uno por uno, paso a paso. Así como se logró el sobrepeso paso a paso, así también se va a alcanzar el estado de salud y el cuerpo que deseas, si te comprometes a trabajar y a ser consciente de tus decisiones cada día.

GG.- Pero mi otra amiga ya ha perdido peso, aunque sea poco...

DOC.- Siempre que una persona que tiene obesidad o sobrepeso logra perder algunos kilos, es debido al cambio en sus hábitos alimenticios de manera temporal; y jamás por un producto en especial.

Es muy triste observar a muchas personas tratar de bajar de peso sólo por un tiempo, por dos o tres meses, y después recaer en sus antiguos hábitos alimenticios, a comer lo mismo que antes, en las mismas cantidades y a veces mayores. Esta es la razón por la que son **esclavos** de sus propios hábitos, son esclavos del placer porque sólo comen lo que les gusta, solo hacen ejercicio cuando tienen ganas, no tienen disciplina para hacerlo unos minutos cada día. Si tan sólo hicieran estos pequeños cambios cada día, tendrían el cuerpo esbelto y lleno de energía. Sabes, leí en otro libro, una definición que me gustó de la palabra disciplina: "Disciplina es hacer las cosas que tienes que hacer, ¡estés dispuesto o no!"

Por otro lado, una persona sana y con una nutrición adecuada, con una cantidad de ejercicio regular, que descansa cuando está cansado, que se hidrata adecuadamente y que mejora el control de sus emociones y pensamientos, es una persona que **no necesita suplementos alimenticios** de ninguna clase porque su nutrición se los provee.

Puedes gastar tu dinero en lo que mejor te plazca. Es tuyo. Y puedes tomar las decisiones que tú quieras. Solo hay una cosa de la que no puedes escapar en tu vida....

GG. - ¿Cual?

DOC. - ¡Tus resultados! ¿Estás a gusto con tus resultados en salud?

GG.- No. ¡Por supuesto que no!

DOC.- Te sugiero que no transites el camino de la "flojera" y de la falta de compromiso. Eso es lo que hacen 80% de las personas que "quieren bajar peso", pero no están dispuestos a dejar de comer los que les gusta; y tampoco están dispuestas a escuchar algún consejo y se molestan y se enojan con mucha facilidad ante algún comentario de su forma de comer, o de su falta de ejercicio, incluso llegan a terminar con relaciones tan importantes como la familia y los amigos ... La decisión es tuya...

Un silencio incómodo inundó la comunicación.

DOC. - GG?

GG. - Si. Aquí estoy.

DOC. - ¿Sabes lo que es un Abismo?

GG.- Un abismo...? Bueno... puede ser algo a lo que no se le ve el fondo...

DOC.- Si. Aunque aprendí otra definición: "Abismo es la diferencia entre lo que **dices** que vas a hacer y lo que realmente **haces**". Eso sí que es un Abismo.

GG. - Ya me quedo claro. Creo que no voy a comprar este producto. Ya no tengo dudas...por ahora. Gracias DOC. Estamos en contacto.

DOC.- De nada. Hasta luego GG.

Solo con colgar el teléfono, llegaron a GG los dolorosos recuerdos de sus intentos fallidos. Había probado de muchos suplementos alimenticios, de muchas marcas, nacionales y extranjeras y nunca había logrado los resultados, pues ella era de ese 80% que solo intentaba por dos o tres meses .... Cuantas veces se había prometido: "ahora sí, esta ocasión es la mejor para recuperar mi peso", "Voy a iniciar mi ejercicio diario en casa", "Me inscribiré al Gym", "ya no comeré tanto pan", "ya no compraré tacos y tortas en el almuerzo", "ya no más tamales... y atole... pasteles...rosquillas...chocolate...helados...". La lista era interminable....

La verdad era que ya había comprado el producto; ya había gastado su dinero. Sólo quería que el DOC la apoyará con su decisión, pero no fue así. Nunca le habían dicho que **una persona bien nutrida no necesita ningún tipo de suplemento alimenticio jamás.**

También recordó cuando hace 3 años otra de sus amigas le recomendó a un médico que recetaba unas pastillas maravillosas para bajar de peso rápido. Su amiga Karina había logrado bajar 7 kilos en un solo mes y estaba muy entusiasmada cuando se lo comentó. GG no tardó en preguntar el nombre y el teléfono de ese médico y tomó una cita para el siguiente día. Cuando llegó al consultorio, había en ella 7 personas esperando, todas mujeres. Después de 2 horas por fin le atendieron. Salió feliz, con una receta de tabletas que fue a cambiar a la farmacia de manera inmediata. Resultaron costosas. Pero eso la sacaría de todos sus problemas, pensó. Desde la primera semana empezó a sentirse un poco nerviosa, pero era un precio que valía la pena pagar. En la segunda semana también sintió insomnio, pero al ir a la báscula notó que ¡había perdido un kilo y medio¡, ¡se sentía entusiasmada y feliz!

En el día 16 de su tratamiento, su jefa le pidió que le pasara el reporte del último mes de los logros de la empresa, GG se dio a la tarea... y lo siguiente que recuerda es despertar en la cama de un hospital con varios tubos y conductos en sus manos y una máscara de oxígeno. Dos días después, fue egresada hacia su casa con una incapacidad médica por los próximos 7 días y con un diagnóstico de **Pre-infarto**. Nunca más quiso saber de esas PASTILLAS maravillosas. Lo que sí supo, meses después, a través de su amiga Karina, fue que el consultorio del Médico había sido cerrado por las autoridades, pues se presentó el caso de muerte de una mujer que estaba siendo tratada con esas pastillas para bajar de peso.

"Se enojan con mucha facilidad ante algún comentario de su forma de comer" estas palabras son las que dolieron más, la transportaron a su edad de adolescente. En una ocasión asistió a una cena con amigos en a casa de su tía hermana de su madre. La casa con 20 jóvenes, la música del momento a todo volumen, y el plato principal: hamburguesas. El sonido disminuyó mientras cambiaban de música. GG estaba iniciando su tercera hamburguesa, cuando su prima se detuvo frente a ella con una gaseosa en la mano y con voz alta dijo "aquí está tu refresco de dieta, por aquello de las calorías", todos soltaron la carcajada. GG se levantó y fue a la cocina. Allí encontró a su tía, quien la vio con lágrimas en los ojos. GG le contó lo sucedido. Y su tía le dijo "Ya no llores. La verdad te has descuidado mucho. Has engordado bastante. Fue una broma. Pero si no comieras así, te verías muy linda. Aunque ahora con esos pantalones... no se... se ve muy apretados..."

GG no terminó de escuchar. Salió de esa casa para nunca mas volver. ¿Qué pensarían ahora si la vieran con tantos kilos de más?

Venían a su mente las múltiples peleas con su madre y su padre a la hora de comer, cuando le insinuaban que ya no comiera tanto, que enfermaría, y las variadas respuestas que gritando con furia ella les regresaba: "¡No te metas conmigo, yo ya sé lo que debo y no debo comer!", "¡si me enfermo, es muy mi cuerpo! ¿no?", "¡que les importa!", y cuando eran sin furia: "solo hay una vida y hay que disfrutar", "Mundo, ahí te quedas", "Lo cantado y lo bailado, ¿Quién me lo quita?", "Si me voy a morir, quiero disfrutar de la comida", "¡quítenme lo que sea, pero no el pan!" y varias por el estilo.

GG empezaba a darse cuenta de que **comer de todo con base en el placer** es el origen de la enfermedad, y no quería que esta ocasión fuera como todas las demás; estaba cansada de subir y bajar y no encontrar soluciones.

Una cosa estaba clara, esta vez **nadie, ni ningún producto**, iban a sacarla de la obesidad en que se encontraba; era ella y sólo ella la que tendría que luchar para recuperar su cuerpo y su salud, y volver a ser esa persona jovial, sonriente y llena de energía. Se miro al espejo con seriedad y dijo: " GG te amo. Te amo mucho. Y por eso hoy me comprometo, sin pretextos, a cambiar por ti. ¡Haré lo que tengo que hacer! ¡Me guste o no! ¡A trabajar!"

CAPÍTULO VII

DOCTOR... CREO QUE TENGO UNA CARIES...

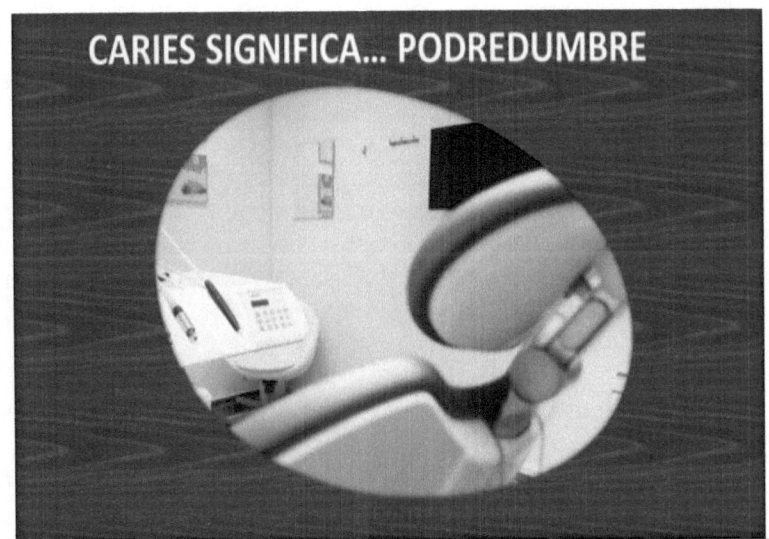

CARIES SIGNIFICA... PODREDUMBRE

GG Apareció a las 10 de la mañana, en la sala de DOC. Se le veía con mal aspecto, cansada y sus ojeras dejaban adivinar su falta de descanso. Su mejilla izquierda parecía una naranja y la hinchazón abarcaba un poco de su labio superior y de el párpado inferior. Una vez en el consultorio, contó lo sucedido.

DOC.- ¡Que sorpresa! ¿Acaso, no teníamos cita en una semana?, han pasado solo 48 horas...

GG.- Todo estaba bien hasta ayer en la tarde, después de haber comido, al cepillarme los dientes, mordía por equivocación el cepillo y entonces me dolió mucho mi primer molar superior de lado izquierdo. El dolor pasó, pero a los 20 minutos, volvió con más intensidad, sin razón alguna, era punzante e intenso. Me tomé dos tabletas de paracetamol, y no me hicieron efecto, así que tomé otra más... pero el dolor iba en aumento cada vez más. Me recosté un rato, y el dolor aumentaba. Las punzadas ahora abarcaban la mitad de mi cara. Llamé a una vecina que es enfermera y le pedí que me inyectara "algo" para el dolor, lo cual hizo y se me calmó por una hora. Se hacía más tarde. El dolor volvió con mucha más intensidad y no pude dormir en toda la noche. Alrededor de las 5 de la mañana el dolor disminuyó y caí "muerta" por 3 horas. Al despertar, me mire al espejo y veo que tengo la cara hinchada solo de un lado. ¡Pareciera que he peleado con el campeón de box de mi barrio! ¡y perdí!

Todavía me duele, aunque es soportable. Por supuesto que hoy no me presenté al trabajo. ¡Por favor deme "algo" para este dolor"!

El DOC la revisó, aunque solo abrir la boca, representaba para GG una dolorosa experiencia. El primer molar (la muela) superior izquierdo presentaba una caries profunda y despedía un olor a "muerto" que traspasó el cubrebocas del DOC; quién de manera instintiva, volteó la cabeza y separó el cuerpo. El molar era muy sensible y doloroso a la exploración; presentaba una gran caries cavitada, con aspecto negruzco con bordes irregulares, de gran profundidad y un hedor intenso. Los tejidos circundantes inflamados y enrojecidos sobremanera. GG no sabía que algunas bacterias producen, además de toxinas, desechos aromáticos llamados **aminas**, entre ellos, la cadaverina y la putrescina, que, junto a otros, son la causa de ese aroma a putrefacción; y también contribuyen a la halitosis (mal olor de la boca) (1)(2). Estas bacterias están presentes en muchas infecciones del cuerpo humano como el "pie diabético", las "vaginosis bacterianas" (3), y otras más, que se caracterizan por ese olor a "putrefacto". En estos casos participan alrededor de 30 tipos diferentes de bacterias, y una muy frecuente encontrada en la caries, gingivitis (inflación de encías) y necrosis pulpar es el "Enterococcus Faecalis", que habita en el intestino, es resistente a la mayoría de los antibióticos, y su presencia se considera "contaminación fecal" en el control de algunos alimentos, con excepción de cárnicos y lácteos en los que se considera "normal" por los procesos de fermentación. Y claro esta bacteria es solo una muestra... (1)

DOC.- GG esto es una infección grave de tu molar. Se llama pulpitis y lo más probable es que hayas desarrollado incluso necrosis pulpar que no es otra cosa, sino la destrucción de los tejidos internos de tu diente. Veo que tienes caries profunda y amplia en ese molar. ¿Desde cuándo te molestaba?
Como pudo, GG contestó:
GG.- Ya hace muchos años que tengo esa caries. Solo que no le hice caso. Me molestaba poco. Un día me la "taparon" (obturaron) pero la "tapadura" (obturación) se me cayó hace 4 años y desde entonces no la atendí. Y míreme ahora.
Después de la explicación el DOC le recetó analgésicos (medicamentos para el dolor) y antibióticos para combatir la infección.
DOC.- Te recomiendo asistir con mi amigo el Dr. Albarrán, quien es uno de los mejores estomatólogos de la Ciudad, y tiene conocimientos bastos, sobre la microzimas. Aquí tienes sus datos en esta tarjeta.

GG Salió del consultorio con una dosis más de analgésico intramuscular. Llamó y tomó cita para el día siguiente.

24 horas más tarde, GG estaba sentada en la sala del Estomatólogo. El edema (hinchazón) de su cara era igual que el día anterior, aunque el dolor era mucho menor. Llegó 10 minutos antes de la hora de su cita. Una asistente le registro su peso, estatura y tensión arterial. Y con un pinchazo en su dedo índice derecho su cifra de glucemia (azúcar en la sangre) reportó: 140 mg. Entró al consultorio. El Dr. Albarrán se presentó y platicó con ella. Le pidió que se sentara en el sillón odontológico; realizó su anamnesis (preguntas al paciente) con rigor. Y después de su exploración, tomó muestras de la saliva y del fondo de la caries del molar doloroso. Las llevó a su microscopio de contraste de fases y le mostró en la pantalla sus hallazgos a GG.

Dr. Albarrán. – El DOC. me ha dicho que ya has comentado con él algunas consecuencias de la acidez.

GG.- Así es. Aprendí que afecta toda clase de células y fluidos.

Dr. Albarrán. - Como puedes notar GG tu saliva está repleta de bacterias tipo "cocos" y "bacilos"

La muestra de tu caries... además, muestra amibas, espiroquetas y treponemas... Para que puedas estudiarlas con detenimiento, anota estos enlaces de videos. (4)

Y te adelanto que en estas infecciones participan alrededor de 15 bacterias diferentes.

¿De dónde crees que salieron estas bacterias?

GG.- Antes de platicar con el DOC, habría dicho que llegaron por contaminación, o contagio, pero ahora sé, que también son consecuencia de mi estado de acidez, que favoreció su desarrollo dentro de mi cuerpo. Me atacaron desde afuera y desde dentro.

Dr. Albarrán. - ¡OOh! ¡Muy Bien! Ninguno de mis pacientes los habría explicado mejor. Como sabes, casi ningún Estomatólogo realiza la microscopía en saliva, ni en la caries, porque tampoco nos enseñan esto en la facultad.

Volviendo a tu caso... Tu molar está muy lastimado y no creo que pueda rescatarlo; esperaremos unos días a que desinflame y entonces valoraré de nuevo y entonces tomaremos juntos una decisión. Debes realizar radiografía panorámica de tu dentadura y continuar con el tratamiento que te dio el DOC.

GG.- Está bien. Dr. Albarrán... ¿Es frecuente este problema de las caries?

Dr. Albarrán. – Mas de lo que te imaginas. ¿Te puedo comentar algunas cifras de nuestro país?

GG.- Sí. Claro.

Dr. Albarrán. – El problema inicia muy temprano. Apenas aparecen los dientes.

GG.- ¿Tan pronto?

Dr. Albarrán. – Es una pena, pero sí. Aún en los pequeños que toman biberón. Veamos lo que dice el reporte del Sistema de Vigilancia epidemiológica de Patología Bucal en México SIVEPAB 2015.

"La Caries en la Infancia Temprana (CIT) incluye a la caries **rampante** en infantes; esta condición también ha sido llamada: "caries de biberón" o "síndrome de biberón" (5)

"La CIT es definida como la presencia de uno o más dientes cariados (cavitados o no), ausentes (debido a caries), o restaurados en la dentición temporal, en niñas y niños de 71 meses de edad o menores." (6)

Y a los 2 años, al menos el 48.2 % ha conseguido caries.

GG.- ¿A los 2 años?¡¡

Dr. Albarán. -Y todo debido a los alimentos y hábitos ácidos.

GG.- Es increíble que tan pequeños ya tengan caries.

Dr. Albarrán. – La prevalencia (porcentaje de personas afectadas) de caries se mide con el índice CPO (CPO es un promedio de los dientes con C= caries, P= perdidos, O= obturados) (7)

y en menores de 3 años de edad es:

CPO en menores de 3 años

64.3%	3.7 dientes afectados
33 %	Caries severa
46%	Mala higiene bucal

Entre los 3 y 5 años existe la mayor presencia de caries, con promedio de 4.2 dientes afectados. Es probable que este periodo los infantes, coman más dulces, jugos, etc., y exista más descuido de los padres en el aseo dental.

En este periodo se les detectó un IHOS (Índice de Higiene Oral Simplificado) del 45.9 %, o sea, mala higiene (detritos y cálculos).

GG.- Que mal...

Dr. Albarrán. - Y entre más edad, más mala higiene. Entre los 15 y 19 años, alrededor de 70 % presentaron mala higiene.

SIVEPAB encontró también que: "Dentro de los indicadores epidemiológicos de riesgo se ha empleado la **experiencia de caries dental pasada**, este dato ha demostrado ser el **más poderoso predictor de caries para la dentición permanente joven**." (7)

Esto es muy lógico GG. Dime por qué.

GG.- Bueno... porque si los hábitos de mala higiene bucal y alimentación ácida no cambian, una dentadura mal cuidada, sin aseo, siempre terminará con caries...

GG se quedó pensativa por un momento.

...y veo que es lo mismo con un cuerpo mal cuidado y acidificado. Se me dieran otro cuerpo... el mismo que acidificaría... y volvería a ser esclava de mis malas decisiones...

Dr. Albarrán. - O tal vez... si tuvieras el conocimiento, tomarías otras decisiones...Sin embargo, nuestra naturaleza es increíble, pues nos ofrece una segunda oportunidad, a los 6 años .... cuando aparecen los **dientes permanentes**. Aquí las caries son =0.

Pero mira lo que pasa con la edad:

A un así, existe esperanza."
De acuerdo con los resulta

EDAD EN AÑOS	DIENTES AFECTADOS
10	1.43
19	5.3 y ya perdieron un diente

dos del SIVEPAB 2015, **25%** de niñas, niños y adolescentes de 2 a 19 años que acuden a los servicios de salud, están **libres de caries** dental". Como ves, siempre existe quien sí cuida de su salud y de su dentadura.

GG.- Nunca pensé que existieran tan pocas personas que cuidaran de sus dientes. Aunque yo no fui una de esas.

DR. Albarán. - La acidez también afecta a las **encías** y se mide con Índice Peri-odóntico Comunitario (**IPC**), el cual, detecta: sangrado, inflamación, calculo y bolsas. Te recomiendo que busques en la web fotografías de encías dañadas. Son muy ilustrativas.

Mira:

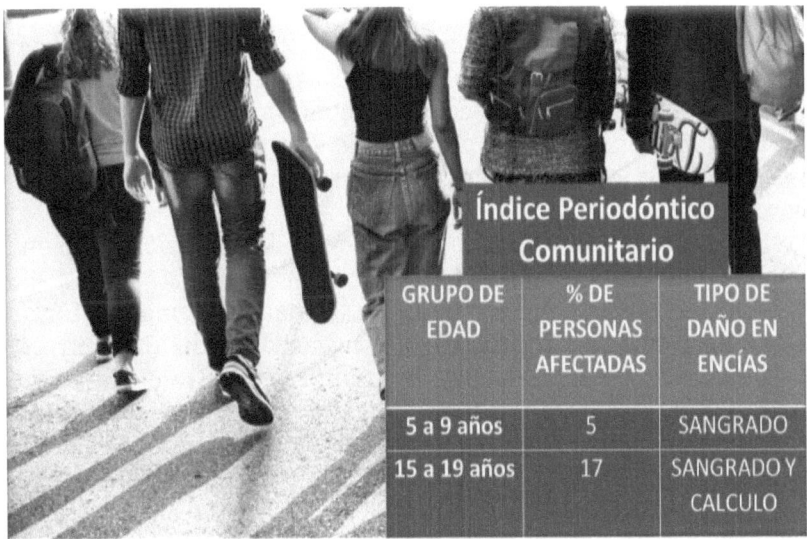

Índice Periodóntico Comunitario		
GRUPO DE EDAD	% DE PERSONAS AFECTADAS	TIPO DE DAÑO EN ENCÍAS
5 a 9 años	5	SANGRADO
15 a 19 años	17	SANGRADO Y CALCULO

GG.- Ya no quiero preguntar, pero... y en los adultos ¿cómo va la situación?

DOC.- Es aún peor.

En los adultos el IHOS (Higiene bucal) detectó, mala higiene en el 67.4%. Y entre más edad, peor IHOS.

GG.- ¡Qué horror!

GRUPO DE EDAD EN AÑOS	% DE EDENTULISMO
20 a 49	0
65 a 79	2.4
80 y más	6.9

DR. Albarrán. - Y mira lo que pasa con el Edentulismo (pérdida total de dientes):

Hay que tomar en cuenta que existen muchas personas con dientes muy deteriorados por las caries que ya no cumplen con su función, son focos de infección y deberían ser extraídos, **pero los portan por años** y a veces hasta que se caen solos, (ante una mordida, etc.) No presentan edentulismo, pero es pésimo estar cargando con dientes podridos.

Sin embargo, el objetivo es conservar la "oclusión funcional", la cual ha sido definida por la OMS como sigue:

"La literatura indica que la capacidad masticatoria está estrechamente relacionada con el número de dientes. En 1992, la Organización Mundial de la Salud (OMS) declaró que el mantenimiento durante toda la vida, de una dentición natural, funcional, estética, **de no menos de 20 dientes**, que no requiera prótesis, debe ser la meta para la salud." (8)

En los **adultos** la **caries** dental está presente en el **95%** ¿Qué te parece?, con 12.7 dientes afectados. Por supuesto que muchas caries terminan en **pérdida total** del diente, como puedes observas en esta tabla

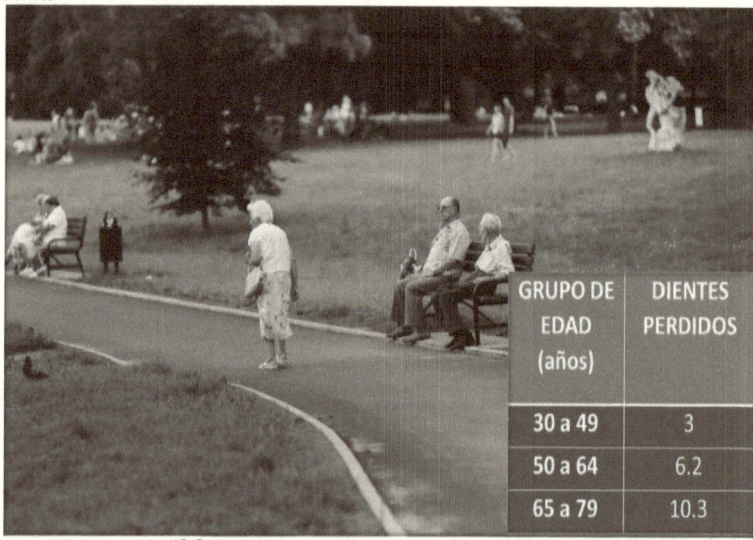

GRUPO DE EDAD (años)	DIENTES PERDIDOS
30 a 49	3
50 a 64	6.2
65 a 79	10.3

GG.- ¡Que terrible! ¡Lo peor es que yo pertenezco a esas estadísticas! ¡A mis 38 años, **ya no tengo 3 dientes**! y con esto que me ha acontecido, ¡es probable que ya no tenga 4!

Dr. Albarrán. - Y la afección a las encías (IPC) alcanza al 56.8% de los adultos.

La cifra de caries y encías dañadas es muy similar alrededor del mundo. (9), (10).

En resumen, mira la siguiente ilustración:

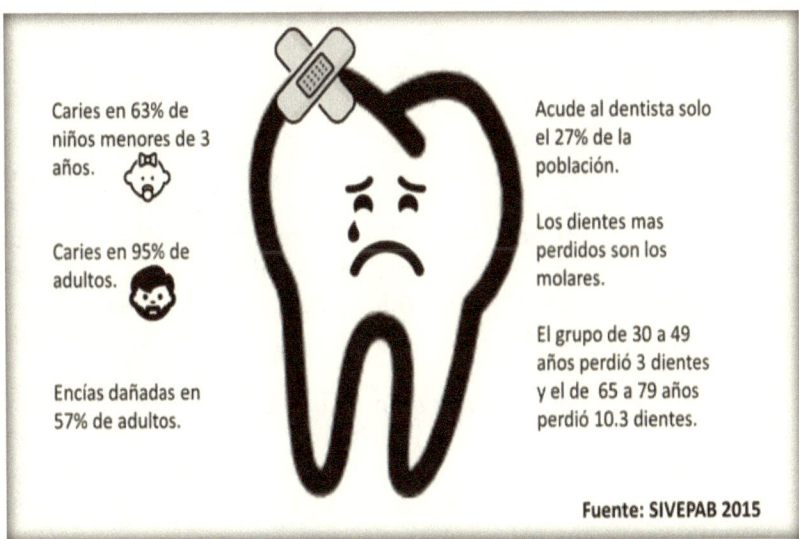

Caries en 63% de niños menores de 3 años.

Caries en 95% de adultos.

Encías dañadas en 57% de adultos.

Acude al dentista solo el 27% de la población.

Los dientes mas perdidos son los molares.

El grupo de 30 a 49 años perdió 3 dientes y el de 65 a 79 años perdió 10.3 dientes.

Fuente: SIVEPAB 2015

Como te has dado cuenta, la acidez no perdona, y nunca desaparece solo porque así lo desees. **Debes desarrollar hábitos alcalinos.**

GG.- ¡Qué situación tan grave! Ya no quiero pertenecer a las estadísticas de personas que descuidan su cuerpo y en muchas áreas; ¡estoy dispuesta a cambiar y mejorarme! ¡lo juro!

Dr. Albarrán. - ¡Bien! Tienes a tu alcance la salud de tu cuerpo, mente y espíritu. Ahora sabes que tus acciones diarias siempre tienen consecuencias, y que pueden ser Positivas también.

Tienes cita conmigo en siete días. Aquí te espero.

GG.- Gracias. Aquí estaré.

El Dr. Albarrán había escuchado miles de veces esos deseos de cambiar, pero sabía que estaban motivados por el dolor intenso del momento. Con tristeza veía como la mayoría regresaba a sus hábitos ácidos, como ganado a su corral. Deseó que este caso fuera diferente.

GG, todavía apretando entre sus dientes la gasa hemostática (que evita el sangrado), salió muy reflexiva. En su cabeza las ideas y recuerdos iban y venían... Su primer diente malogrado por caries severa. Recordó **observar por años** en muchos de sus amigos y familiares, los "huecos dentarios" cada vez que hablaban o sonreían "con discreción", para no abrir la boca y que se notaran los "chimuelos"; a veces alguien contaba alguna anécdota graciosa, y GG que siempre estaba atenta a la apertura de las bocas, ratificaba la falta de dientes en casi todos los asistentes. Sonreía complacida, pues no era la única. Se preguntaba por qué no se compraban una prótesis dental.... ¿Sería por "codos y agarrados"? (en México = muy ahorrativos) En fin... ahora estaba a punto de tener 4 "chimuelos".

Siete días después, GG se encontraba otra vez sentada en el sillón odontológico. La inflamación de su cara había desparecido, así como el dolor. Se sentía bien con la boca abierta, mientras el Dr. Albarrán terminaba de revisar el molar. Por las expresiones del Estomatólogo... esperaba noticias negativas.

Dr. Albarrán. - GG, no hay manera de salvar este molar. Es necesaria su extracción. Si cuento con tu permiso, puedo proceder en este momento.

GG.- Sí. Está bien. Creo que me lo merezco por tantos años de descuido. Adelante Doctor.

Tras 30 días, la herida de la encía había sanado y en su lugar un nuevo "boquete". De vez en cuando GG hablaba y sonreía "con discreción" ...

1	http://javeriana.edu.co/biblos/tesis/ciencias/tesis229.pdf
2	http://www.postgradosodontologia.cl/endodoncia/images/EspecialidadEndodoncia/Seminarios/2013-2014/DocMicrobiologiaEnEndodoncia.pdf
3	http://www.facmed.unam.mx/deptos/microbiologia/bacteriologia/vaginosis-

	bacteriana.html
4	https://www.youtube.com/watch?v=kKJgw R2RScw&t=1176s https://www.youtube.com/watch?v=zXGR, HZJqIQ https://www.youtube.com/watch?v=zXGR_H ZJqIQ
5	American Academy of Pediatric Dentistry. Policy on early childhood caries (ECC): Clasifications, Consequences, and preventive Strategies. Policy on Early Childhood Caries (ECC): Classifications, Consequences, and Preventive Strategies: Reference Manual 2008.
6	Drury TF, Horowitz AM, Ismail AI, Haertens MP, Rozier RG, Selwitz RH. Diagnosing and reporting early childhood caries for research purposes. J Public Health Dent 1999;59(3):192-7
7	https://www.gob.mx/cms/uploads/attachm ent/file/212323/SIVEPAB-2015.pdf
8	World Health Organization (WHO). Recent advances in oral health. WHO technical report series No. 826. Geneva: WHO publications. 1992; pp 16–17
9	http://apps.who.int/iris/bitstream/handle/ 10665/255627/WHO-NMH-PND-17.1-eng.pdf;jsessionid=D6658712C89A1B393C827 B9803324F3F?sequence=1
10	http://www.who.int/oral_health/media/en /orh_report03_en.pdf

Capítulo VIII

EL FACTOR
IGNORADO

Los pasillos de la escuela de Medicina eran un hormiguero de alumnos, exalumnos, invitados y personal organizador. El congreso Médico "Salud en la era digital" hervía de participantes. La conferencia anterior titulada "Los alimentos chatarra y la enfermedad" había suscitado muchas bromas y comentarios serios entre los oyentes. A las doce horas, todos retomaron sus lugares.

El DOC llego al recinto a las 11:40 horas acompañado de su amigo y colega Víctor Duarte quien era su colaborador desde hacía 6 años. Duarte era uno de los mejores hematólogos y microscopistas del país con una mente brillante y siempre abierta ante los nuevos descubrimientos; y con frecuencia comentaba sus hallazgos en conferencias Médicas.

El auditorio de la Facultad de Medicina estaba repleto. Había algunos alumnos de pie en los pasillos. El Director de la escuela entró acompañando al DOC. Y los que pudieron tomaron asiento. Retiraron los muebles del escenario como lo solicitó el DOC a quien siempre le gustaba la interacción con el público.

En el micrófono, se escucharon las siguientes palabras del Director:

"Es para mí un honor presentar ante ustedes, alumnos e invitados de esta Facultad, al DOC, egresado de esta Escuela hace 35 años. Fuimos compañeros de generación. Esta mañana viene a platicarnos sobre lo que llama: EL FACTOR IGNORADO en la Medicina. Debo decirles que, gracias a sus consejos y guía, he podido superar el cáncer de estómago que me aquejaba hacía 2 años, (hubo un susurro de sorpresa, generalizado). Después de analizar con él los riesgos, decidí hacer los cambios de cada día en mi persona y a realizar mis mediciones diarias de PH, bajo su supervisión. Nunca me sometí a radiaciones ni quimioterapia, y en la última endoscopía y biopsia gástricas, se me reporta sano, sin evidencia de cáncer. (algunos aplausos se dejaron escuchar). Por eso, le invité para que platique con ustedes. En mi camino he encontrado a muchas otras personas enfermas que buscan un camino natural para su recuperación. Entremos en materia. ¡Recíbanlo pues, con un aplauso¡, ¡bienvenido DOC ¡"

El DOC Tomó el micrófono y caminaba sobre el escenario.

DOC.- Muchas gracias.

Que honor para mí regresar a esta mi casa. ¡Cuántos recuerdos!

A esta edad podría ser el papá de muchos de ustedes ¡

(se escucharon algunas risas, "o nuestro abuelo" se escuchó entre la multitud... ahora las risas fueron intensas).

¡Tienes razón ¡

De hecho, soy abuelo de tres angelitos, y la mayor tiene apenas 8 años. Son muy bellas las 3 y ¡me llenan de amor cada día!

Y ahora que los miro a ustedes, también recuerdo cuando me sentaba en este auditorio con mis compañeros en alguna conferencia. Por favor, pregunten lo que deseen y siéntanse libres de interrumpirme en cualquier momento. La intención es que no queden dudas. Tengan el valor de preguntar como lo harían con un amigo. Les aconsejo que no me crean lo que les voy a contar solo porque se los digo. Los invito a realizar la investigación a fondo por su cuenta y así tomar decisiones más sabias. Jóvenes lo que están a punto de conocer, no lo enseñan en las Escuelas de Medicina y la mayoría de los Profesionales de Salud desconocen su importancia, y como consecuencia están incapacitados para realizar los esfuerzos diarios necesarios para mantener su Salud y la de sus pacientes. (la expectación aumento en la sala)

Como ustedes ya saben, nuestro organismo tiene como objetivo guardar **equilibrio** en muchos de sus procesos para poder funcionar, eso se llama Homeostasis, o sea Funcionamiento Ideal; sin enfermedad. Para llegar a ese equilibrio (homeostasis) tiene que realizar muchas actividades eléctricas, químicas, de extracción, conducción, construcción, etc., etc. y eso se llama Metabolismo. ¿Vamos bien? (algunas cabezas asintieron) Así que, de todos esos procesos, el más importante que tiene que regular nuestro organismo es el equilibrio del PH. En esto están de acuerdo todos los libros de Medicina, pues una pequeña variación nos enferma, y una variación moderada puede llevar incluso a la muerte. Por lo que este equilibrio se tiene que mantener" llueva o truene", "sí o sí" y nuestro organismo hará "Lo que se tenga que hacer" para mantenerlo. Y todos, les repito, TODOS los procesos, tienen que ver con un adecuado control de la cifra del PH; es la condición "sine qua non" para estar sano.

Un mano pidió la palabra. "¿y cuál es la cifra o el valor normal debe mantener?"

DOC.- Entre 7.35 y 7.45 en **sangre.** Seguramente recuerdan que los *límites extremos de PH* incompatibles con la vida, se encuentran en cifras inferiores a 6.80 y superiores a 7.80 (1)

Inclusive, en casos tan graves como la **cetoacidosis** causada por Diabetes, en los que el paciente tiene **riesgo de morir**, el PH sanguíneo llega alrededor de 7.1, es un cambio muy pequeño, pero puede llevar a la muerte.

Nuestro cuerpo no permite casi ningún cambio en el PH sanguíneo, aún en condiciones tan severas. No sucede lo mismo en otros fluidos corporales... Como en el espacio intersticial (entre las células)

Alguien preguntó: "¿Entonces debo pincharme un dedo cada vez que quiera saber mi PH en sangre?"

DOC.- Si quieres ese dato de tu sangre, entonces sí. Sin embargo, lo podemos medir en varios fluidos como la sangre, líquido cefalorraquídeo, las lágrimas, la orina, el sudor o el líquido intersticial (solo en laboratorios de investigación), o los exudados como el líquido de ascitis, o derrames pleurales (líquidos acumulados durante algunas enfermedades, en el abdomen o en el pulmón), solo que tienen valores limites diferentes, y son de vital importancia en la práctica.

Lo mejor, para utilizarlo como una herramienta en la salud, **es medirlo en orina**: se puede hacer con tiras reactivas que cambian de color, aunque se requiere experiencia en la interpretación y resulta ser inexacto en manos sin experiencia. No lo recomiendo.

También se mide con un aparato "medidor de pH"; es como una pluma gruesa muy fácil de usar, solo se introduce en un poco de la orina recolectada en un recipiente, se desliza el botón de encendido y nos arroja la lectura al instante.

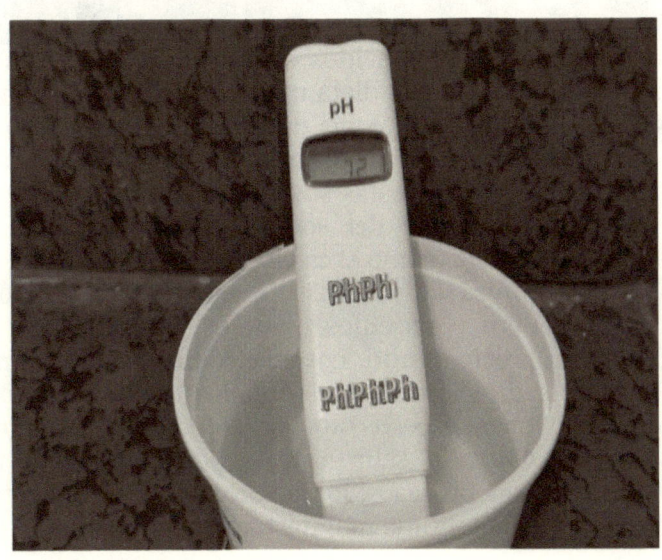

Memoremos que la Escala del PH (significa Potencial de Hidrogeno y mide la concentración de iones H+), va de 0 a 14, siendo el 7 el punto neutro, o sea ni ácido, ni alcalino. Los valores por debajo de 7 son ácidos y por arriba de 7 son alcalinos. El valor de PH de la sangre es de 7.345, lo cual significa que es **ligeramente alcalina.**

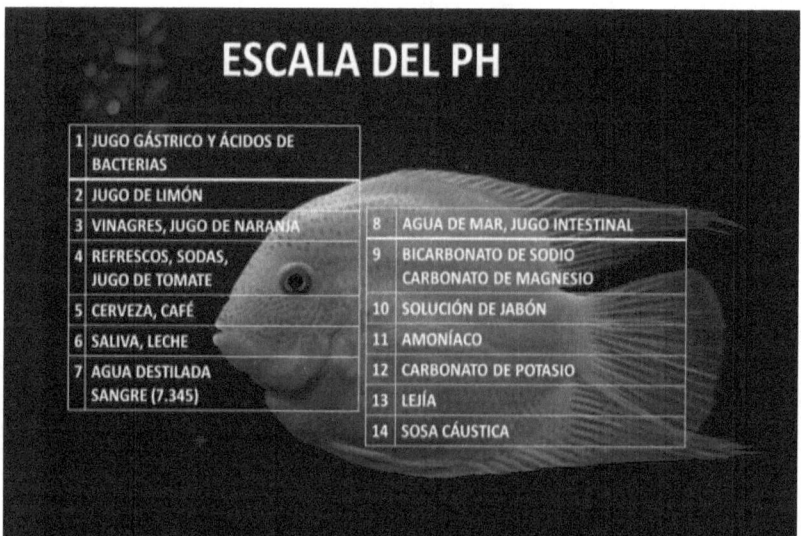

Cuando existen muchos ácidos en la sangre, sean producto de nuestro metabolismo o de la dieta nuestro organismo los neutraliza con sustancias alcalinas, en forma de bicarbonatos y carbonatos, de **sodio, potasio, magnesio y calcio,** sin embargo, si esto no es suficiente, obtiene más de estas sustancias de sus últimas reservas en sangre (en el caso de del sodio y potasio), o del músculo (magnesio), o del hueso (como el calcio).

"¿Estos electrolitos (sodio, potasio, magnesio y calcio) pueden ser retirados de la sangre, o músculos, o huesos, así nomás?"

DOC.- No. El precio es alto. Los electrolitos estaban cumpliendo con sus múltiples funciones en los órganos donde se encontraban, pero como el tener exceso de ácidos es una Emergencia, el organismo, los obliga a salir a tratar de "apagar el fuego" y abandonan todos sus procesos, lo que ocasiona mal funcionamiento y daño celular; y como última manifestación: enfermedad.

Este daño celular puede pasar desapercibido por mucho tiempo para la mayoría de la gente, pues no existen síntomas, es decir, están como si nada.... pero a nivel celular el daño ha comenzado y solo será cuestión de tiempo para que se manifieste con síntomas como: infecciones, dolores, sobrepeso y obesidad, diabetes, hipertensión, etc., etc. Esto depende de cuánto tiempo y del grado de acidez a que el cuerpo esté sometido.

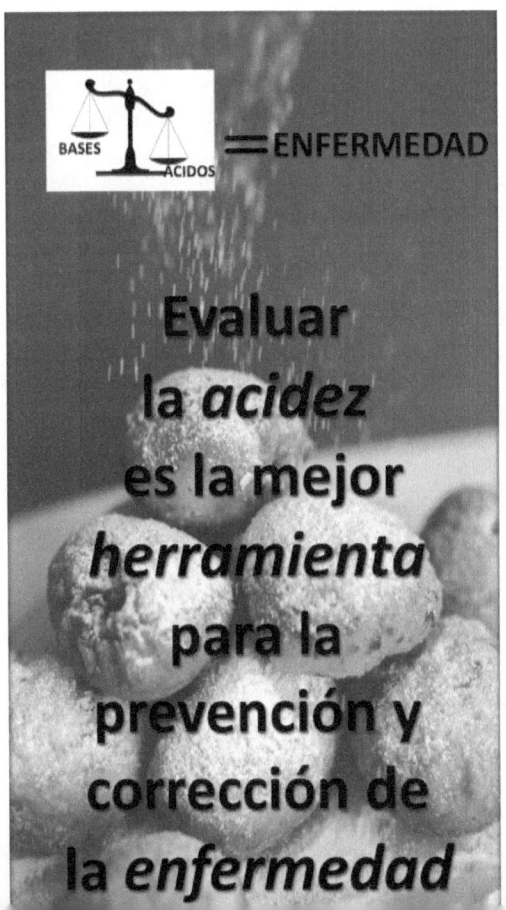

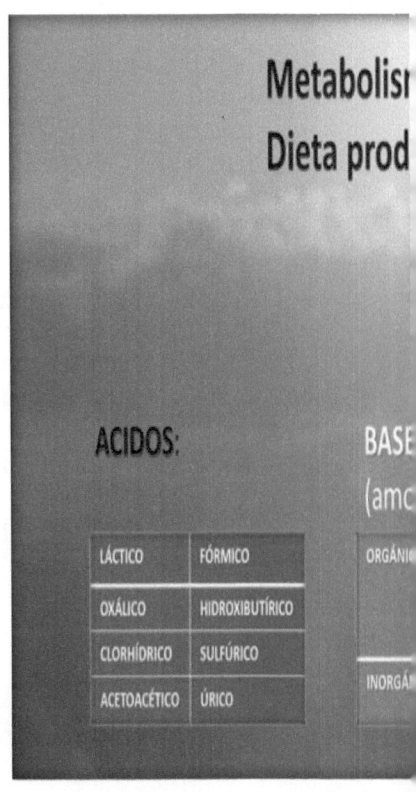

Nuestro cuerpo, también utiliza proteínas, incluso hemoglobina (proteína de los glóbulos rojos que forma nuestra sangre y que su función principal es transportar el vital oxígeno a nuestras células) y que, en condiciones de acidez, **es forzada** a unirse a los ácidos como la glucosa (azúcar), esto es la **glicosilación de las proteínas** y por supuesto quienes la pagan son las células que no reciben oxigenación, entre otras cosas. Trabajan en condiciones de acidez e hipoxemia (baja de oxígeno) y eso les provoca daño celular o stress oxidativo, que es el inicio del proceso llamado ENFERMEDAD.

Para el control de pacientes Diabéticos, contamos con el análisis de laboratorio llamado Hemoglobina Glucosilada o HbA1c (hemoglobina unida de manera forzada, a la glucosa),

¿Se dan cuenta?, ¡la hemoglobina tiene que distraer sus funciones solo para ayudar a neutralizar los excesos de azúcar!

De manera práctica, la hemoglobina se carameliza, ¡como un cacahuate!

El exceso de acidez dentro del organismo hace que la orina se vuelva más ácida también.

Lo que es muy lógico, ya que los riñones son una de las principales vías de eliminación de protones (ácidos), importante función que se lleva a cabo en el túbulo contorneado proximal, que así mismo reabsorbe hasta el 80% del bicarbonato producido en los riñones, por lo que se les considera el principal sistema de amortiguación de la sangre. (2)

Y se ha demostrado que el PH urinario es mucho más bajo, de 5.5 o menor, en pacientes con **síndrome metabólico** (obesidad, hipertensión, dislipidemia y diabetes juntas), comparado contra los que lo que no lo padecen, con PH de 6 a 6.5. (3,4); así como en diabéticos tipo II (5), y en pacientes portadores de cálculos en vías urinarias. (6, 7, 8)

Bueno... esa es una diferencia muy pequeña ¿no?...

DOC. – Recordemos que la escala de PH es logarítmica y nunca aritmética...

¿Eso qué significa?

DOC. – Que un PH de 6, es 10 veces más ácido que uno de 7.

Así que, un PH de 5, es 100 veces más ácido que uno de 7.

Y un PH de 4, es 1000 veces más ácido que uno de 7.

¡Ohh! Entonces la orina de estos pacientes diabéticos y con síndrome metabólico, sí que es muy ácida...

DOC.- En efecto. Es ácida en todos los procesos de enfermedad, lo que evidencía la gran producción de ácidos durante ellos. También, nuestro metabolismo, utiliza otras reservas de bases (sustancias alcalinas) como fosfatos, hasta donde se agoten y en general, no son suficientes.

Las vías de eliminación de ácidos son:

VÍAS DE ELIMINACIÓN
1.- RIÑONES (ORINA)
2.- RESPIRACIÓN (ÁCIDO CARBÓNICO o, CO_2)
3.- DEFECACCIÓN (MATERIA FECAL)
4.- SUDORACIÓN.

¿Entonces, que repercusiones tiene la acidez en nuestro cuerpo? Para entenderlo, hay otra sorpresa...

1	http://www.bvs.sld.cu/revistas/cir/vol45_1_06/cir11106.html
2	https://www.ncbi.nlm.nih.gov/pmc/articles/PMC2878276/

3	https://cjasn.asnjournals.org/content/2/5/883
4	https://www.ncbi.nlm.nih.gov/pubmed/21441701)
5	https://www.ncbi.nlm.nih.gov/pmc/articles/PMC2893060/
6	https://www.ncbi.nlm.nih.gov/pubmed/11849453
7	https://www.kidney-international.org/article/S0085-2538(15)49853-9/fulltext
8	https://jasn.asnjournals.org/content/jnephrol/17/5/1422.full.pdf

CAPÍTULO IX

¿QUE SUCEDE DENTRO DEL CUERPO CUANDO EXISTE ACIDEZ?

DOC. - En la actualidad, la mayoría de los investigadores están de acuerdo en que el inicio de toda enfermedad es el daño celular, incluso la obesidad se considera crónica e inflamatoria. Se ha comprobado una correlación directa entre la acidez y el deterioro funcional de las células. (1)

Entonces, los efectos de los excesos de ácido ¿los podemos medir con algún examen de laboratorio?

DOC.- Buena pregunta. Cuando existe agresión, la célula produce sustancias que deja salir hacia su periferia y a la circulación sanguínea y esto provoca una reacción de inflamación; así que podemos detectar en sangre subproductos, residuos y sustancias proinflamatorias. Existen varias maneras medir el daño celular, la **primera**:

De forma **directa** con la determinación de biomarcadores (análisis de laboratorio), de los cuales existen al menos 22. (2, 3):

LOS BIOMARCADORES SE PUEDEN INVESTIGAR EN:
Obesidad y dislipidemia.
Resistencia a la insulina (cuando a pesar de haber insulina ésta no realiza sus funciones)
Enfermedades cardiovasculares
Disfunción endotelial (daño en las paredes de los vasos)

Y existe una relación directa (estadísticamente significativa) entre la acidez de la orina y la elevación en sangre de sustancias ácidas como: glucosa (azúcar), urea, creatinina, triglicéridos, y hemoglobina glicosilada. Entre más acidez urinaria, mayor elevación de estas sustancias ácidas. (4)

Por esto, no me sorprende que otro estudio haya encontrado asociación fuerte entre la acidez metabólica, y un mayor riesgo de mortalidad por todas las causas. (5)

Entonces... la **segunda** forma consiste en inferir ese daño celular, al medir el PH en la orina.

"No entiendo lo del PH en la orina."

DOC.- Si consumes alimentos ácidos en exceso, **tu organismo trata de eliminarlos,** y en consecuencia el PH de tu orina también disminuye de manera drástica, y se atestigua ¡en los próximos 20 minutos! ¡Y también aumentará tu glucemia! Esto lo saben bien los pacientes diabéticos que se la miden después de los alimentos con un pinchazo.

"¿Y cuál es la ventaja de medir el PH?"

DOC.- En primer lugar, saber que tan ácido se encuentra tu cuerpo y en segundo, su relación con la aparición masiva de microzimas en sangre.

"¿Enzimas?"

DOC.- No. Microzimas.

Varias manos se levantaron.

¿Qué es eso?, ¿de qué se trata?, ¿son enzimas pequeñas?, ¡Nunca he oído hablar de eso!, ¿Con que se come?

Algunos se concentraron en su teléfono celular para localizar la palabra microzimas y encontraron en Wikipedia: **"Antonie Béchamp (1816-1908), biólogo y químico francés"**, pero no alcanzaron a leer más; otros trataron de entender el concepto localizado en otra dirección, pero había más de una .

DOC.- El primero en identificarlas fue el biólogo Antoine Bechamp. (6)

Les pregunto... ¿existe el contagio de la enfermedad?, ¿por cuál vía ingresa un microbio para generar un absceso cerebral?, ¿o una artritis piógena? ¿Porque no todos enferman de gripe aun con la convivencia estrecha?

La algarabía poseyó la sala, pues muchos comentaban entre sí, mientras otros daban su respuesta buscando apoyo al alzar la voz, otros de nuevo trataban de buscar la respuesta en su celular. Después de unos momentos la calma volvió al recinto.

DOC.- Ustedes al tratar a muchos pacientes, ya se han dado cuenta que existe "algo", que ante una enfermedad que se supone "contagiosa", algunos enferman o se contagian, pero otros no. ¿Porque algunos sí y otros no? ¿Por qué algunos no se enferman a pesar de la convivencia estrecha?

El médico, fisiólogo y biólogo francés Claude Bernard pensaba que "El germen o bacteria no son nada, mientras que el **medio** lo es todo" y como "medio", se refería al estado de salud interno de la persona. La bacteria solo puede crear enfermedad si se le ofrece un medio adecuado, un medio interno ácido.

Pero aquí se nos enseña que una bacteria es una forma de vida que ingresa del exterior y puede infectar a un paciente y provocarle una enfermedad. Que hay diferentes tipos de bacterias y que pueden ser erradicadas con antibióticos. ¿Entonces qué importa el medio interno?

DOC.- En algunos casos el tratamiento con antibióticos es efectivo, sin embargo, cada día son más los reportes de resistencia bacteriana a los antibióticos tan fuertes como el imipenem y cilastatina, por eso en las infecciones hospitalarias se recomienda utilizar combinaciones de antibióticos. Las bacterias en las que se han encontrado mayor resistencia son: *Escherichia coli, Klebsiella pneumoniae, Pseudomonas aeruginosa, Stenotrophomonas maltophilia* y *Enterobacteriaceae.*(7, 8, 9, 10, 11)

Por otro lado, aún los medicamentos **recetados de manera correcta** tienen sus efectos secundarios y como lo expresa la Universidad de Harvard: alrededor de 328,000 pacientes mueren por esta causa en USA y Europa. (12)

Sin embargo, esto es ya ofrecer un remedio no siempre fructífero, no siempre positivo para el paciente. Lo más importante es nunca llegar a ese grado de enfermedad, y trabajar por mantener un medio impropio para el crecimiento bacteriano, es decir un medio no ácido, un **medio** sano que es ligeramente alcalino.

"¿Porque un medio interno ácido facilita la enfermedad?"

DOC.- Varios investigadores han evidenciado los cambios en nuestra sangre al comparar sus cambios en medios ácidos y alcalinos; y ha resultado en uno de los mayores descubrimientos que influye en nuestro estado de Salud y/o Enfermedad. Todos estos investigadores observaron la sangre VIVA de enfermos, (**no teñida, seca y muerta** que en general se analiza) y la compararon con la sangre de individuos sanos. Eran muy diferentes. La sangre de individuos enfermos mostraba una verdadera infestación de microorganismos rodeando a los glóbulos blancos y rojos, asfixiándolos, destruyéndolos; y el PH de ese medio... ¡siempre ácido!... Estos microorganismos nadan virtualmente entre las células y en sus membranas.

En los individuos sanos, también existen estas partículas con tamaños y formas diferentes.

Se escucharon varias preguntas a la vez:

"¿En sanos?¡¡ ¿Acaso no, la sangre debe ser **estéril**, sin bacterias, en una persona sana?"

"¿Existen otras formas de vida más pequeñas que las bacterias?"

"Se nos ha enseñado que la Célula es la unidad anatómica fundamental de la vida y que no hay nada más pequeño que esté organizado."

DOC.- Yo también aprendí eso hace 35 años, sin embargo, las microzimas están allí...

Un susurro de sorpresa recorrió la sala...

Con los años de observar a estas formas de vida, los investigadores aprendieron que entre más ácido era el medio interno (fluidos y tejidos) del paciente, más enfermo estaba y más infestado; y por otro lado al adicionarles una solución básica creada con bicarbonato de sodio al 5%, estas formas de vida involucionan casi por completo. (13, 14 ,15, 16, 17)

"Entonces... ¿Estas formas de vida conviven con las células humanas?"

DOC.- Sí. Y también con todos los tipos de células. Una de las conclusiones más importantes a las que han llegado, es que tienen un papel importante en la duplicación celular. Se les ha encontrado en todo tipo de células: vegetales, animales, protistas (organismos de una sola célula). No solo conviven, sino que medran en tu sangre y en cada una de tus células; y cuando existe sobrepoblación de estas formas de vida, dañan a tus células y tejidos.

El silencio dominó la sala. Se podía escuchar la respiración profunda de algunos asistentes. El DOC continuó.

La característica más importante de estas partículas de vida es que **cambian de forma** todo el tiempo, **de acuerdo al nivel de PH del medio donde se encuentren**. A este fenómeno le llamaron pleomorfismo (del griego *pleos*, abundante y *morphe*, forma)

Otro susurro de sorpresa se dejó escuchar...

Cuando el PH en sangre es ligeramente alcalino, lo ideal (7.345), existen en estadios simbióticos con las células, ayudan en los procesos. En el caso del PH ácido, menor que el ideal, la situación cambia de manera drástica, hacia formas más complejas y dañinas y muchas veces mortales, para las células. Inician con tamaños de 0.01 micrómetro, como algunos virus.

¿Recuerdan la película de Transformers?... Solo que esto es en la vida real, y en cada una de nuestras células.

Otro susurro de sorpresa ...

Su pleomorfismo es reversible y tiene 16 etapas, 16 formas en las que se convierten y transforman.

Ha sido descrito con detalle por los investigadores Gunther Enderlain y Gastón Naessens aunque con diferentes nombres.

"Pero, ¿en que se convierten?"

DOC.- En bacterias y Hongos. Bacterias tipo "cocos" como estreptococos (bacteria redonda en pares o cadenas) y estafilococos (redondeada y agrupada en forma de racimos) y bacilos (con forma de bastón) como E. Coli y Pseudomona. Incluso se ha demostrado que las formas más maduras, en medios más ácidos, son los hongos mucor racemosus y aspergillus niger. Todo dentro de los tejidos.

¡Esta vez no fue un susurro! Varios comentarios en voz alta trataban de llamar la atención de los demás. Nadie veía su celular y todos trataban de ser escuchados exponiendo sus conocimientos de microbiología. Los asistentes que estaban de pie trataban de exponerse sus razones...

El Director llamó a todos a la calma.

"Hemos aprendido que las bacterias son la causa de las infecciones más comunes y que se adquieren del medio exterior hacia el cuerpo por alguna vía de entrada como: una herida, la ingestión o la respiración. Y además cada tipo de bacteria causa un tipo de enfermedad. Además, si encontráramos bacterias en la sangre, órganos o glándulas, esto significaría infección. Todo esto que nos ha dicho parece no tener sentido alguno. No puedo creer que existan tales formas de vida más pequeñas que las células. ¿Como es que no la hemos visto con el microscopio?"

DOC.- Bien. A ustedes le enseñan solo la teoría de Louis Pasteur que se resume en lo que has dicho; y también, a reconocer con el microscopio las características celulares en laminillas con algunos tejidos o fluidos humanos ya teñidos, es decir, tratados e inertes. Los puedes analizar años después y no cambiarán. Lo que yo te explico, es uno de los **capítulos ignorados de la Medicina,** a saber, **la relación estrecha entre el PH y el pleomorfismo de estas partículas vivientes.** Si te mostraran como se analiza la sangre viva, entonces sería mucho más fácil de comprender, pero solo te han mostrado la mitad de la historia. (18)

Se escucharon varias preguntas a la vez:

"¿cómo es posible que no he oído siquiera de estos nuevos descubrimientos?"

"Pero, ¿cómo se llaman esas partículas de vida?"

"¿Cómo pueden existir estas cosas"

"¿nos invaden, o nos ayudan?"

DOC.- Estos hallazgos no son tan "nuevos". Como cada investigador ha estudiado este fenómeno desde diferentes ángulos y momentos cada uno **nombró a las mismas partículas de acuerdo con su tiempo y su conocimiento**. Cada vez que analizaban sangre viva de cualquier persona, siempre estaban presentes estas formas de vida, siempre cambiantes. Cuando tú puedas observarlas en un microscopio de contraste de fase, tal vez repitas como Galileo: "y, sin embargo, se mueve".

Les presento a los héroes verdaderos de estos descubrimientos en las diferentes épocas; y sepan, que cada uno se enfrentó al rechazo, la burla y demandas legales por parte de sus sociedades y gobiernos. (19)

Biólogo Antonie Béchamp (*1816 -†1908) Francia.	Microzimas
Dr. Günther Enderlein (Leipzig, *7 julio 1872- †Wentdorf, Hamburgo, 11 agosto 1968)	Protits o endobiontes
Dr. Royal Raymond Rife (*Nebraska, 16 mayo de 1888 –† California, 5 agosto de 1971)	Criptocides primordiales
Fernando Chacón Mejías (Farmacéutico, *1917, †26 de septiembre 2004).	Pribios o enzimas vivientes
Dr. Wilhelm von Brehmer (* 24 enero 1883 en Minden , † 22 octubre 1959 en Kassel)	Siphonospora polymorpha
Dr Gastón Naessens (*Roubaix Francia 16 marzo de 1924[1] y † Sherbrooke, Canadá 16 febrero de 2018[j]	Somátides o coloides de luz
Dr. Stanley Prusiner * (Des Moines, Washington 1942)	Priones

Múltiples teléfonos celulares tomaban fotografías de esta información.

Antoine Bechamp estaba en contra de la teoría del contagio. (20)

Cada uno de los investigadores han adicionado nuevos conocimientos, han clasificado sus etapas, sus ciclos de vida, su ciclogenia y todos concluyen y confirman lo que se llama la Ley Anatártica del Dr. Enderlein que dice: "Los pasos de complejidad de la ciclogenia total, van acompañados y dependen del pH PROPORCIONALMENTE DESCENDENTE."

En otras palabras, entre más acidez en el medio interno, formas más complejas y agresivas aparecen.

Aquí les muestro una gráfica del Dr. Gastón Naessens, que describe las 16 formas en que se transforman, él lo llama el Ciclo Somátido (21):

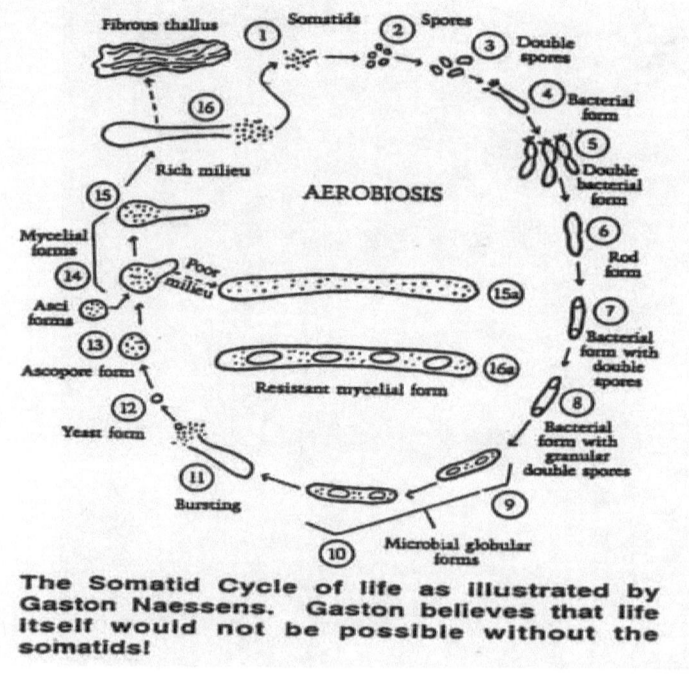

The Somatid Cycle of life as illustrated by Gaston Naessens. Gaston believes that life itself would not be possible without the somatids!

Estas microzimas, como las nombró Antoine Bechamps, durante su propio metabolismo, producen alrededor de **1000 productos de desecho**, lo que aumenta el ambiente ácido; requieren de nutrientes que "roban" a las células y su crecimiento desmesurado provoca daño y destrucción celular, lo cual es inicio del proceso de enfermedad.

Aquí este ejemplo, aunque producen muchos más. (micotoxinas y ácidos)

Bacteria	Material de deshecho
Mucor racemosus	Ácido cítrico
Aspergilus niger	Ácido cítrico

Se ha encontrado el ácido láctico elevado en enfermedades degenerativas, y en especial **en cáncer**... (22)

1	https://www.ncbi.nlm.nih.gov/pmc/articles/PMC4180894/
2	http://scielo.isciii.es/scielo.php?pid=S0212-16112007000700001&script=sci_arttext.
3	http://www.ncbi.nlm.nih.gov/pubmed/25719782
4	https://www.saeure-basen-forum.de/fileadmin/Studien_zu_Ernaehrung/Stoffwechsel/Otsuki_et_al._Association_of_urine_acidification_with_visceral_obesity_and_the_metabolic_syndrome.pdf
5	https://www.nature.com/articles/hr201523
6	https://www.ncbi.nlm.nih.gov/pmc/articles/PMC5043737/pdf/brmedchirj271120-0063.pdf
7	http://www.sld.cu/galerias/pdf/sitios/apua-cuba/mecanismos_de_resistencia_a_los_antibioticos_en_bacterias_gram_negativas.pdf
8	http://www.binasss.sa.cr/revistas/rccm/v9n1/art3.pdf
9	https://idsa.confex.com/idsa/2017/webprogram/Paper65272.html

10	https://aac.asm.org/content/61/7/e00449-17	
11	https://www.who.int/en/news-room/fact-sheets/detail/antibiotic-resistance	
12	https://ethics.harvard.edu/blog/new-prescription-drugs-major-health-risk-few-offsetting-advantages	
13	http://members.iimetro.com.au/~hubbca/euroamerican2.htm	
14	https://dreddymd.com/2017/02/20/a-modern-scientific-perspective-on-prof-dr-enderleins-concept-of-microbial-life-cycles/	
15	http://www.semmelweis.de/pdf/pdf.php?name=20_windstosser_enderlein_gbr&ext=pdf	
16	http://www.pnf.org/compendium/An_Open_Letter_On_Pleomorphic_Microbiology.pdf	
17	http://www.medicinacomplementar.com.br/biblioteca/pdfs/Biomolecular/mb-0457.pdf	
18	http://www.sheboygannaturalhealth.com/wp-content/uploads/2013/10/March-14-2014-Live-Blood-Analysis-Presentation.pdf	
19	http://customers.hbci.com/~wenonah/new/somatid.htm	
20	http://www.pnf.org/compendium/Antoine_Bechamp.pdf	
21	http://customers.hbci.com/~wenonah/new/naessen.htm	

	2	https://www.ncbi.nlm.nih.gov/pmc/articl
2		es/PMC4765265/

CAPÍTULO X

ACIDEZ: LA ÚNICA ENFERMEDAD

"¿Entonces, esta infestación de bacterias y hongos, es la causa del Cáncer?"

Los investigadores modernos no piensan que sea así. Desde hace 40 años, consideran que la aparición del **pleomorfismo de las bacterias es consecuencia** de un **medio interno ácido** cuyo origen está en lo que **comemos, tomamos y aun lo que pensamos** (pensamientos negativos, depresión, derrota, etc.), pues todo lo anterior nos puede llevar al metabolismo ácido. Después de observar la sangre viva de miles de enfermos y sanos, y preguntarles que habían comido, se pudo confirmar el pleomorfismo bacteriano.

Les muestro la lista de alimentos que llevan más rápido el metabolismo ácido:

1.- Todos los tipos de azúcares. (incluye los cereales y sus derivados como el pan)

2.- Leche y sus derivados.

3.- Maíz y sus derivados.

4.- Carnes (sobre todo rojas).

5.- Café.

6.- Alcohol.

7.- Hongos y algas.

8.- Alimentos fermentados (salsa de soja, miso)

9.- Todos los alimentos embutidos (salami, jamones, etc.).

10.- Bebidas carbonatadas (con gas).

"¡Esa es la lista de todo lo que yo como!!"
Carcajadas se escucharon en el recinto.

Cada vez que ingieres estos alimentos comprometes tu metabolismo al llevarlo a un ambiente ácido que siempre acompaña a la inflamación y daño celular; lo puedes comprobar tú mismo si revisas tu Ph de orina. Es decir, si no hay acidez, no existe inflamación. De tal manera que, no consideran al pleomorfismo de las bacterias la causa del cáncer, sino, que el pleomorfismo es la consecuencia de un medio interno ácido. También coinciden con Gunther Enderlain en que solo existe UNA ENFERMEDAD que tiene como origen la acidez del medio interno. Así, el cáncer es la consecuencia del daño celular severo, causado por un ambiente ácido por largos periodos, al cual contribuye el pleomorfismo bacteriano.

El Dr. Robert o. Young ha realizado una clasificación de esta única enfermedad llamada acidosis, y es esta:

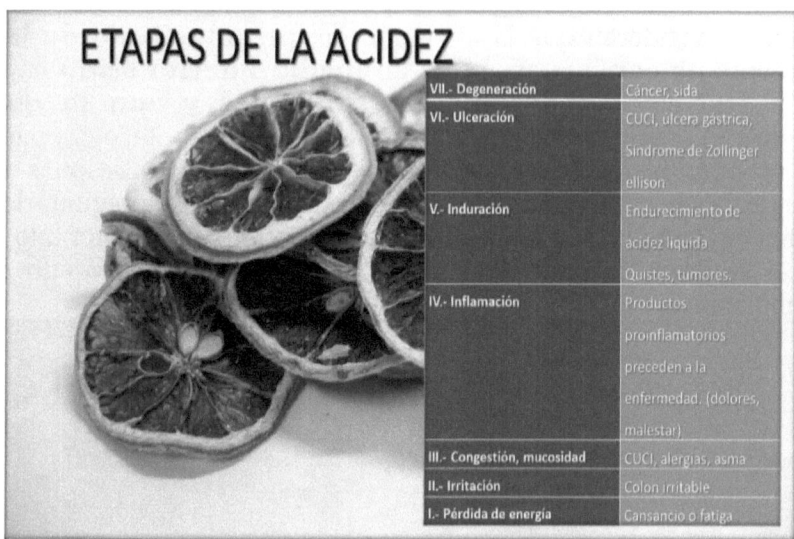

ETAPAS DE LA ACIDEZ

VII.- Degeneración	Cáncer, sida
VI.- Ulceración	CUCI, úlcera gástrica, Síndrome de Zollinger ellison
V.- Induración	Endurecimiento de acidez líquida Quistes, tumores.
IV.- Inflamación	Productos proinflamatorios preceden a la enfermedad. (dolores, malestar)
III.- Congestión, mucosidad	CUCI, alergias, asma
II.- Irritación	Colon irritable
I.- Pérdida de energía	Cansancio o fatiga

"¿Una sola enfermedad?¡¡¡, pero si aquí nos enseñan que existen muchas de ellas¡¡

DOC.- Mira. El origen de los ácidos puede ser el metabolismo celular o la dieta. Si el cuerpo no puede eliminarlos, aparece la acidosis. Esto provoca daño celular que se traduce en su mal funcionamiento, muerte o degeneración, que es lo que llamamos enfermedad. El exceso de ácidos es depositado en el tejido conectivo y en el adiposo.

Es en el tejido conectivo (matriz de pischinger) donde se inician todos los cambios. Incluso un paciente puede tener resultados de sus exámenes de laboratorio o "check up" completamente normales, mientras que en algún sitio de su ambiente interno (matriz de pischinger) está sufriendo de acidosis. Una glándula o un órgano como el estómago o el páncreas puede ser portador de un tumor canceroso (que siempre se desarrollan en medio ácido), y el "check up" puede ser normal. Recordemos que la matriz extracelular de pischinger es una estructura tridimensional que **rodea a cada célula, tejido y órgano de nuestro cuerpo** y allí se realizan las funciones primordiales para el bienestar celular como la utilización de nutrientes y eliminación de ácidos entre otras muchas. Si la matriz de pischinger recibe nutrientes de calidad, entonces funciona de manera ideal y mantiene tu Salud. Pero si recibe excesos de ácidos tiene que realizar múltiples actividades de compensación, y si eso no es suficiente, empieza a sufrir el daño celular o stress oxidativo; que es la manera que tiene la célula para defenderse ante tantas agresiones. (2)

Veamos cómo se resume:

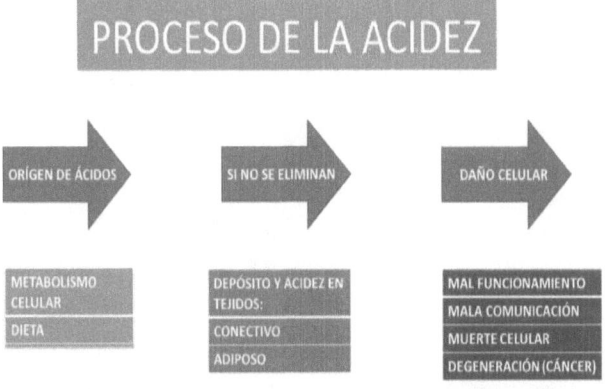

Por lo tanto, la recuperación y/o mantenimiento del PH (ligeramente alcalino) del espacio intersticial (entre las células), es de vital importancia para la salud celular.

1	http://www.patologia.es/volumen42/vol42-num4/42-4n02.htm
2	https://www.ncbi.nlm.nih.gov/pubmed/22700427

CAPÍTULO XI

EL PIS-CHINGERÓMETRO

Vamos a hacer un ejercicio.   Es muy divertido. ¿Quieren participar?

Sí ¡¡¡ se escuchó en el auditorio, pues la mayoría de los asistentes eran jóvenes con la energía que caracteriza esa edad.

DOC.- Bien el ejercicio se llama el "Pis-chingerómetro"

Muchos rieron a carcajadas ¡¡ (por la similitud fonética con una palabra muy usada en México)

DOC.- Les recuerdo que es un juego. No me gustan las personas muy serias; me gusta la diversión con algún sentido. Bien. Necesito a 3 voluntarios... que quieran divertirse.

Dos mujeres y un hombre estudiantes del 4 año, se apresuraron a subir entre aplausos y gritos de apoyo de sus compañeros.

El DOC se dirigió al auditorio y continuó.

Se imaginan si sus células pudieran hablar y decirles ¿cómo se sienten cada vez que están con excesos de ácidos? Ahora, imaginen que todos ustedes son las células que forman la matriz de Pischinger. Y cada vez que estos 3 compañeros les hacen llegar los efectos de algún hábito alcalino ustedes se ponen felices, pues tienen todo para estar bien. Pero, cada vez que reciban los efectos de los hábitos de acidez y su PH medido en orina baje, ustedes se ponen tristes y enojados.

Observen las diapositivas, que yo presentaré de acuerdo con mi experiencia con miles de veces que he medido mi propio PH y el de mis pacientes; y cuando les diga: "¡y **la matriz dice!**" quiero que participen con mucho ánimo para decir o hacer, lo anotado en las diapositivas.

¿Entendido?

¡Siii!!!

Ahora voy con los voluntarios. Colega, ¿cuál es tu nombre?

Mariana.

DOC.- Mariana, ¿qué desayunaste ayer?

Bueno. Un vaso de leche y cereal. Y también un pan tostado con mermelada.

DOC.- ¿Tomaste agua?

No.

DOC.- Al despertar, estamos deshidratados después de dormir 6 a 8 horas. Lo primero debe ser hidratarse. Con las cantidades de azúcares que has desayunado, en mi experiencia, el

Pis-chingerómetro te da:

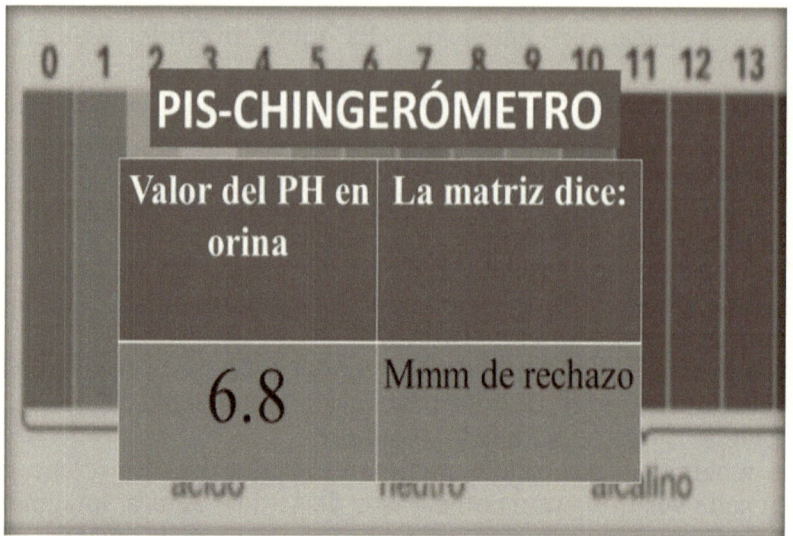

Y la

matriz dice...¡¡¡

Las gargantas del público sonaron uniformes con la "Mmm de rechazo"

¿Realizaste algún ejercicio?

Sí. Fui al parque a caminar por 30 minutos. Apenas empezaba a sudar. Al terminar tomé un helado que vendían a la entrada. Cuando regresé tomé dos vasos de agua de sabor, pues no me gusta el agua simple.

DOC.- Bien. Aunque hacer ejercicio es muy deseable, debemos hidratarnos antes, durante y después de hacerlo. El no nutrir al cuerpo y además exigirle ejercicio y rematar con azúcares al final, es más perjudicial, que benéfico. Aquí tienes la calificación:

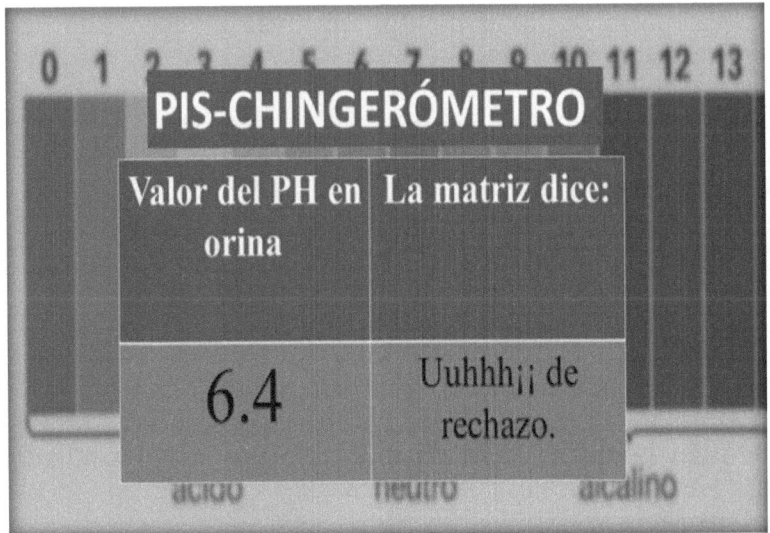

| | 0 | 1 | 2 | 3 | 4 | 5 | 6 | 7 | 8 | 9 | 10 | 11 | 12 | 13 |

PIS-CHINGERÓMETRO

Valor del PH en orina	La matriz dice:
6.4	Uuhhh¡¡ de rechazo.

ácido   neutro   alcalino

¡"y la matriz dice..."!

De nuevo la participación entusiasta del público. La "Uuuuh" fue intensa. El ejercicio resultaba divertido para todos, aún para los asistentes de mayor edad que al inicio parecían intolerantes.

DOC.- Gracias Mariana. La despedimos con un aplauso. Y ahora... acércate compañero. ¿Cómo te llamas?

David.

David tenía 21 años de edad. Y sobrepeso de 15 kilos. Y aunque en su época de preparatoria jugó al futbol americano y su cuerpo era atlético, hacía 4 años que lo abandonó, según él porque "tanto estudio" le ocupaba todo su tiempo. La realidad era que, su tiempo libre lo dedicaba a ver "pelis" con su novia en casa de cualquiera de los dos. Poseía un carácter alegre y le gustaba mucho ser sociable.

DOC.- Bien, David. ¿Qué cenaste ayer?

Bueno.... Creo que fue abundante.

Risas se escucharon en el auditorio.

La verdad tenía hambre. Fue un filete de carne tipo sirloin de 200 gramos y lo acompañé con 2 vasos de vino tinto y dos tortillas.

David quiso jugar con el público y continuó.

Después de eso, aún quedé con hambre. Y de postre comí helado de vainilla.

Los asistentes rompieron en carcajadas y aplausos, al tiempo que David les hizo un guiño con el ojo izquierdo y su dedo índice derecho señalaba que "no" moviéndole de un lado al otro.

DOC.- ¿Es todo eso cierto?

Lo de postre...No.

DOC.- La lista de los alimentos que más inducen a la acidez incluye la carne roja y el vino.

¿Haces ejercicio con regularidad?

Hace mucho tiempo, sí. Pero ahora ya solo tengo tiempo para estudiar.

Mas risas en el auditorio

La verdad, hace 1 semana me realizaron exámenes básicos de laboratorio, porque necesito bajar de peso y me los aprendí memoria.

Doc.- ¿Recuerdas el valor de tu PH en orina?

Sí. Fue de 5.5

DOC.- ¡Vaya! Ese es un PH muy bajo, aunque también es muy común entre la población enferma. Antes, yo desconocía la relación entre el PH y las microzimas, y habría valorado que el resultado es "normal". Aquí está la calificación.

¡"y la matriz dice..."!

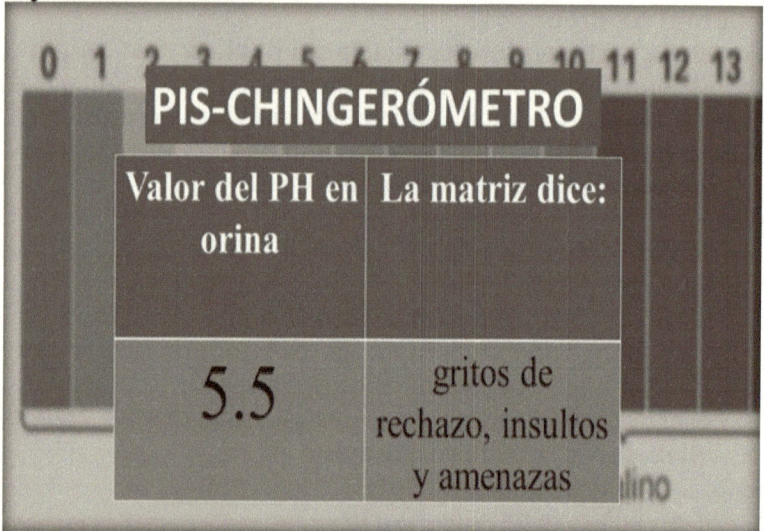

Valor del PH en orina	La matriz dice:
5.5	gritos de rechazo, insultos y amenazas

El público rompió en una mezcla de gritos, y risas. El ruido de la algarabía alcanzó la Biblioteca, en donde varios estudiantes se asomaron por las ventanas para enterarse del "chisme"

El DOC agradeció a David su participación.

David reía alzando sus manos en señal de triunfo, y después de algunos momentos se reintegró con sus compañeros. Cuando todos recuperaron la cordura, el DOC. Continuó.

DOC.- Les he dicho que ese resultado es muy común. Cuando empecé mis propias mediciones, sobre todo al despertar, el PH de mi orina aparecía con valores alrededor de 5 casi todos los días. Mi enfermedad me estaba matando y solo recobré la Salud hasta que decidí en lo profundo de mi alma, tomar el control de mi PH.

Las caras del público se tornaron solemnes.

Les repito que no me gusta tanta seriedad. Continuemos.

Adelante compañera. ¿Cuál es tu nombre?

Aida

DOC.- Aida. Tienes una figura esbelta. Cuéntanos que cenaste ayer.

La neta no me gusta cenar.

Algunas risas

Tomo algo ligero cada noche. Ayer solo fue una manzana con un trozo de papaya y les adicioné unos granos de sal de mar y agua, los he licuado, porque ya no tenía deseos de masticar. Cada cena es algo parecido.

DOC.- Muy bien. ¿Realizas ejercicio?

Tomo clases de "Zumba" una hora cada día. Me hidrato como Usted dice: "antes, durante y después", porque también me lo enseñaron mis maestros de ejercicio. Y por supuesto de que no tomo alcohol y tampoco fumo.

DOC.- Ok. ¿Qué tal tu ingesta de carne?

Como muy poca, y roja nunca; porque he leído que nos quita mucha energía y a nuestro cuerpo le cuesta mucho trabajo desecharla en forma de ácido úrico y urea. Además, uno de mis tíos tiene Insuficiencia Renal y he estudiado su dieta.

DOC.- Muy bien. Veo que tienes ya algunos hábitos alcalinos. Sigue investigando y lograras afinar los detalles. Aquí está la calificación.

¡"y la matriz dice..."!

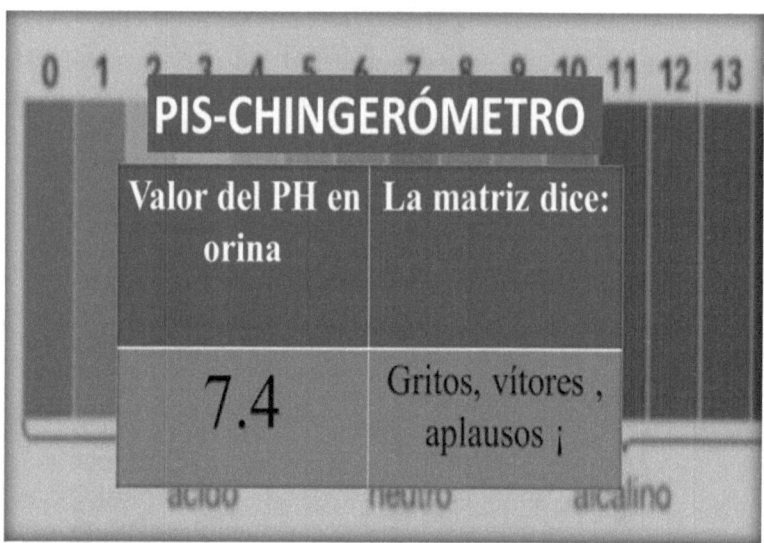

Valor del PH en orina	La matriz dice:
7.4	Gritos, vítores, aplausos ¡

¡Una vez más la algarabía! Y de nuevo, los concentrados estudiantes de la Biblioteca, dejaron ver sus curiosos rostros en las ventanas.

DOC.- Demos un gran aplauso a nuestros participantes. Gracias a ellos y a ustedes.

Verán. Aunque esto ha sido un juego, nuestras células realmente sufren cuando nuestras decisiones nos llevan a la acidez.

Otra mano se levantó...

¿Como explicar, por ejemplo, la Diabetes Mellitus, ¿desde la teoría de la Acidez?...

Con solo escuchar la palabra "diabetes", GG se remontó al momento en que le habían diagnosticado, esa enfermedad...

CAPÍTULO XII

REVERTIR LA DIABETES DESDE LA RAÍZ

GG se había realizado múltiples exámenes de control de laboratorio en su constante ir y venir de un Médico a otro y varias veces le habían comentado que estabas "alterados", pero ella prefirió olvidar esos comentarios. Ya que asistió con el actual DOC, ordenó análisis que se realizaron hacía 2 semanas, y de nuevo hace tres días; ahora estaba sentada en su sala de espera.

Siempre los entregaba al Médico para que le dijeran como había salido, pero esta vez lo revisó antes y observó que había varios resultados resaltados en rojo. En fin...la cita había llegado.

GG.- Buenas tardes DOC.

DOC. Hola GG. que gusto volver a verte. ¿Como has estado?

GG.- Bien. Aquí están los resultados de los estudios.

DOC.- Bien. Llaman la atención las siguientes cifras:

Glucosa de 145 mg y Hemoglobina Glicosilada de 7 %. GG. Esto confirma los resultados muy parecidos de los exámenes de hace 2 semanas.

GG.- ¿son malas noticias?

DOC.- GG... Tienes Diabetes. Ya realizamos análisis de base y ahora estos de control; los dos lo confirman.

GG.- ¿Diabética yo?   Si solo tengo algunos kilos de más. ¿También diabética?!! ¡no puedo creerlo! ¡No! ¡No puede ser ¡

Un momento por favor. Voy al baño.

Salió muy rápido hacia el baño. Cerró la puerta y soltó a llorar, inconsolable. ¡Cuántas veces había leído que la obesidad era un gran riesgo para su salud! y cuantas no había querido escuchar a nadie, cuando le hacía comentarios acerca de su peso... En su mente, rebotaban sus propias palabras: "La vida es solo una, hay que disfrutarla", "si me he de morir, lo haré comiendo lo que quiera". Recordaba haber asistido al sepelio de una de sus vecinas, con edad de 63 años y había muerto. Había sido diabética por 15 años. Fue una agonía muy larga; algunos años en los que, primero, fue perdiendo la visión. Un día se enteró de que le habían amputado la pierna izquierda y desde entonces la vio en su silla de ruedas empujada por uno de sus nietos, cuando iba a la tienda de la esquina. De regreso la saludaba y notaba que con mucha frecuencia llevaba entre sus manos dos refrescos de cola.

"Son para la hora de la comida" le decía la vecina. Dos años antes de morir, la vecina era conectada a un aparato, decían que para "dializarla" cada tercer día, porque sus riñones "dejaron de funcionar". Cuando coincidía su regreso a casa, con la llegada de GG, se saludaban en el pasillo con brevedad, pues la vecina parecía más pálida, fatigada y sin deseos de platicar. Cada día iba empeorando su salud, hasta que un día, ya no despertó.

Como pudo, GG, se secó las lágrimas, se acicaló y regresó con el DOC.

DOC.- Bienvenida. ¿Todo Bien?

GG.- Sí. Creo que me siento mejor. Es que.... Bueno.... Fue una sorpresa saber que estoy diabética... aunque creo que no la fue tanto...

DOC.- ¿Por qué?

GG.- Bueno... Con lo que hemos platicado antes ... creo saber que estoy lastimando a mi cuerpo con mucha frecuencia, 4 o 5 veces al día, cada vez que me excedo en la comida y elijo alimentos muy ácidos; es lógico ¿no? Solo que estaba aferrada a que eso no me iba a pasar; que, a otros sí, pero no a mí. No sé porque pensaba eso si cada día daño mi cuerpo.

DOC.- Eso lo piensa la mayoría de gente. Verás, en mis casi 36 años de ejercicio de la Medicina, he encontrado que la primera reacción ante una noticia grave es la negación, no aceptarla y cuestionar el porque nos está pasando; este periodo puede durar algunos momentos, días, o meses, y al final, mirando bien la cosas, entendemos que es como tú dices:" lógico".

Algún paciente, cuando recibió la noticia que no quería, salió del consultorio azotando la puerta para nunca más volver; algún otro después de escucharla, trató de insultarme diciendo que yo no estaba capacitado y ¡me lanzó el folder de los análisis a la cara! Me salvé solo por mis grandes reflejos...   A uno de mis colegas le lanzaron a la cara, su laptop que estaba sobre el escritorio.

GG.- (con una sonrisa) ¿Así que existimos de todo en la viña de Señor eh?

Durante los minutos que GG pasó al baño, el DOC recordó su propia experiencia cuando después de 15 días con algo de diarrea con sangre fue a visitar a su amigo el Proctólogo, quien después de interrogarlo le realizó una rectoscopía (examen de recto con un aparato llamado rectoscopio), y tomó algunas muestras de tejido (biopsia) para su análisis por el Patólogo. Le dijo que encontró el recto lleno de ulceraciones que eran la causa del sangrado y se trataba de una COLITIS ULCERATIVA CRONICA IDIOPATICA (vaya nombre ¡), que no se sabían las causas, y era una enfermedad controlable a veces, **pero no curable**, que habría periodos de muchas manifestaciones, y otros de menos, pero nunca de recuperación total; le recetó desinflamatorios y para empezar habría que tomar 16 tabletas de medio gramo al día para tratar de parar el sangrado. Con el tiempo y más colonoscopias y biopsias, se confirmó el diagnóstico. Con gran aplomo y control fingidos, el DOC agradeció a su colega y en 15 días más lo vería de nuevo para saber el resultado de la biopsia (habría que descartar cáncer...). En el camino hacia su auto, empezó a sentirse mal, aunque no estaba muy claro porqué. Abrió el auto. Se sentó y apoyando sus manos sobre el volante y sobre estas su cabeza, lloró y lloró, quien sabe por cuánto tiempo....

Cuando pudo, se secó las lágrimas y los mocos con su camisa. Recordaba que había tratado a varios pacientes con esta enfermedad. Había sido testigo de sus crisis, enviándolos a manejo de urgencias por deshidratación y sangrado intensos. A otro le habían extirpado el colon y el recto (porque nunca mejoró con los medicamentos) y ahora vivía con una bolsa de colostomía pegada al abdomen por donde evacuaba sus restos alimenticios. A dos de ellos los envió de manera inmediata a quirófano por perforación intestinal, y ninguno sobrevivió, ya que los tejidos de sus intestinos en todo su trayecto estaban en tan malas condiciones, tan friables, que era imposible suturarlos, se deshacían ante cualquier intento. En esos casos, no hay más nada que hacer, que ofrecer... y solo se espera la muerte... Pero ahora todo parecía tan diferente ¡¡Irreal!!

¡El DOC era el enfermo! ¿Cuánto tiempo de vida le quedaría? ¿Y en qué condiciones? ¿A cuántas crisis habría de sobrevivir?

Y aquí estaba, curado y sin tomar ningún medicamento desde hacía años, esperando con paciencia y cariño a GG, recordando esos momentos, y dando gracias al Creador que lo guio para darse cuenta de "Cuan ácido estaba", y descubrir el poder del Factor Ignorado por la Medicina...

DOC.- Así es.

GG.-Veo que la diabetes es algo frecuente ¿no? Pues dos de mis compañeros de trabajo de mi edad y otros 3 vecinos, también lo son.

DOC.- Sí. La ENSANUT 2016 reporta que la prevalencia es del 9.6% de la población general (1), pero aumenta con la edad; y presentan complicaciones como:

COMPLICACIONES DE LA DIABETES

TIPO DE COMPLICACIÓN	% AFECTADO
Visión disminuida	54.5
Daño en la retina	11.19
Pérdida de la visión	9.9
Úlceras	9.14
Amputación	5.5

Además, existen otras complicaciones como infartos e insuficiencia renal. Encontraron que la **Diabetes se asocia con colesterol alto** en sangre hasta en un 28%.

A nivel mundial las cifras son alarmantes.

Asómate a las cifras del "**Global report on diabetes de la OMS**" (2):

AÑO	Número de adultos Con Diabetes	Prevalencia
1980	108 millones	4.7 %
2014	422 millones	8.5%

Y, también, 3.7 millones de Muertes a causa de la diabetes y sus complicaciones en 2012.

En México, es la segunda causa de muerte, detrás de las enfermedades cardíacas, aunque muchos diabéticos mueren... de infarto. La clasificación de la causa de la muerte no es tan sencilla.

GG. - Ahora tampoco me extrañaría que me dijera que tengo el colesterol alto. ¿no es así?

DOC.- Colesterol 280 mg y triglicéridos 300 mg. Sí. Están altos.

GG. - Me he puesto a estudiar en la Web y aplicando un poco de lógica, creo saber por qué en cualquier persona y no solo en mí. Verá usted, cada vez que alguien **ingiere excesos** de alimentos ácidos, el hígado, como mecanismo de defensa, produce más colesterol y triglicéridos para neutralizarlos y deben ser transportados en la sangre hasta el tejido subcutáneo y forman las "lonjas"; por lo tanto, en mi sangre se detecta el transporte de esas grasas que también se llaman lípidos.

DOC.- ¡Ohhhh! ¡muy bien GG!

Ya te voy a dar trabajo ¡como mi asistente!

Veamos ahora el examen de orina.... Normal. Solo el PH de 5.6

GG.- ¿Qué hacemos Doc.? ¡Esta vez las buenas noticias, yo las voy a hacer realidad ¡

DOC. ¡Bien! Lo primero es no hacer la pregunta equivocada.

GG.- Sí ya se... No preguntar: "que medicamento es el mejor para bajar las grasas, ni la azúcar, ¡ni nada!"

DOC.- (con una sonrisa). Eso es. Si ya nos damos cuenta, de manera muy clara, cual es la causa.... ¡ataquémosla de raíz! Nada de remedios temporales (incluidos los medicamentos) que no curan.

Tu caso, hasta este momento no requiere algún medicamento

GG.- Pero ahora tengo otra duda. Si la acidez me ha llevado a enfermarme...Como sé, ¿qué tan ácida estoy?

DOC.- OK. Platicaremos de ese tema. Ahora ya no tengo pacientes. Podemos bajar a la cafetería. Vamos te invito un café.

GG.- No gracias.

DOC.- ¿Mm?

GG.- Mejor un té. Es menos ácido....

DOC.- (sonriendo) Vamos mejorando.

1	https://ensanut.insp.mx/ensanut2016/index.php#.XDUpTFxK iMo
2	https://www.who.int/diabetes/global-report/en/

CAPÍTULO XIII

CÓMO LA ACIDEZ TE ENFERMA

En la Escuela de Medicina, el DOC continuaba...tomo un marcador, se dirigió hacia la pizarra blanca y empezó a dibujar...

Aumento en consumo de azúcar y/o alimentos ácidos	Aumento en sangre de bacterias, levaduras y mohos, con aumento de sus micotoxinas y exotoxinas	Intoxicación de páncreas, hígado, adrenales y otras

Entre otras **micotoxinas**, el aloxano, destruye al páncreas. El aloxano es tan tóxico que con su administración se produce diabetes de forma experimental en animales. (1)

El páncreas produce:

1.- Insulina, hormona que controla al ácido azúcar en la sangre,

2.- Bicarbonato de sodio que alcaliniza los alimentos que comemos.

3.-También glucagón (hormona que eleva la glucosa en sangre) y

4.- Somatostatina (hormona reguladora de insulina y glucagón).

5.- Enzimas (lipasa, amilasa, proteasa) digestivas.

Una deficiencia en el funcionamiento del **páncreas intoxicado** da lugar a un aumento glucosa en sangre, debido a una acidez elevada, lo que conocemos como Diabetes.

Un estudio realizado en ratas demostró que **antes de presentar síntomas de diabetes**, el PH intersticial siempre es menor de 7.4 (2)

Y otro seguimiento por más de 13 años en humanos, que al inicio de estudio estaban sanos, demostró que la acidosis crónica, aumenta el riesgo de adquirir diabetes tipo II. (3)

Además, los diabéticos tienen un mayor riesgo de adquirir demencia. (4)

Todo lo anterior nos indica, **que en un ambiente interno ácido crónico, aumentan las posibilidades de daño en cualquiera de tus sistemas u órganos** (y pueden ser varios a la vez), que se manifestarán como enfermedades, a las que podremos llamar con sus nombres específicos.

En los pacientes diabéticos, el nivel de la glucosa (azúcar) suele ser normal si el PH (medido en orina) es de 7.2 o superior; al contrario, su glucosa es alta (mal control) cuando su PH de orina es menor de 7.2 (metabolismo ácido).

Por lo que la Diabetes Mellitus tipo 2, es el resultado metabólico del consumo de grandes cantidades de: azúcares y carnes en todas sus formas, una mala hidratación y falta de ejercicio regular, durante años de hábitos de acidez.

"La mayoría de los laboratorios consideran **normal** un PH de orina que va desde 4 o 5, hasta 7.5 o 7.8

Entonces ¿qué cifra debemos considerar Normal?"

DOC.- Esas cifras son las que se encuentran al estudiar la orina de un grupo de personas "aparentemente sanas". Se toman las muestras y se reportan los límites encontrados, y fin del proceso. Y lo mismo se hace con los demás elementos reportados. El gran avance logrado por estos investigadores es haber correlacionado las cifras de PH en orina con los hallazgos en sangre viva. Observaron que, 7.2 o más en el PH de la orina significa la aparición **en sangre** de las formas simbióticas de las microzimas. Cuando esta cifra baja por la acidosis, empiezan a aparecer las formas bacterianas.

"Lo que entiendo es que necesitamos estar en equilibrio del PH para no tener enfermedades. ¿Es así?

DOC.- Así es. ¡Has dado en el clavo!

"Y ¿qué pasa con el cáncer?"

Las células sanas viven en un PH de 7.365 (la mayoría de los autores estarían de acuerdo en que el PH normal se sitúa entre 7.3 y 7.4) y no toleran un PH ácido. Mientras que las células cancerosas han estado sometidas en un ambiente tan ácido y por tanto tiempo debido a los factores ya explicados, que han aprendido a sobrevivir en condiciones de acidez e hipoxemia (baja de oxígeno), y, sobre todo, han perdido el sentido del trabajo armónico con el resto de las células; trabajan para sí mismas y obtienen sus nutrientes con detrimento del tejido que las rodea. Depende del grado de degeneración celular, el organismo tratará de limitar su expansión focalizándolo en forma de tumores o quistes, aunque a veces es imposible, como en el caso de las leucemias, que en nuestro México son la segunda causa de muerte en menores de 18 años. (5)

Las células cancerosas viven y se multiplican aun con PH de 5.5 (ácido) y si se eleva el PH hasta 8 (alcalino) mueren; en este ambiente alcalino, las células sanas viven. (6, 7, 8, 9, 10, 11); por lo que, si a las células cancerosas les cambiamos el medio ácido donde pululan, este problema puede revertir.

Además, hasta un 51% de los pacientes con cáncer presentan infecciones por diferentes variedades del hongo Cándida que se reproducen de manera amplia, en medios ácidos, y ya presentan **resistencia (sobreviven)** a los medicamentos antifúngicos (antihongos). (12)

Un estudio en ratas demostró la inhibición de metástasis en cáncer de mama, con la administración de bicarbonato de sodio oral, cuyo efecto es elevar el PH. (13)

El Médico Oncólogo (especialista en Cáncer) Italiano Tullio Simocini también trata a sus pacientes de cáncer, con bicarbonato de sodio. (14)

Algunos asistentes, se rascaban la cabeza. Unos más, la movían de un lado al otro. No podían cambiar de paradigma a esa velocidad.

¿Se puede limitar el crecimiento de las células cancerosas controlando el PH?

DOC.- Por su puesto.

Otras expresiones de asombro inundaron la sala

Uno de los casos más impactantes que he conocido es el caso de la propia hija de un renombrado microbiólogo (quien cuenta con muchos casos de pacientes en los que el cáncer desapareció, con recuperación total de la salud) , su hija de 21 años fue diagnosticada con cáncer de cerebro en el tercer trimestre de su primer embarazo y que gracias que adoptó hábitos de vida alcalinos (dieta, hidratación, pensamientos y ejercicio), sobrevivió al cáncer sin radiaciones, ni cirugías, ni quimioterapia, y además ya tiene 4 hijos y no hay ni rastro del cáncer. (15)

El DOC observó una mano levantada en el fondo del auditorio.

Era un hombre de 65 años, con adusta facies, vestido con traje azul y corbata amarilla. Su poco y canoso pelo en la cabeza, lo hacía ver más viejo. Utilizaba anteojos con un grueso armazón y por la forma de sus micas era portador de miopía y astigmatismo severos....

Se levantó de su asiento y dijo... "no estoy de acuerdo...

1	http://www.revclinesp.es/es/diabetes-por-aloxana/articulo/X0014256544140941/%20 Rev%20Clin%20Esp%201944;13:193%20-%20Vol.%2013%20N%C3%BAm.3.
2	https://www.ncbi.nlm.nih.gov/pubmed/23416075
3	https://www.ncbi.nlm.nih.gov/pubmed/3234634
4	https://www.ncbi.nlm.nih.gov/pubmed/24059308
5	https://www.google.com/search?q=Fuente%3A+Secretar%C3%ADa+de+Salud%2FDirecci%C3%B3n+General+de+Informaci%C3%B3n+en+Salud.+Elaborado+a+partir+de+la+base+de+datos+de+defunciones+1979-2008+INEGI%2FSS+y+de+las+Proyecciones+de+la+Poblaci%C3%B3n+de+M%C3%A9xico+2005+-+2050%2C+y+proyecci%C3%B3n+retrospectiva+1990-2004.+CONAPO+2006.&oq=Fuente%3A+Secretar%C3%ADa+de+Salud%2FDirecci%C3%B3n+General+de+Informaci%C3%B3n+en+Salud.+Elaborado+a+partir+de+la+base+de+datos+de+defunciones+1979-2008+INEGI%2FSS+y+de+las+Proyecciones

	+de+la+Poblaci%C3%B3n+de+M%C3%A9xic o+2005+-+2050%2C+y+proyecci%C3%B3n+retrospect iva+1990-2004.+CONAPO+2006.&aqs=chrome..69i57j 69i58.2356j0j8&sourceid=chrome&ie=UTF-8
6	https://www.ncbi.nlm.nih.gov/pubmed/1 911181
7	https://www.ncbi.nlm.nih.gov/pubmed/2 684393
8	https://www.ncbi.nlm.nih.gov/pubmed/6 097949
9	https://www.ncbi.nlm.nih.gov/pubmed/11 727939
10	https://www.ncbi.nlm.nih.gov/pubmed/1 6707446
11	https://www.ncbi.nlm.nih.gov/pubmed/1 2353258
12	https://wwwnc.cdc.gov/eid/article/21/11/ 15-0404_article
13	https://www.ncbi.nlm.nih.gov/pubmed/2 1663677
14	https://www.mentealternativa.com/curar-cancer/
15	https://www.youtube.com/watch?v=xTr-aqZTMxc&t=420s

CAPÍTULO XIV

"COSAS" VISTAS BAJO UN MICROSCOPIO

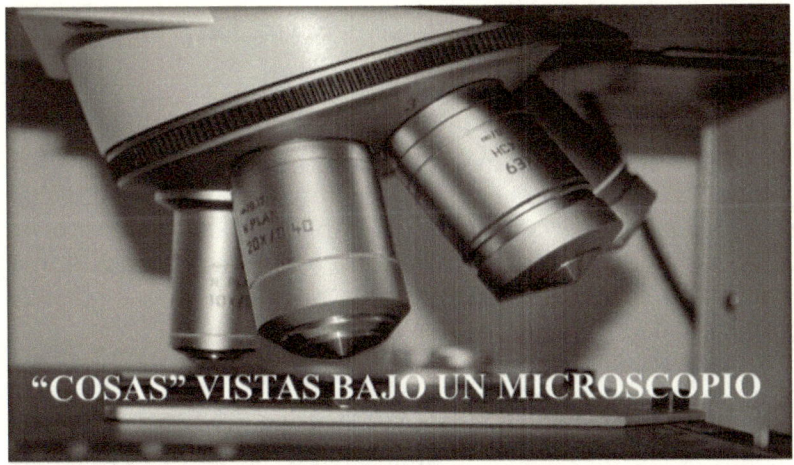

"COSAS" VISTAS BAJO UN MICROSCOPIO

"Buenas tardes. Soy el Dr. Arturo Santana. Endocrinólogo y egresado de esta escuela. Durante toda mi vida he tratado pacientes diabéticos y es la primera vez que escucho esta teoría de las microzimas que parece fantástica; aun así, no deja de ser solo una bonita teoría. Y aunque yo mismo soy Diabético desde hace 10 años, la verdad no creo que existan esas partículas de vida de las que nos ha hablado. Me parece muy simple que con solo controlar el PH, pueda yo controlar mi enfermedad. Creo que estamos muy lejos se saber el origen de la diabetes y la mayoría de las veces solo nos queda iniciar el tratamiento con medicamentos lo más pronto posible, como lo indican las nuevas directrices (1). Espero que mi comentario no resulte ofensivo....

El participante tomó su asiento. Por un momento se ensimismó al recordar que hace 2 años le habían realizado Prostatectomía (extirpación de la próstata) a causa del cáncer allí localizado, y había recibido quimioterapia apenas hacía 1 mes; y pensó que era mejor guardar esa información.

El mutismo y una afonía ensordecedora invadieron el aire. El DOC esperó con toda la intensión para tomar la palabra.

DOC.- ... Sé que resulta difícil de creer la existencia de las microzimas y más aún, su relación con los procesos de enfermedad; sé, que la mayoría de las personas no han hecho "clic" al relacionar los hábitos que llevan a la acidez (comida, bebida, pensamientos negativos y falta de ejercicio) y la aparición de enfermedades. Muchas personas piensan: "si sabe rico, entonces ¿Por qué me ha de hacer daño?"

Agradezco su comentario.

Cuando empecé a estudiar este tema, tampoco podía creerlo y me sentí defraudado por no haber tenido el más mínimo contacto con estos conocimientos por tantos años. ¡Cuántas enfermedades pude haber evitado y tratado a tiempo con una intervención alcalina!!

¡Yo mismo pude haber evitado mi propia afección!!

Es una gran oportunidad, la que tenemos hoy, al contar con la presencia de mi colega el Dr. Víctor Duarte quien es un reconocido Hematólogo, y hoy trajo consigo su microscopio de fase de contrastes, el cual hemos conectado a la pantalla plana del auditorio.

Dr. Arturo Santana, ¿estaría dispuesto a que analizáramos una gota de su sangre? Creo que sería muy ilustrativo.

Un mutismo más ....

El Dr. Arturo se levantó de su asiento. La verdad quería comprobar en sí mismo esta teoría que le provocaba tanto prurito (comezón) a su intelecto. Él como muchos otros, había sido educado al más puro estilo de Pasteur y nunca había visto un examen de sangre viva. Con serenidad y apoyado en su bastón, inició con lentitud el camino hacia el escenario. Claudicaba del lado derecho pues era portador de condromalacia de la rodilla derecha, que es el resultado del desgaste del cartílago. Al llegar al borde del escenario, dos alumnos le apoyaron para subir y sentarse en una silla.

El Dr. Víctor Duarte lo esperaba con lanceta en mano con la que pinchó el pulpejo del dedo índice. Y aunque dolió un poco, el Dr. Arturo no hizo gesto alguno. La muestra se colocó en un microscopio de contraste de fase VE-PH300.

Entre los asistentes, la tensión estaba al máximo. Todas las miradas, aun la del Dr. Santana, apuntaban hacia la pantalla. El análisis inició.

No podían creerlo ¡¡ Allí estaban ¡¡ Lo primero que observaron era la presencia de esas extrañas partículas que se movían con gran energía de un lado a otro, a veces rodeaban a las células!!!; ¡parecían desesperadas por llegar a algún sitio en desordenado frenesí!, Eran como otro tipo de vida nadando entre las células. Los comentarios, aunque brotaban en gran cantidad, se hicieron en voz baja por respeto a los Doctores en el escenario.

La voz tranquila del Dr. Duarte se abrió paso:

Salta a la vista la gran cantidad de microzimas que nadan entre las células, y pueden apreciar que son muy activas y tiene diferentes estadios de cambios. Podemos observar a la mayoría de los glóbulos rojos, con formas que no son esféricas sanas, sino presentan algunas formas dentadas en su periferia, también los encontramos unidos en cadenas de 15 o más y en condiciones de salud deben navegar separados, pues la carga eléctrica de sus membranas es negativa y se rechazan entre sí, pero en condiciones de acidez su carga es neutralizada. Vemos algunos neutrófilos (una categoría de glóbulos blancos) que se distinguen por ser amorfos y su movimiento ameboide (parecido a las amibas) entre las células y varios de ellos están muriendo por el exceso de microzimas que pueden apreciar dentro y en la periferia de ellos. Podemos ver algunas bacterias tipo diplococos (en pares). No encuentro bacterias tipo bacilos...

El análisis continuó por 5 minutos más... Puedo concluir que el ambiente es moderadamente ácido. Y por lo antecedentes del paciente, esperaría ver menos cambios de acidez...

El Dr. Duarte fue despedido con un aplauso generalizado. Dos alumnos ayudaron y acompañaron a su asiento al DR Santana a quien se veía un poco confundido.

En el ambiente se respiraba tensión y gran entusiasmo por estos "nuevos descubrimientos"

Se escuchó al DOC por el micrófono:

DOC.- Pueden consultar más videos sangre viva y observar a las microzimas en los siguientes links: (2, 3, 4, 5, 6, 7, 8, 9, 10, 11, 12, 13)

¿Algún comentario?

¿Este análisis de microscopía es diagnóstico?

DOC.- No. Solo nos indica las condiciones generales de la sangre, que a su vez están influenciadas por la acidez.

Un vocerío aturdidor lleno la sala. Una pregunta sobresalió al alboroto.

"¿Entonces, si controlamos el PH del medio interno podemos controlar las infecciones?"

DOC.- Podemos prevenirlas. De hecho, con un buen control del PH alcalino evitamos la mayoría de lo que llamamos enfermedad. Tan simple como eso.

"¿Eso significa que no debemos utilizar medicamentos nunca?"

DOC.- En mi experiencia, solo los utilizo cuando las condiciones de acidez del paciente son tales, que no usarlos pondría su integridad en riesgo. Utilizarlos puede salvar su vida. En la mayoría de los casos, instaurar hábitos alcalinos previene y revierte el proceso de enfermedad, como en mi caso, yo decidí no tomar ya ningún medicamento, y adopté los hábitos alcalinos que me hicieron recuperar totalmente mi salud. Así que, les dejo bibliografía suficiente para que estudien a fondo este tema, y hagan sus propias conclusiones. Recuerden que los hábitos **no son un evento**, sino **un proceso**, un estilo de vida.

1	https://www.youtube.com/watch?v=DS3rxFGTtLY
2	https://www.youtube.com/watch?v=laSBUn1xTgw
3	https://www.youtube.com/watch?v=oHwZ-JxnUSs
4	https://www.youtube.com/watch?v=Hg2wnO2qhLA
5	https://www.youtube.com/watch?v=udaxsKNPKL8
6	https://www.youtube.com/watch?v=93j8iikGNXw
7	https://www.youtube.com/watch?v=k-D8XOgtvMk
8	https://www.youtube.com/watch?v=Py-hutc5ZNM&list=PLECWh9eXIrETUGdvjWNoqogoeNIM15Hmz
9	https://www.youtube.com/watch?v=zi97cGutwww
10	https://www.youtube.com/watch?time_continue=6&v=8ZQXqllHkPg
11	https://www.youtube.com/watch?time_continue=121&v=6XerFgbskUs
12	https://www.youtube.com/watch?v=FzezaOTJ7Bg
13	https://www.youtube.com/watch?v=GMIj_2iY5Js

CAPÍTULO XV

¿COMO SABER QUE TAN ÁCIDO O ALCALINO SOY?

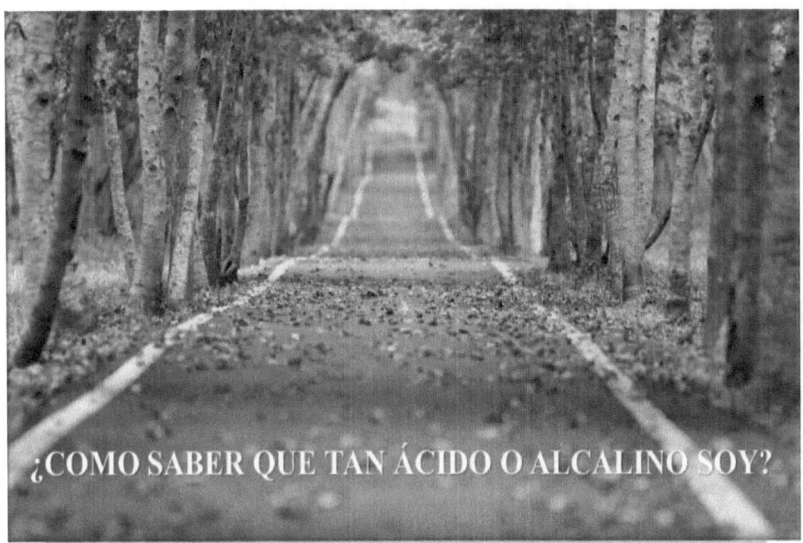

Otra mano se levantó... "¿Cómo sabré que tan ácido soy?"

DOC.-La única manera es medirlo, y la más práctica es hacerlo en orina con un **medidor de PH**. Lo puedes comprar en la Web. El mío tuvo un precio de compra de 1800 pesos (90 dólares). Te sugiero que compres uno similar, ya que los más baratos solo sirven por dos o tres meses y tú necesitas medirte constantemente. Nunca te confíes. Los cambios de PH no se sienten, ni se perciben. Solo podemos ver sus efectos en el microscopio o cuando enfermamos. Y queremos siempre prevenir.

Recuerda que tu PH ideal, alcalino en orina debe ser de 7.2 o mayor, y de 8 si estas lidiando con una enfermedad grave.

"¿Cuál es el primer paso para lograr esos niveles de alcalinidad?"

DOC.- Primero utiliza tu sentido común: deja de dar martillazos en tus dedos para luego tomar analgésicos (medicamentos para el dolor).

Se escucharon algunas risas.

Es decir, deja de ingerir alimentos ácidos, ya no lastimes más tu cuerpo. Atendí muchos pacientes, diabéticos en especial, que me contaban: "ayer en la comida tomé un refresco, pero después tomé el doble de tabletas para la azúcar, para amortiguarlo".

"El primer paso es **lógico**. ¿Que sigue'"

DOC.- El desarrollo de hábitos alcalinos que te mantendrán sano. ¿Recuerdan las causas de la acidez?

Se escucharon muchos "sí ii" ¿Entonces que tendremos que hacer?

Al unísono todos dijeron: "lo contario"

DOC.- Es obvio ¿verdad?

Pues con todo y eso: este es el punto más difícil de lograr. No importa la información disponible, ni los recordatorios de prevención, ni la presión de familiares y amigos; si la persona no quiere cambiar a los hábitos de salud...nunca la hará.

Durante años pude observar a mis pacientes con enfermedades crónicas como diabetes, hipertensión, artritis etc. y a pesar de estar enfermos, no cambiaron ni un ápice en su forma de alimentación o su falta de ejercicio y me decían: "ya no me insista doctor, si me he de morir, que sea comiendo lo que yo quiera" y por su puesto se morían con una lentitud, que incluía años de sufrimiento. Cuando les insistía en tomar agua al menos 2 litros por día, algunos me respondían: "Si tomo agua me duele el estómago. Yo solo tomo refresco o cerveza..."

Sin embargo, existió alrededor de un 20 % de esos pacientes que tomaron control total de sus vidas y sus cuerpos, alineados con hábitos alcalinos y vivían sus días muy bien controlados; estoy seguro de que ellos lo siguen estando aun sin Médico.

El objetivo único es: controlar y mantener la alcalinidad natural del cuerpo.

La causa primordial de la enfermedad es: super-acidificación de los tejidos.

"Además de evitar los hábitos de la acidez, que otra cosa ¿podemos hacer?"

DOC.- Aplicar nuestro sentido común. Reflexionemos: Si el paciente tiene un cuerpo acidificado, y enfermo, ¿Cómo extraemos esa acidez de su cuerpo?, ¿cuáles son las vías naturales?

Una mano se levantó.

"Haciendo funcionar los canales normales de desintoxicación del cuerpo; por ejemplo, al aumentar la sudoración"

Otra mano:

"Al mejorar la hidratación, aumenta la excreción de orina y ácidos"

Otra.

"Al aumentar la respiración, se elimina más CO_2 (dióxido de carbono)"

Una mano más:

Por la defecación, se elimina ... ¡creo que todo ¡

Algunas risas.

DOC.- ¡Todo eso es correcto!, Y estas otras actividades... debemos realizar EJERCICIO, que "novedad" ¿verdad?; hidratarnos bien durante el día; nunca hacer esperar a nuestro intestino, porque, aunque no lo crean, existen muchas personas que aun cuando su cuerpo ya les avisó que "es hora de ir al baño", prefieren retener la materia fecal durante horas y a veces por días... y todos esos tóxicos acumulados, tienen consecuencias en todo el organismo. En algunos de esos pacientes es necesario realizar enemas, ¡porque tienen ya 4 o 5 días sin evacuar!

Algunas risas.

DOC.- ¿No me creen? Solo esperen a vivir su estancia en los hospitales.

Un punto adicional es hacer que la alcalinización llegue a los tejidos, a la matriz de Pischinger, y es necesario tener un balance en lo que ingerimos como alimento; de preferencia, muchos vegetales.

Y el Primero y último paso es: Medirse el PH.

El que no se mide, se hace tonto solo. ¿cómo saber si todas estas actividades tienen el resultado deseado?...

Es muy fácil caer en la tentación de realizar algunos cambios y tener algunos resultados de mejora, sin medirse, y pensar que se está en el camino correcto. Pero, la única manera de tener el control de tu salud en tus manos es siempre medir tu PH urinario. No hay camino intermedio.

¡Nunca confundan Actividad con Productividad!

¿Cómo es eso?

DOC.- Existen personas que "hacen" varias cosas para cambiar, y los escuchas decir de manera constante que "ya no comen esto o aquello", que ya iniciaron una "nueva dieta", que ya "hacen ejercicio", que ya "toman este nuevo licuado", sin embargo, nunca se miden su PH, nunca saben si están llegando al objetivo, y se conforman con las pocas (o ninguna) mejoras que logran en su salud, que casi siempre son de corta duración. Creen que "hacer cosas" es igual a lograr el objetivo. Y piensan que sus opiniones tienen valor...**pero lo real se reduce a sus resultados en la vida y en salud.**

La Salud nos espera, cuando logremos el equilibrio en nuestro PH, con base en los hábitos alcalinos, y hay que trabajar en TODOS ellos, y no solo en algunos.

CAPÍTULO XVI

11 MANERAS PARA ENFERMARTE CON RAPIDEZ

Las preguntas continuaban:
¿Como podemos valorar el grado de acidez de una persona?

En toda enfermedad crónica o degenerativa, existe un periodo preclínico, sin síntomas reconocibles, en esos casos ¿se puede detectar la acidez?

Por ejemplo, en la mayoría de los cánceres, solo podemos "detectarlos" hasta que han formado una tumoración visible o palpable, (con excepción del cáncer de mama y cervicouterino ya que existen estudios para su detección temprana) y para entonces puede estar en etapas avanzadas. No es raro saber casos de personas que ingresaron al hospital por un dolor agudo en abdomen, y al realizarles cirugía lo han encontrado invadido de cáncer. ¡y el paciente no había presentado síntomas! ¡O se le detectaron opacidades de cáncer (manchas blancas) con una placa de rayos X de tórax!

DOC.- Lo primero y lo ineludible, es medir tu PH en orina y llevarle un registro cada día. Quien no lo hace solo da "palos de ciego"; mantenerlo de 7.2 y más es el único objetivo. Por otro lado, el periodo preclínico (sin síntomas) de una enfermedad puede durar años. Como ejemplo el cáncer; desde la aparición del primer grupo de células cancerosas, hasta formación y detección del tumor formado por millones de ellas, pueden pasar de 5 hasta 15 años o más. Y el pronóstico se agrava cuando se localiza en un órgano interno. Cuando manifiesta síntomas, puede estar en etapas avanzadas, y el pronóstico es muy malo.

El primer paso es implementar los hábitos alcalinos y realizarte tus exámenes de laboratorio al menos una vez al año. Además, en la actualidad y de acuerdo a tus recursos económicos, se cuenta con exámenes no invasivos para estudiar al paciente. Les menciono algunos.

1.- **Examen de sangre viva**; que como ya han visto, nos reporta los cambios pleomórficos en relación al grado de acidez que tiene que enfrentar el organismo en cada momento.

2.- **Termografía.** Detecta las zonas de inflamación que son inicio de la enfermedad; en lugar de la mamografía que es 100% radiación por rayos X.

3.- **El Ultrasonido.** Nos informa sobre los cambios anatómicos de un órgano ante la agresión ocasionada por la enfermedad.

4.- El **3D bio electro** scan o Electro Interstitial Scan (**EIS**). Que es un examen de 5 minutos, preventivo muy bueno y nos permite valorar a todo el organismo en 3D y también nos informa del PH intersticial (entre las células) y muchas otras cosas más. (1)

5.- **Biomarcadores tumorales.** Que existen para detectar cánceres como el de mama, próstata, pulmón, colo-rectal e hígado.

Sin embargo, nunca perdamos de vista que detectar una enfermedad, es ya ir un paso atrás.

Lo ideal es prevenirla: y aquí es donde la gran tarea comienza. Pues se trata de realizar los cambios de cada día y de tomar las decisiones correctas (con más fuerza ante la tentación de nuestros antiguos hábitos y gustos) que nos mantengan en un estado alcalino. Es de suma importancia darnos cuenta, que, por primera vez, el estado de salud, depende de manera completa de nuestras decisiones diarias al elegir como: COMEMOS, PENSAMOS, BEBEMOS, EJERCITAMOS Y DESCANSAMOS.

La enfermedad, por grave que sea, no viene a nosotros de manera espontánea. Es el resultado directo de nuestras actividades y decisiones diarias, hacia un estilo de vida ácido. Y se adquiere muy fácilmente al seguir estos consejos:

Al leer la información, algunas risas hicieron eco.

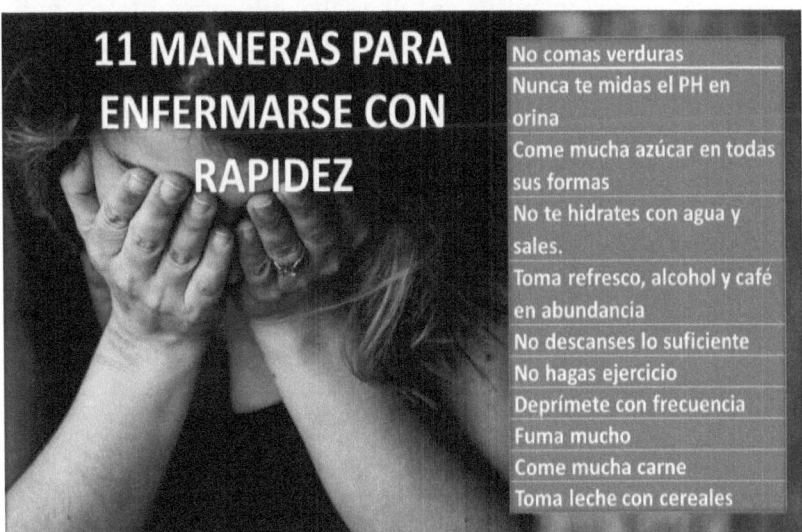

11 MANERAS PARA ENFERMARSE CON RAPIDEZ

- No comas verduras
- Nunca te midas el PH en orina
- Come mucha azúcar en todas sus formas
- No te hidrates con agua y sales.
- Toma refresco, alcohol y café en abundancia
- No descanses lo suficiente
- No hagas ejercicio
- Deprímete con frecuencia
- Fuma mucho
- Come mucha carne
- Toma leche con cereales

Señoras y señores asistentes. Espero que esta información sea de aplicación práctica en sus vidas. Yo he recibido una gran bendición. Pues me fue dado el conocimiento para auto-cuidarme y recuperar mi salud, después de haber sido diagnosticado hace años con una enfermedad que se considera incurable y muchas veces mortal y es la Colitis Ulcerosa Crónica Idiopática. En esos años aciagos **ningún medicamento**, y tomé de todos, mejoró mi situación y cada día yo estaba peor, pensando en mi desenlace final. Doy gracias al Creador, que colocó ante mí a los verdaderos héroes que les he presentado. Y fue así como recuperé mi salud, sin cirugías ni medicamentos.

Mi propósito es compartir este mismo conocimiento que salva vidas. No crean todo lo que les cuentan. ¡¡No me crean a mí!! ¡Hagan sus propias investigaciones!!! Comparen, analicen y entonces tomen acción.

La belleza del pleomorfismo, es que **se puede comprobar** con cada gota de sangre y en cada célula **de todo ser vivo**. Está mucho allá de un acto de fe. De nada sirve creer o no creer. Las microzimas están allí siempre. Es la manera en que la vida se manifiesta. ¡Compruébalo tú mismo!

La salud está al alcance de quien se comprometa a controlar la alcalinidad natural de su cuerpo.

Jóvenes estudiantes y Médicos presentes. Hemos elegido una de las más bellas profesiones, cuyo objetivo primordial, es ayudar a Sanar a nuestros hermanos pacientes, para que transiten en esta vida con energía, vitalidad y felicidad. No hay mayor bien que la SALUD y es un derecho humano Primordial. Mi mejor deseo es que esta conferencia les inspire a seguir realizando preguntas; y que las respuestas que encuentren les ayuden a auto-cuidarse, los conviertan en un ejemplo y ofrezcan mejores alternativas a sus pacientes.

Gracias.

Una gran ovación se escuchó otra vez. Había caras de felicidad y curiosidad. Varias personas consultaban páginas de internet para estudiarlas más tarde.

El Director agradeció la presencia del Conferencista y asistentes; y dio por concluidas, las actividades de ese día.

1	www.ncbi.nlm.nih.gov/pmc/articles/PMC3500973/

CAPÍTULO XVII

EL CÁNCER
(Y SUS
TRATAMIENTOS)

El DOC salió acompañado de algunos alumnos a quien iba respondiendo algunas preguntas. Al atravesar la puerta del Auditorio una mano se alzó pidiéndole su atención. Era el DR Santana, quien estaba en grupo con otras 15 personas, entre las que se encontraba GG. Lo felicitó y le pidió un momento. Caminaron diez pasos hasta la orilla del jardín que, rodeada el edificio, y le comentó:

"Lo felicito de nuevo por su exposición. Yo soy un médico con muchos años de experiencia y nunca había oído hablar de lo importante del control de PH. La verdad, estoy muy enfermo y pesar de los varios medicamentos que tomo cada día, mi estado de salud es cada vez más malo. Siendo Endocrinólogo, me cuidaba de tomar tantos azúcares, sin embargo, soy diabético y tengo otros males. Hoy aprendí que existen varios alimentos que acidifican mi cuerpo y los como con regularidad. Nunca los había considerado así. Estas personas y yo, queremos pedirle de la manera más atenta, que nos indique con detalle, qué más podemos hacer. Me considero aun joven y tengo muchos planes y deseos en mi vida que quiero cumplir, pero con las mejores condiciones de salud. He platicado con estas otras personas, que también portan diferentes enfermedades y tiene la misma inquietud. Queremos que nos escuche en cuanto Usted pueda, y nos oriente para recuperar nuestra salud. ¿Nos ayudaría?"

DOC.- Sí claro. Con todo gusto. Siempre que estén dispuestos a realizar los cambios necesarios para llevar a su cuerpo a la alcalinidad.

"Yo soy el más interesado. Mi nombre es Manuel. Me diagnosticaron Colitis Ulcerosa hace 12 meses y ya no aguanto, **parece que todo lo que como me hace mal...** a veces ya no tolero ni el agua simple, siento que me quema... cada día me siento peor con la prednisona y metrotexate, que tomo cada día. Después de escucharlo, veo que hay una gran posibilidad de curarme como Usted. Tengo una casa grande en las afueras de la ciudad. Es un lugar tranquilo y allí podemos estar todos cómodos. Claro, siempre y cuando Usted quiera y pueda"

DOC.- Que les parece... ¿el próximo jueves, en dos días; a las 12 horas en la casa de Manuel?

Todos asintieron. Manuel se comprometió a enviarles la dirección u ubicación por "WhatsApp"

La casa se encontraba a 17 kilómetros de la ciudad, camino hacia la montaña. Era una zona con propiedades muy amplias, y casas grandes muy bonitas. La de Manuel, era una de estilo español antiguo. Era el casco de una Hacienda. Dijo que la había heredado de su padre hacía 20 años, quien murió en un lapso de 5 meses a causa de cáncer de hígado a los 55, posterior a los tratamientos de radio y quimioterapia. El "casco" había sido construido en 1000 metros cuadrados, con un jardín central presidido por una fuente que no funcionaba hacía tiempo. En el piso empedrado se veían las huellas que otrora dejó el tránsito de las carretas. Todas las habitaciones, que formaban casi un rectángulo, estaban comunicadas por un corredor con pilares de piedra que impávidos recibían a sus visitantes. En costado izquierdo, un arrayan con abundantes y hermosas flores blancas, con pistilos como de nieve engalanaba la recepción, y más de un visitante quedó extasiado al admirarlo. Su tronco era grueso y su sombra abarcaba casi un tercio del jardín.

Manuel los llevó hacia la estancia principal, que ostentaba una gran chimenea esculpida en piedra en el fondo. Abundantes rayos de luz penetraban las ventanas de madera con vidrio soplado abiertas de par en par, que abarcaban del piso al techo. Los invitó a sentarse y a petición del DOC., formaron un círculo con sus sillas. Un pizarrón blanco sobre un tripié y dos marcadores negros fueron las herramientas.

Manuel se preparó con 20 sillas, pero solo asistieron 12 personas en total, considerando a su esposa Karen y a Cintia, esposa del Dr. Arturo Santana. El Doc. y GG. Agradeció la hospitalidad de Manuel y su esposa. Recordó a los asistentes que se sintieran en libertad para participar levantando la mano, y les dio la bienvenida.

Debido a que asistieron personas nuevas, el DOC. consideró importante retomar las ideas básicas del proceso de Salud y enfermedad, antes de iniciar los pasos de corrección y recuperación.

DOC.- MI opinión, así como la de muchos otros Médicos alrededor del mundo, es que solo existe una enfermedad llamada Acidosis y, por lo tanto, solo existe un camino para revertirla, y consiste en devolverle a nuestro cuerpo su equilibrio alcalino que es la piedra angular de su buen funcionamiento. Los excesos de ácidos llegan a nuestro cuerpo por:

Alimentos
Bebidas
Pensamientos negativos

Y el **daño celular** puede tener como causa la contaminación ambiental por tóxicos en el aire, alimentos y agua. Como en los casos de emisiones de gases contaminantes por autos o industrias, desechos tóxicos que contaminan suelos y ríos; utilización de pesticidas y herbicidas, y otros.

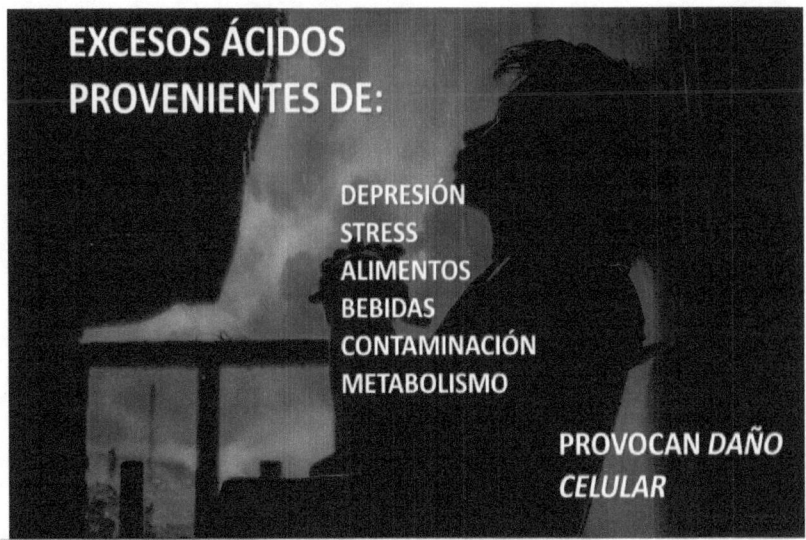

EXCESOS ÁCIDOS
PROVENIENTES DE:

DEPRESIÓN
STRESS
ALIMENTOS
BEBIDAS
CONTAMINACIÓN
METABOLISMO

PROVOCAN *DAÑO CELULAR*

Una mano se levantó.

¿Cómo cuales otros?

DOC.- La radiación intensa, como en la Radioterapia. O a causa de medicamentos que matan todo tipo de células, conocida como Quimioterapia.

El Dr. Santana intervino:

He de comentarles que tengo cáncer de Próstata y se me detectó hace 2 años. Acepté la radioterapia, quimioterapia y cirugía a sabiendas de que destruirían mi cuerpo. Soy Médico y eso aprendí en la Escuela y en mi experiencia y conocimientos, solo veía esas opciones. Estaba desesperado y con mucho miedo, y siempre menosprecié la Medicina Alternativa, por considerarla, (sin haberla nunca estudiado) ineficaz. Estaba cegado por mi educación; era lo único que conocía. Hoy reconozco mi gran error y mi ignorancia total de la sabiduría de mi cuerpo.

Al inicio de los tratamientos me quedé sin un pelo, aunque se recuperó a los 6 meses. Cada vez que salía de una sesión "terapéutica", me ayudaban a sostenerme y caminar, porque la fatiga era intensa. Al llegar a la casa, en lugar de reconfortarme y descansar, pasaba horas vomitando dentro de la taza del baño, de la que no me podía separar; mareos, debilidad y dolor de cabeza eran mis acompañantes fieles. Solo 24 horas más tarde, empezaba a sentirme algo mejor. Mis glóbulos rojos, blancos y mis plaquetas, es decir mi sangre, estaba devastada y sus cifras por los suelos, y se recuperaban a medias después de 30 días. Ya en casa, podía sentir el trayecto de las venas de mis brazos endurecidas como piedras, de tan quemadas que estaban; no consentía ni el roce de mi camisa, por lo que utilizaba mi pijama a todas horas. Sentía miedo a todo: morir, no realizar mis sueños pendientes, no ver a mis familiares queridos, a mis amigos, no poder atender a mis pacientes, no poder jugar con mis nietos, que mis conocidos me vieran en tal mal estado, no tener ingreso económico, a regresar a mis "quimios", ... en fin... muchos miedos más... Bajé de peso 5 kg en un mes y a mi ropa le falta cuerpo, y le sobraban huesos. No podía reconocerme en el espejo. Mi última "quimio" el recibí hace 1 mes, pero de "menor intensidad" a causa de una recidiva del cáncer. No me engaño. Con estos tratamientos, mi condición es cada vez peor. Durante este mes, no he tenido la disposición para atender a mis pacientes y sobrevivimos de mis ahorros, que, como yo, no serán eternos.

Todos escuchaban con atención y respeto.
Otra mano se levantó.

Mi nombre es Claudia, soy paciente y amiga del Dr. Santana, A mis 28 años convivo con cáncer de mama derecha. Hace un año mi vida cambió cuando después que me detecté una "bolita" en mi seno derecho, asistí al médico y tras una serie de estudios se concluyó que yo portaba cáncer. Me propusieron cirugía y quimioterapia, y acepté ya tenía mucho miedo de morir. Ahora creo que fue un error haberme sometido a esos tratamientos. A partir de esa fecha he estudiado a profundidad el tema del cáncer y he conocido otros tratamientos que son efectivos. He leído varios libros y autores médicos a los que se considera "disidentes" por hablar la verdad. También he sentido en mi propia carne los efectos destructivos de la quimioterapia, con el agravante de que mi brazo derecho parece al de un elefante, de lo hinchado que está, debido a que me extrajeron los ganglios de la axila, porque había duda de si el cáncer ya había llegado allí. Mi dieta ha cambiado de manera drástica, sin embargo, desconocía el PH y sus múltiples efectos en nuestro organismo, hasta que asistí a la conferencia del DOC. invitada por mi amigo el Dr., Santana. Te agradezco de corazón Dr.

DOC.- Gracias por compartir sus testimonios. Desde hace varios años, muchos investigadores han observado que ni la radioterapia, ni la quimioterapia son efectivos para curar el cáncer, y tampoco extienden la sobrevida del paciente. (1, 2)

Lo que sí hacen, es dañar a toda célula que se les atraviese.

Ramiro levanto la mano. Tenía 45 años, Administrador de profesión. Obeso, diabético e hipertenso por 15 años. También paciente y amigo del Dr. Santana. Preguntó:

"¡Son tratamientos muy caros! ¿Cómo que no son efectivos?"

DOC.- Te pongo un ejemplo. ¿En que trabajas?

"Soy Gerente de una Empresa que fabrica Aceites para autos."

DOC.- ¿Tienes personal a tu cargo?

"Sí. A varios gerentes a área que a su vez coordinan grupos de 30 a 45 personas."

DOC.- Si alguno de los gerentes a tu cargo fallara el 30 % de las veces... ¿qué harías con él?

"¡Lo despido de manera inmediata! En mi empresa no hay lugar para los errores y la ineficacia, ¡la tolerancia es cero!, ¡O cumples, o te vas...!; he despedido a varios por mucho menos."

DOC.- Y si fallara el 98 % de las veces y además complicara el funcionamiento de los otros gerentes y personal, poniendo el riesgo a la misma supervivencia de la empresa.... ¿qué harías?

"Lo despido, lo corro, lo demando, ¡¡¡lo maldigo...!!! ¡¡Tal vez lo golpearía!! ... No se... Mejor NUNCA lo contrataría e informaría a otros empleadores sobre éste nefasto ser... ¡Que ejemplo tan terrible!"

DOC.- Escucha. Un grupo de investigadores en Sidney Australia, realizó un metanálisis, que es el análisis de un grupo de estudios, sobre un tema para extraer una conclusión válida. Demostraron que la quimioterapia contribuye solo en 2 % a la supervivencia de los pacientes con cáncer. En otras palabras... en el 98% es ineficaz. Nunca prolongan la expectativa ni la calidad de vida. Pero su toxicidad, si puede causar incluso la muerte. (3, 4)

"¡¡¿Qué, ¿qué?¡¡" Algunos asistentes no podían creerlo y movían la cabeza en desaprobación y enojo.

DOC.- Todas las sustancias "quimioterápicas" destruyen a una parte de las células cancerosas, pero también y con igual fuerza, a las células sanas. "Agarran parejo". Esa destrucción arrasa con el cuerpo. Tanto que su aplicación puede producir cáncer y la muerte del paciente.

"¿Puede producir Cáncer? ¿Lo mismo que se supone ha de curar?"

DOC.- Así es. Y está escrito en las advertencias de sus etiquetas. Y cada vez que alguien se somete a estos tratamientos, ha de firmar una carta, liberando de responsabilidad al personal médico y al hospital **en caso de morir** durante la administración de inyecciones.

Algunas manos se rascaban la cabeza.

También son comunes lo casos de "segundos cánceres", recidivas en un lapso de 15 a 20 meses después de la "quimio" y son muchos más agresivos. Por esta razón, muchos pacientes viven con angustia y temor de que sus "marcadores tumorales" (se observan en exámenes de sangre) puedan salir con cifras elevadas.

"Como en mi caso. Dijo el Dr. Santana. Y sé que este miedo empeora mi situación"

El inicio de la Quimioterapia era "Quimiomatanza" ya que una de las primeras sustancias utilizadas fue la mostaza nitrogenada, mejor conocida como "gas mostaza", utilizado para matar y enfermar a muchos soldados en muchas guerras; deben saber que es en extremo efectiva como "arma química". (5)

Todavía se utiliza y vende con diferentes nombres: clorhidrato mecloretamina, mustina y mostaza nitrogenada. Y sigue siendo costoso.

Otra investigación (6), reveló que la quimioterapia hace que aumente la producción de una molécula llamada WNT16B, en los fibroblastos (células) que rodean al tumor, y esto tiene como resultado que: **"Las células cancerosas crecen más, invaden a sus vecinas y se hacen resistentes a la quimioterapia"**.

Cintia. – "O sea que la quimioterapia... trae solo complicaciones, y a veces mortales...y también resistencia... No entiendo para que sirve. ¡Pero para curar nunca ¡

Claudia. - Yo la llamo "quimiodesgracia".

DOC.- Un estudio más corroboró esta resistencia en el cáncer de próstata. (7)

Cintia. - ¿Y todo esto lo saben los especialistas Oncólogos?

DOC.- Bueno... es su especialidad.

Cintia. - Entonces... ¿Porque los siguen recetando y vendiendo?

Claudia. - Yo creo saber por qué. Por fortuna tengo los medios económicos para hacer frente a este tipo de gastos. Les adelanto que el costo de mi tratamiento, que incluyó hospitalizaciones, medicamentos y pago de honorarios fue de 1,200,000 pesos durante 11 meses y presenté algunas complicaciones. Cuando fui diagnosticada con cáncer, asistí con un oncólogo de renombre. Tuve que esperar 4 días para mi cita con él.

Cintia. - ¿Tenía mucha gente en lista de espera?

Claudia. - No. Estaba en uno de sus viajes-conferencias en el extranjero. En un momento les explico...

Una vez con él, me recibió muy sonriente y amigable. En la pared de su oficina colgaban muchos cuadros de los múltiples cursos de actualización a los asistió. Muchos en el extranjero. Me dijo que era **mucha suerte** que yo llegara con él a tiempo, ya que de otra manera... el pronóstico podría ser fatal en un año a dos. Que entre más pronto se me aplicara la quimio, mucho mejor mis posibilidades de vida... Le pregunte si podría morir con el tratamiento, me contestó que "siempre existe el riesgo" pero que se trataba de prolongar mi vida con esos medicamentos y que era un riesgo que habría que tomar. Yo estaba envuelta en miedo, sin la información que tengo ahora. Contaba con 3 semanas desde la cirugía. Me pregunto si en los próximos dos días estaría bien para iniciar la "quimio". Me reiteró lo afortunada que yo era al estar en sus manos. Me despidió muy sonriente. Me sentí como si me hubiera vendido un auto nuevo y a él como vendedor profesional.

Al salir, encontré en la sala de espera a José, un conocido de mi esposo, y le pregunté si asistía a consulta también. Me dijo que no. Ahora era empleado de un laboratorio y trabajaba como "visitador médico". El Oncólogo lo llamo y nos despedimos. Entró a la oficina del médico con un maletín grueso.

Comenté el encuentro con mi esposo. Varios meses después de mi "quimio", con la que nunca sentí alguna mejoría, **sino todo lo contario**, José y mi esposo, conocidos desde la infancia, se reunieron en un bar por casi toda la noche. Al otro día, lo vi muy pensativo y durante el desayuno me comentó parte de lo que había platicado con José la noche anterior. Después de pensarlo un momento, habló:

"Creo que fue un error la quimio. Es terrible lo que me dijo José de su trabajo..."

Después de pasar por tantos miedos con este cáncer y sus tratamientos, ahora mis miedos son mínimos, así que le insté a continuar...

Su trabajo consiste en visitar a los médicos, a veces 10 al día, les lleva regalos, como artículos para oficina, y muestras "gratis" de medicamento. A veces son invitaciones "gratis "a comer o cenar en un hotel de lujo, con el pretexto de escuchar alguna platica médica expuesta por otro Profesional y **todo pagado por ese laboratorio**, con el objetivo de que continúen "recetando" sus productos. Fíjate, tienen hasta un programa de "puntos" acumulables, y de acuerdo con el número de "recetas" emitidas de esos medicamentos, los Médicos se pueden "ganar" viajes a lugares turísticos, para ellos y sus acompañantes. Me explicaba que algunas **"lapiceras premium"**, pues así les llaman a los Médicos que más recetan, prefieren el pago en efectivo o transferencia bancaria, de algún "porcentaje del costo del medicamento"; y que las especialidades más "lapiceras", "especialidades consentidas" eran Dermatología, Traumatología, Oncología y Urología.

En ese momento comprendí porqué ese Médico era tan sonriente con todos sus pacientes.

Una pausa hermética invadió a los asistentes. Algunas caras revelaban enojo, irritación, exasperación y otra, odio.

Para mi sorpresa "googleé" en la web, y encontré que esta es la forma habitual de trabajar de grandes corporaciones farmacéuticas (8, 9, 10 y 11), y la información de todo el mundo es abundante en búsquedas como: "sobornos a médicos", "laboratorios que sobornan", "corrupción medica" "mafia medica", y existen muchos libros del tema. A algunos autores de esos libros les han retirado su licencia médica y han sido demandados y amenazados por publicar la verdad; son realmente unos héroes.

Ahora me encuentro mucho mejor, solo que es debido a los cambios de dieta y meditación que realizo cada día. Comprendo con profundidad, que he castigado a mi cuerpo con los venenos de la "quimiodesgracia", sin haber necesidad. Doy Gracias al Creador por haber despertado a mi **Médico Interior**. Gracias, amigos, por escucharme.

DOC.- Gracias Claudia por tu testimonio. Es evidente, la posición en la que estamos ¿verdad?

En nuestros cuerpos se forman cada día células cancerosas, y en un estado de salud, tenemos mecanismos inmunológicos para destruirlas; son células especializadas en detectar y destruir el cáncer. **Ahora usemos en sentido común**. Es imposible esperar que el sistema Inmunológico realice bien sus funciones, si le sometemos al efecto destructivo y devastador de los medicamentos oncológicos, que son poderosos venenos. Arrasan con nuestras células de defensa, y con todas las demás. Uno de sus efectos inmediatos es la destrucción de nuestra sangre, glóbulos rojos y blancos, lo que lleva al cuerpo a la Anemia y leucopenia. Por lo tanto, después de la quimio aparece una intensa fatiga y gran riesgo de infecciones severas.

Cintia. - Me pregunto ¿qué haría un Oncólogo si adquiriera cáncer?

DOC.- Eso mismo se les preguntó en una encuesta.

Cintia. - ¿Ah sí? Y... ¿Cuál fue la respuesta?

DOC.- El 75% nunca aplicaría en sí mismo la quimio; ni en sus familiares. (12,13)

Cintia. - ¡Vaya, vaya ¡

¡Sí recetan a los demás, pero no a ellos mismos!

Manuel levantó la mano.

Tengo 50 años. Estoy enfermo desde hace 5 de Colitis Ulcerativa Crónica Idiopática (CUCI), **idiopática** es una palabra rara, pero solo significa "de origen desconocido", así que, no me ayuda mucho ese nombre. Antes yo afirmaba que esta condición en mí apareció casi de la nada, aunque ahora sé que fue mi acidez, la causa, ¡pero entonces no sabía siquiera que existía una cosa llamada acidez!, ¡cómo iba a saberlo!, ¡ningún médico me lo dijo! Bueno... tampoco a ellos se los enseñan.

Todo empezó con pequeñas molestias en el abdomen, me sentía "inflamado" y después de comer era más intenso y con gases; tan mal olientes, que tenía que alejarme de otras personas para que no notaran que me estaba "pudriendo".

Algunas risas.

Se ríen, pero para mí es muy molesto tener que salir de una reunión, porque si detengo el gas en mi intestino, lo dolores se agudizan.

Las risas desaparecieron.

Y, además, no podía detectar si el gas iba a salir solo o "acompañado", y muchas veces manchaba mi ropa interior de material fecal; en muchas ocasiones esto me pasa en una reunión de trabajo, o social y tengo que ir al baño al momento. En mi trabajo tengo al menos dos "mudas" de ropa, por si acaso... Cuando salgo en auto, tengo miedo de que haya mucho tráfico, y no poder llegar al siguiente baño. Todo el tiempo me siento "inflamado" de mi abdomen, y si paso sobre un "bache", socavón o desnivel en el camino, siento el dolor más agudo. Lo peor son los ataques de diarrea. No puedo esperar. ¡Tengo que ir al baño y punto! Y a en el baño solo evacúo abundante moco con sangre. Tengo miedo hasta de comer porque ya no sé.... Parece que todo me "cae" mal. Ya no como ni tortillas pues he notado que me empeoran. En ocasiones, con solo tomar agua siento acidez estomacal. Todos los lácteos no me ayudan y aumentan mi sensación de acidez. He tomado medicamentos como sulfasalazina, mesalazina, prednisona sin ninguna mejoría. ¡He llegado a tomar hasta 18 tabletas diferentes por día! Hace 2 meses me recetaron metrotexate y la mejoría es mínima. He estudiado al metrotexate y sé que se usa para el tratamiento del cáncer también y que su forma de actuar es "matando" las células. Es otro medicamento oncológico y ya no quiero tomarlo. Perdí 20 kilogramos en los últimos 2 años. Ahora los médicos me proponen cirugía para quitarme mi colon. Estoy desesperado. Parecía no haber otra salida. Quedé impactado al saber que el DOC. también era un paciente de CUCI y que ahora está curado;

¡entonces hay esperanza para mí! ¡Gracias DOC. por venir a mi casa y ayudarnos!

DOC.- ¡Es un gusto, Manuel! ¿Sabes? Escucharte me hace recordar la razón por la que estudié Medicina. Para ayudar a otros a recuperar su Salud, devolverles la alegría de vivir y estar sanos.

En efecto tuve CUCI. "Y me las vi muy feas" por espacio de 3 años. Mi historia es casi igual a la tuya con el agravante de ser Médico y **también estaba cegado a otras alternativas**. La ausencia de una buena respuesta ante los medicamentos que tomaba, la mala orientación nutricional, el desconocimiento de la ACIDEZ y estar "muriéndome" cada día me obligó a buscar nuevos caminos. Estaba enojado, porque en la Medicina Occidental definimos a la causa mayoría de las enfermedades con palabras como Idiopático, Multifactorial, Criptogenético, Esencial, Inespecífico... y lo único que significan es que no sabemos su origen; y si no sabemos cuál es la causa... ¿cómo dar el remedio? Solo busquen en los libros de medicina cual es la causa de las enfermedades crónicas...

No tomo ningún medicamento desde hace varios años. He recuperado mi salud y mi energía. Yo no les hablo como un Médico, al que debieran seguir sus instrucciones, no; sino, les hablo de mi experiencia como paciente, desde mi sufrimiento de cada día al no encontrar cura para mi mal, y gracias al Creador, he encontrado un método, reproducible, y que funciona.

Tampoco les brindo garantías de curación, porque una vez que regresen a sus hogares, solo ustedes sabrán si evitan los alimentos que los han traído a la enfermedad, y si llevan a cabo los hábitos alcalinos.

Por otro lado, sería un pecado no compartir estos conocimientos con todos mis pacientes. Y con todos los que, aun sin estar enfermos ahora mismo, quieran mantener su Salud y bienestar por todo el tiempo posible.

1	https://www.ncbi.nlm.nih.gov/pubmed/11441937
2	https://www.ncbi.nlm.nih.gov/pubmed/12065068
3	https://www.ncbi.nlm.nih.gov/pubmed/15630849
4	https://www.clinicaloncologyonline.net/article/S0936-6555(04)00222-5/pdf
5	https://en.wikipedia.org/wiki/Chemical_Weapons_Convention
6	https://www.nature.com/articles/nm.2890
7	https://www.ncbi.nlm.nih.gov/pmc/articles/PMC3677971/pdf/nihms468571.pdf
8	https://www.huffingtonpost.com.mx/2017/01/24/farmaceutica-israeli-soborno-a-medicos-y-funcionarios-mexicanos_a_21661808/
9	https://cincodias.elpais.com/cincodias/2017/01/17/empresas/1484661002_735583.html
10	https://www.sertox.com.ar/modules.php?name=News&file=article&sid=10707
11	https://es.sott.net/article/35789-En-la-medicina-moderna-Negocios-sucios-corrupcion-y-sobornos
12	http://www.curenaturalicancro.com/en/75-percent-of-the-physicians-refuses-chemotherapy-themselves/
13	https://www.naturalnews.com/036054_chemotherapy_physicians_toxicity.html#

CAPÍTULO XVIII

RESCATANDO A TU MEDICO INTERIOR

DOC.- Bien. Vamos a utilizar entre todos el **sentido común.**
Recuerden que nuestro organismo posee dentro de sí al más

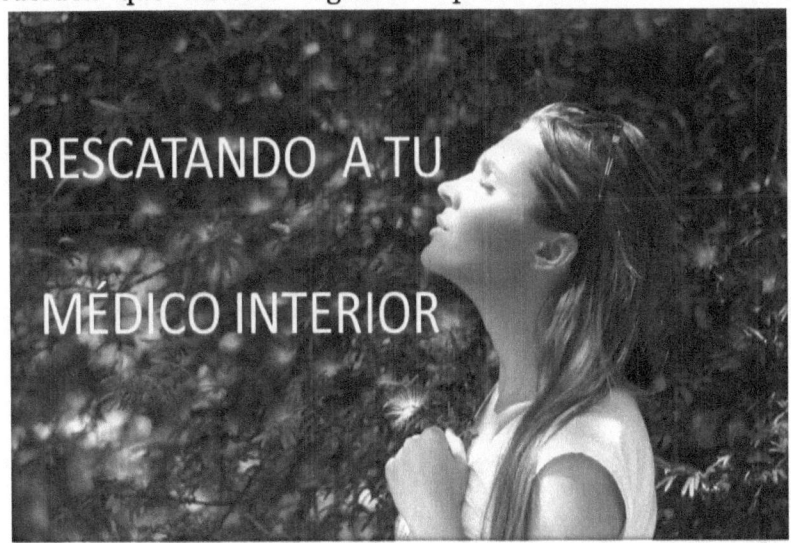

maravilloso Medico y está a nuestro servicio. Solo requiere de los
insumos adecuados para mantenernos en plenitud. Ya vimos los
factores con los que nos hemos agredido, todos los días, hasta
enfermarnos. Les pregunto: ¿Cuál sería el primer paso?

Carlos, un Arquitecto de 48 años, obeso, diabético por 5 y con
antecedente de infarto hacía un año, tomo la palabra:

"No darme más martillazos en la mano para luego tomar un
analgésico"

Risas se escucharon.

DOC.- ¡Casi! Lo primero es saber en dónde estás, de donde
partes. Cuál es el PH que manejas al despertar: Así reconocerás el
trayecto que has de recorrer. Lo que sigue, es el cambio de hábitos
ácidos hacia otros alcalinos. Dejar de ingerir alimentos que te llevan
a la acidez. Cosa nada fácil. Un cuerpo con enfermedad es un cuerpo
como excesos de ácidos. ¿Como lo desintoxicamos?

Carlos. - Forzando la salida de los ácidos.

DOC.- Muy bien. ¿Cuáles son las vías de eliminación de ácidos y
tóxicos de nuestro cuerpo?

Carlos. - Bueno...la defecación.

DOC.- ¿Que haremos a ese respecto?

Carlos. - Lo ideal es evacuar el intestino cada día. Aunque en mi
caso hay días que me cuesta trabajo y a veces evacúo cada 2 o tres
días.

DOC.- Se calcula que el estreñimiento se presenta en promedio en un 33.5% de la población mundial, aunque las cifras cambian de país en país. (1) Esto es, una de cada tres personas.

En mi experiencia es alrededor del 50% y muy frecuente en niños. Con el estreñimiento, ácidos y toxinas dañan las paredes del intestino grueso, pues no deben permanecer por largos periodos de tiempo, y algunas de reabsorben hacia la sangre contaminándola aún más. A este nivel la prioridad es evacuar el intestino y para eso es necesario:

Ejercicio 20 min por día.
Hidratación al menos con 3 litros de agua al día.
Aumentar el consumo de fibra dietética, que es abundante en los vegetales.

La mayoría de los casos de estreñimiento ceden con estas medidas. ¿Cada cuando debemos realizarlas?

Todos respondieron:
¡Todos los días ¡

DOC.- Existen algunos pacientes en lo que es necesario realizar enemas para que expulsen esa materia fecal. Una forma práctica de adicionar fibra es tomar al menos 2 cucharadas de semillas de **linaza molida en un licuado por las mañanas.**

Carlos. - ¿Por qué molida?

DOC.- No tenemos enzimas o sustancias para digerir la cubierta de las semillas; así como entran...salen. Debemos garantizarnos la evacuación de nuestro intestino al menos una vez al día.

Manuel. - Mi caso es contrario. Evacúo 5 o 6 veces al día con dolor y a veces con sangre. ¿qué hago?

DOC.- Tienes esas evacuaciones constantes debido a que tu organismo, trata de extraer los ácidos de su interior, mismos que son tantos, que **laceran** la superficie del colon y más tarde sus capas profundas, en donde se encuentras los vasos sanguíneos y provocan...

Manuel. - ¡Sangrado ¡

DOC.- También produce un exceso de moco en un intento por aislar a los ácidos, los cuales son excretados a veces junto con la materia fecal.

Manuel. - ¡Vaya! Todo suena muy lógico. ¿Entonces qué puedo hacer?

DOC.- En estos momentos tu sistema digestivo en general y tu intestino en particular se encuentran inflamados severamente. No debemos irritarlo más con excesos de fibra, pues sus paredes están lastimadas. Lo primero es desinflamarlo y para eso, es necesario enviarle los nutrientes adecuados, alcalinos, en la forma adecuada para que sean de muy fácil digestión, absorción y eliminación.

Mira, la forma más rápida de recuperar a tu sistema digestivo en este momento es ofrecerle los **nutrimientos licuados**, como alimentamos a los niños pequeños con papillas.

Manuel. - Ya voy entendiendo. Me gusta el licuado de manzana con papaya. Le adicionaré la linaza.

DOC.- Debes tener un periodo de al menos 2 semanas sin molestias abdominales antes de adicionar a tu licuado la linaza, y recuerda que debe ingerirse molida.

Manuel. - Sí. Molida. ¿Le puedo poner leche?

DOC.- ¡Por supuesto!... ¡Que no!!! ya sabes que es de lo más ácido que existe. Y en tu caso particular, cualquier derivado de leche te causa muchos problemas. Más acidez, más daño al intestino y más sagrado.

Les recuerdo la lista de 10 alimentos más ácidos:

1.- Todos los tipos de azúcares. (incluye los cereales y sus derivados como el pan)

2.- Leche y sus derivados.

3.- Maíz y sus derivados.

4.- Carnes (sobre todo rojas).

5.- Café.

6.- Alcohol.

7.- Hongos y algas.

8.- Alimentos fermentados (salsa de soja, miso)

9.- Todos los alimentos embutidos (salami, jamones, etc.).

10.- Bebidas carbonatadas (con gas).

Manuel. - Hasta hace 1 semana mi cena consistió en un vaso de Yogurt con cereal. Y lo dejé porque cada vez que los tomaba me sentía peor de inflamado. Yo pensaba que eso era buena nutrición. Ni cuenta me daba de que yo tomaba sólo ácidos.

DOC.- Tú, has de ser exquisito en la elección de tus alimentos. ¡Tu vida depende de ello!

GG anotaba cada detalle. Era obesa pero también padecía estreñimiento frecuente.

Ok. ¿Qué otra vía de eliminación de ácidos existe?

GG.- La sudoración.

DOC.- Sí. Su nombre técnico es perspiración. ¿Como la forzamos?

GG.- Pues con ejercicio.

DOC.- Que novedad ¿verdad? Esto todo el mundo lo sabe.

GG.- Sí. ¡Pero no la hacemos!

DOC.- ¡Gran verdad! El 80 % de la gente que inicia el ejercicio rutinario, lo abandona en los próximos 3 meses, y al final del año solo un 15% se mantiene en pie.

GG.- Yo he sido una de esas. He iniciado ejercicio y dieta tantas veces que ya ni me acuerdo y las he suspendido por cualquier razón. Ahora es diferente. Estoy en proceso de yo tomar el control de mis decisiones y no permitir que mis antiguos gustos y programaciones me dirijan. Por fin me he dado cuenta de que estaba ciega al alimentarme solo por la razón de que me "sabía rico". Hoy reclamo mi propia sabiduría. ¡Cuerpo mío! ¡prepárate! ¡Porque ahora yo ejerzo la autoridad y el control!

Los aplausos de sonrisas de los asistentes saturaron la sala.

DOC.- El ejercicio fuerza la circulación y nos da múltiples beneficios, como:

1.- Aumentar la funcionalidad de las enzimas de los músculos que se encargan de la extrusión de los protones (ácidos) hacia fuera de las células. (2, 3, 4)

2.- Eleva la vasodilatación (el diámetro interno de los vasos), lo que mejora la circulación en especial en los vasos periféricos (como en las piernas y cabeza), y evita la acidez celular. (5)

3.- Así como el cuerpo tiene sus vías de eliminación ácida, a nivel celular existen estos mecanismos de extracción y son llamados Cotransportadores Monocarboxilatos (MCT) de los que se han identificado 14 tipos, y el ejercicio mejora su desempeño. (6, 7)

Una función casi desconocida de los eritrocitos es que transportan y distribuyen a los MCT, lo cual regula el equilibrio ácido/base. (8)

4.- Si realizan ejercicio de manera cotidiana, su energía irá en aumento, se sentirán mejor y dormirán como bebés.

GG.- No hay cosa peor que ¡tratar de dormir sin sueño!

DOC.- ¡Jóvenes! ¿Qué otra vía de eliminación?

Todos observaron la mano levantada de Juan, un estudiante de tercer año de Medicina, sobreviviente de leucemia, que ahora ha iniciado el ejercicio. Quiere participar en un Maratón, sin embargo, la fatiga crónica no le permite terminar "entero" los entrenamientos.

Juan. - La respiración; la cual nos ayuda a eliminar CO_2 (dióxido de carbono) que también es un ácido y cuerpos cetónicos.

Carlos. - ¿Que son esos "cuerpos cetónicos"?

DOC.- (Sonriendo) Adelante juan.

Juan. - Son ácidos que **se forman al degradar grasas** para obtener energía. Como ejemplo, los diabéticos tienen problemas para obtenerla de la glucosa, pues no puede entrar a la célula y ser utilizada.

Carlos. - ¿Por qué?

Juan. - Para entrar, la glucosa necesita de una "pasaporte" llamado insulina, y las células de un diabético han perdido la "sensibilidad" y no reconocen a la insulina; por lo tanto, se ha de adquirir la energía de otra fuente...

Carlos. - ¡Las grasas!

Juan. - Sí. Y los productos de desecho se llaman...

Carlos. - ¡Cuerpos cetónicos ¡(9)

Juan. - ¡Bien Carlos! ¡Deberías estudiar Medicina ¡

Esta es la base de las dietas "cetonicas", que algunas personas llaman "Keto" por su nombre en inglés (ketonic)

Carlos. - ¿En qué consiste?

Juan. – En no ingerir azúcares, pero sí mucha proteína animal. Para obtener energía, nuestro cuerpo está diseñado para utilizar primero los azúcares, luego las grasas y por último las proteínas...

Carlos. – Mmm... Ya veo... Por lo tanto... Si no ingiero azúcares, pero sí proteínas, mi cuerpo se ve obligado a usar la segunda fuente que son las grasas... y entonces bajo de peso...

¡Qué bien! ¡y comiendo rico!

DOC.- Sí. Puedes bajar de peso con relativa rapidez. Solo que existe un pequeño detalle...

Carlos. - ¿Qué? ¿Cuál?

DOC. – La ingesta cotidiana de carne te lleva a la acidez constante, lo que aumenta el riesgo de diabetes y cáncer de colon... y lo analizaremos más adelante.

Carlos. – Y yo que ya estaba tan contento...

DOC.- Adelante Juan.

Juan. - Los cuerpos cetónicos son tres:

Ácido acetoacético, ácido hidroxibutírico y acetona.

Carlos. - ¿Acetona? ¿Como la que usa mi esposa para limpiar sus uñas?

Juan. - Sí. La producimos. Y también se usa como solvente de pinturas, entre muchas cosas más.

Carlos. - Y estos ácidos ¿nos hacen mal dentro de nuestro cuerpo?

El DOC solo observaba complacido y sonriente.

Juan. - Cuando están en equilibrio son útiles en la producción de energía. Si los hay en exceso, nos llevan a la acidez de manera tan rápida que un paciente diabético con esta condición puede debatirse entre la vida y la muerte en pocas horas. Esa enfermedad se llama Cetoacidosis.

Carlos. - ¡WOW! pero... ¿qué tiene que ver la respiración en todo esto?

Juan. - Los pulmones expulsan estos ácidos hacia el exterior en cada respiración. Cuando abundan los cuerpos cetónicos, se detecta ese olor a acetona en el paciente.

Carlos. - ¡Increíble! Hoy estoy aprendiendo mucho. Gracias Juan.

Juan. - A la orden.

El DOC pidió un aplauso para Juan, quien dibujaba una gran sonrisa.

DOC.- Bien. Pregunta fácil. ¿Cómo mejoramos nuestra respiración?

La respuesta fue acorde.

¡Con ejercicio!

DOC.- Así es. Y también con ejercicios de respiración como los siguientes:

Meditación TUMO (10)
Respiración Holotrópica (11)
Método Win Hof (12)

Continuemos. ¿Qué otra vía de eliminación activaremos?

Karen. - Los riñones. Porque a través de la orina el organismo elimina muchos ácidos.

DOC.- Muy bien. Sí. Esta es la piedra angular para controlar la acidez. Tan importante y tan olvidada. Recuerdo que en mi vida profesional atendí muchos pacientes y cuando les recalcaba en su ingesta de agua, muchos que ya tenían confianza conmigo, me decían: "no acostumbro a tomarla. Yo compro 2 envases de refresco(gaseosa) de dos litros cada uno y me alcanza muy bien para todo el día..., al tomar agua me duele mi estómago". Y ofrecían el mismo líquido a sus pequeños hijos. Cuando les realizaba la exploración Médica, era habitual encontrarlos con la piel seca y descamativa, sus labios rugosos y secos; con múltiples caries y ausencia de dientes en sus bocas. El PH de la mayoría de las gaseosas es de 3.5, una vez que tengan su medidor de PH lo comprobarán, y espero que no sea en sus propias casas...
Algunas risas.

Un adulto, de manera ideal debería tomar al menos 2.5 litros por día, sin embargo, aquí estamos hablando de desintoxicar el organismo así que es necesario forzar la Diuresis (secreción de orina) con 3 a 4 litros de agua por día. Y no de agua simple.
Algunos párpados se abrieron con sorpresa.
Karen. - ¿De garrafón, embotellada o de filtro de casa?
DOC.- El agua debe ser pura, limpia y libre de bacterias. Y con un Ph de 9 y más. De preferencia de un filtro de casa, y nunca agua simple.
Karen. - Yo tomo 3 litros de agua por día desde hace 2 años, en que se me detectó una enfermedad del riñón llamada nefrocalcinosis. Aunque nunca he tenido síntomas, cuando me la detectaron ya tenía el 60% de falla en mi función renal. He hecho grandes cambios en mi dieta. Sigo sin síntomas. He investigado que la causa de esta enfermedad y es Idiopática. (13)
DOC.- Como la mayoría de las enfermedades crónicas...lo único que se sabe es que nos enferman.
Karen. - Mis más recientes estudios de laboratorio, me muestran estable. Soy enfermera y he sido testigo de muchos pacientes que mueren de insuficiencia renal; es una agonía prolongada, y sufren mucho, nunca mejoran es solo un camino hacia abajo cada vez más...hasta que un día mueren. Todos los tratamientos y medicamentos son paliativos (que sirven para disimular o suavizar algo).

Le pregunté al Nefrólogo, porque mis riñones se calcificaban y me contestó que eso nadie lo sabía y que no había más nada que hacer, sino seguir una dieta estricta con solo 30 gramos de proteína animal por día y muchas verduras. Aplicando mi sentido común, y con lo que he aprendido hasta ahora, pienso que es muy probable que mi acidez interna se acumuló en mis riñones y mi organismo ha tratado de neutralizarla... y por eso se estaba calcificando...

DOC.- ¡Muy bien Karen! Eso mismo ocurre en diferentes órganos y sitios en nuestro cuerpo. Donde la acidez de acumula, se trata de neutralizar con carbonatos, como el de calcio y otros más. Cualquier calcificación es fácilmente visible en los estudios de Rayos X, y se ven de color blanquecino.

Karen. - ¿Como los huesos?

DOC.- Sí. Se ven de ese color por su alto contenido de ...

Karen. - Calcio.

DOC.- Sí. En una placa de RX de abdomen los riñones no deberían observarse de manera clara, pues no contienen calcio. Sin embargo, en un caso como el tuyo, se observan muchas manchas blanquecinas en esa área. Eso es muy inusual y salta a la vista la enfermedad subyacente.

Karen. - Ahora sé, porque con solo ver mi radiografía, el Radiólogo se sorprendió. ¿En qué otras enfermedades se pueden ver las calcificaciones?

DOC.- Por ejemplo, en los casos de cálculos en los riñones, que pueden ser de oxalato de calcio, fosfato de calcio o una combinación con ácido úrico. También, se forman en los cálculos de calcio y colesterol en la vesícula biliar. Y calcificaciones en las paredes de algunas arterias como la aorta, que es la más grande y se encuentra directa en el ventrículo izquierdo del corazón. Algunas arterias más pequeñas pueden ser afectadas por la calcificación, al final de procesos de inflamación crónica, como las coronarias (vasos que irrigan al corazón) y algunas del cerebro; en todas esas áreas no deberían existir calcificaciones. Pueden mirar **imágenes** en la Web al teclear nefrocalcinosis, cálculos en riñón o vesícula, o calcificaciones de arterias. (14, 15, 16, 17)

El proceso de daño en las arterias que incluye, calcificación y obstrucción, se llama Ateroesclerosis, y se ha demostrado que a lo largo de los últimos 4000 mil años ya acompañaba a la raza humana.

Karen. - ¿Cómo lo saben?

DOC.- En un estudio, llamado HORUS, se realizó tomografía a 137 momias de 4 poblaciones del planeta: Egipto, Perú, Estados Unidos e Islas Aleutianas. Y se encontró Ateroesclerosis en el 34 %, y en ellas, la edad promedio de la muerte fue de 43 años. (18)

Así que, como ven, la Acidez ha estado con los humanos desde hace mucho tiempo, con sus ineludibles resultados.

Karen. - ¡wow! La gente ni siquiera sospechaba que existía algo llamado acidez.

DOC.- Hoy no es tan diferente...

Karen. - Sí. Ya veo... ¿Qué consecuencias pueden traer estas calcificaciones?

DOC.- Son predisponentes de los eventos finales como el infarto y embolia de manera especial en el corazón y cerebro. Son situaciones muy graves y pueden terminar la vida del paciente.

Como siempre, debemos enfocar nuestros hábitos en no ingresar excesos de ácidos, y de limpiar los que producimos dentro.

Karen. - ¿Cómo podemos **ayudar a nuestro cuerpo** a limpiar y mantenernos en equilibrio con los ácidos que a diario generamos o ingerimos?

DOC.- Contamos con grandes aliados como Bicarbonato de sodio, que nuestros abuelos ingerían cada vez que tenían agruras y acidez estomacal. Posee grandes sorpresas...

	https://www.ncbi.nlm.nih.gov/pmc/articles/PMC5976340/
	https://www.ncbi.nlm.nih.gov/pmc/articles/PMC1805655/
	https://www.ncbi.nlm.nih.gov/pubmed/22028411
	https://www.ncbi.nlm.nih.gov/pubmed/1400004
	https://www.ncbi.nlm.nih.gov/pubmed/10993851
	https://www.ncbi.nlm.nih.gov/pubmed/10751188
	https://www.ncbi.nlm.nih.gov/pubmed/9458754
	https://www.ncbi.nlm.nih.gov/pubmed/15241712
	https://es.slideshare.net/FernandoLV1/metabolismo-de-los-cuerpos-cetnicos
0	http://www.elcaminodeldragon.com/budismo/tibetano/item/48-tummo
1	http://www.holotropica.org/index.php/es/respiracion-holotropica/que-es-la-respiracion

2	https://www.wimhofmethod.com/
3	https://www.ncbi.nlm.nih.gov/pubmed/15027893
4	https://www.ecured.cu/Nefrocalcinosis
5	https://commons.wikimedia.org/wiki/File:Nefrocalcinosis_3.jpg
6	http://www.scielo.org.co/scielo.php?script=sci_arttext&pid=So121-81232010000200006
7	http://www.cicloimagendiagnostico.com/calculos-renales-jose-luis-cesur/
8	https://www.ncbi.nlm.nih.gov/pubmed/23489753

CAPÍTULO XIX

BICARBONATO DE SODIO, EL PODEROSO ALIADO

DOC.- Para cumplir con sus múltiples y complejas funciones, nuestro organismo requiere de manera particular de la participación de cuatro sales. Son formadas por electrolitos (sustancias conductoras) necesarios en todo momento y son: sodio, potasio, magnesio y calcio. Los ácidos son neutralizados por estas sustancias, pero cuando son demasiados, se agotan.

Carlos. - ¿Y qué sucede entonces?DOC.- Se extraen de otros lugares como el hueso (calcio), o el músculo (magnesio), e donde estaban cumpliendo con sus funciones.

Carlos. - ¿Tiene consecuencias?

DOC.- Por supuesto. Son retirados de sus tareas de construcción, reparación y muchas más. Los efectos más visibles son la debilidad, la fatiga y con años... la osteoporosis (huesos frágiles que se fracturan con facilidad) y por supuesto, la Enfermedad crónica y aguda. Nuestro cuerpo trabaja en **base a las sales** y la conducción

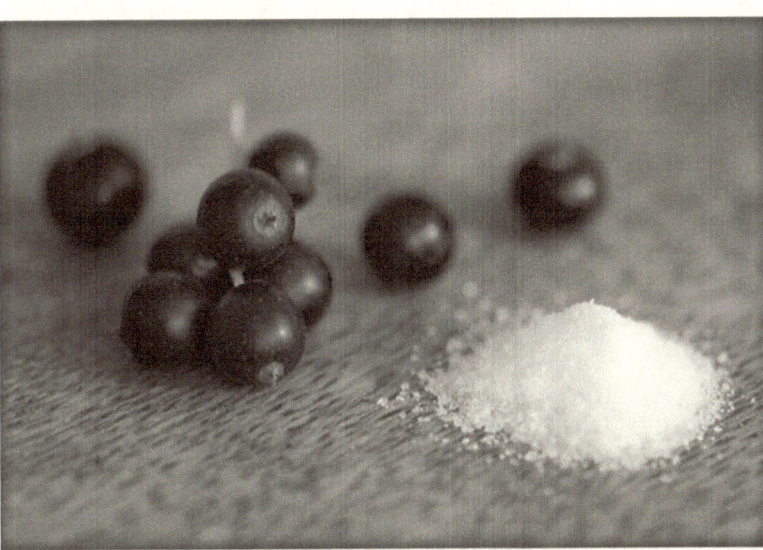

eléctroquímica solo se da de manera adecuada, en la presencia de estas . Los ácidos agotan a las sales.

Estas sales contienen electrolitos. Es casi imposible tenerlos en cantidades suficientes en nuestro cuerpo, con la dieta occidental que es 100% ácida. Así que debemos suplementarlos. Una de las maneras más efectivas y prácticas es preparar el agua que vamos a ingerir, adicionándole estas sales.

Carlos. – Pero ¿cómo?

DOC.- Realiza una mezcla de **una cuarta parte** (250 gramos de cada uno) de los siguientes productos:

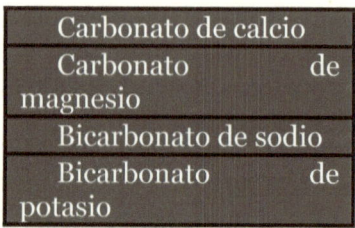

Carbonato de calcio
Carbonato de magnesio
Bicarbonato de sodio
Bicarbonato de potasio

Para iniciar utiliza solo **medio gramo** de esta combinación tres veces al día. (más o menos un tercio de una cucharada cafetera). En México es muy fácil conseguirlas en farmacias que trabajan la botica y rebotica.

Además, adiciona algunos granos de sal de mar NO procesada, que en México conocemos como "sal de grano".

Carlos. - ¿Agua con sal? ¡Voy a vomitar!

DOC.- Solo si exageras en las cantidades. Tu organismo necesita

sales y no solo "sal de mesa", la cual ha sido procesada y le quitaron los otros 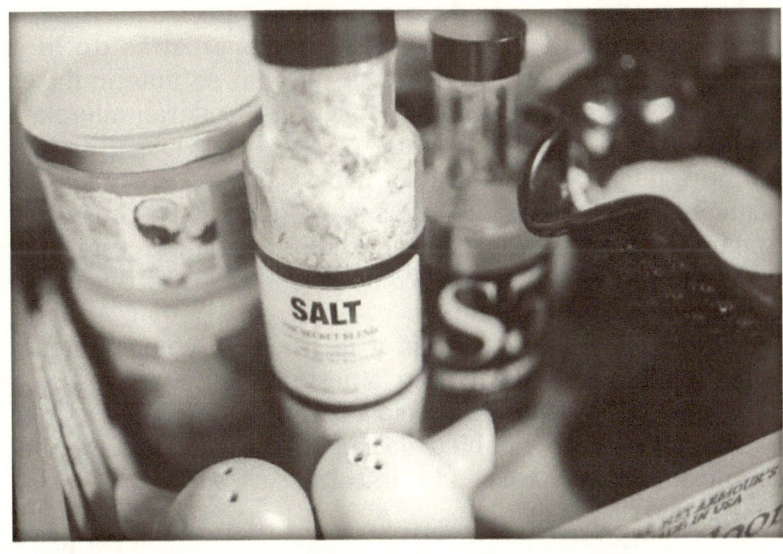 minerales que necesitamos, le han adicionado otros tóxicos como el iodo y el flúor (esta anotado en sus etiquetas) y por supuesto puede tener consecuencias en tu salud y tu presión arterial. Las sales, por el contrario, son el sustento para el buen funcionamiento celular. Si no hay sales, no hay vida.

Este preparado de sales, lo puedes tomar como parte de un licuado de alguna fruta que te guste, siempre que no sea dulce como naranja, mandarina, piña, uvas etc, porque su contenido de azúcares es muy elevado y ya sabes qué pasa con el PH y en tu sangre.

Carlos. - ¿Como saber si me faltan sales?

DOC.- Con lo que hemos aprendido hasta el momento... tu responde... Utiliza tu...

Carlos. - ¡Sentido común!... Bueno... Para empezar si me faltaran sales la conducción eléctrica y la transmisión de información entre mis células empezaría a fallar, sentiría debilidad... falta de fuerza, fatiga, y ganas de no hacer nada... y con el tiempo... mal funcionamiento de alguno de mis órganos.

DOC.- ¡Excelente ¡

Carlos. - Es que desde que me detectaron Diabetes hace 5 años, ¡eso es lo que siento! Y claro, el PH de mi orina estaría muy por debajo de 7.2

DOC.- Bien. ¿porqué?

Carlos. - Porque si tuviera suficientes sales, entonces podrían neutralizar mi exceso de ácidos y el PH de mi orina estaría de 7.2 hacia arriba, lo cual es el objetivo primordial para estar sano.

DOC.- ¡Muy bien! Amigos. ¡Démosle un aplauso ¡

La ingesta de sales ha de incrementarse, poco a poco, hasta lograr un PH en orina de 7.2 o mayor; **si ingieren más de la cuenta**, pueden conseguirse una **diarrea**, la cual se autolimita en pocas horas al suspenderlas. Las sales siempre te darán energía, así que úsalas cada vez que te hidrates. Si vas de viaje o asistes a una reunión, puedes llevar tu agua con sales ya preparados; o en una pequeña bolsa, tus sales listas para adicionarse en el agua que tomarás. En mi caso particular sigo tomando esta mezcla de carbonatos y bicarbonatos, y con tres gramos al día es suficiente para mantenerme alcalino.

Carlos. - Yo antes le decía a mi Médico, como pretexto de no haber tomado agua: "es que en la fiesta había solo refrescos y vino; y ni modo de hacerle un desprecio a los anfitriones..."

Manuel. - Y yo también decía: "si el agua destruye puentes y caminos... que no hará con los intestinos..."

Algunas risas.

Pero ¡mírenme ahora! ¡Mi enfermedad de los intestinos me está matando!

Cesaron las risas.

DOC.- Cuando acuden al hospital pacientes con deshidratación severa, como los casos de niños con diarreas intensas, o los raros casos de cólera u otros como la cetoacidosis diabética, la rehidratación se lleva a cabo con soluciones que contienen sales. Nunca jamás con AGUA simple. Eso no hidrata a nadie. En casos de deshidratación leve, la OMS (organización mundial de la Salud) recomienda el uso de los sobres de Hidratación Oral, que son **sales** para diluirse en agua. (1) Hidratarse de la mejor manera, es una tarea fundamental para mantener y recobrar la salud.

La cantidad de agua se deberá incrementar de manera escalonada hasta alcanzar 3 a 4 litros por día en un periodo no mayor a 30 días; así, lograremos desintoxicarnos sin tardanza.

Manuel. - Y creo que debemos hacer de la buena hidratación un hábito para toda la vida.

Todos asintieron.

Yo cometí el error de tomar 3 litros de agua "simple" cada día, y llevo así 2 años; y nunca me sentía hidratado.

Carlos. – Y yo la tomaba siempre con algún sabor sintético, y azucarada. Que mal...

DOC.- Yo la tomaba "simple". ¡Nunca pasó por mi mente el control del PH! ¡Nunca oí hablar de él!, ¡y eso casi me cuesta la vida ¡

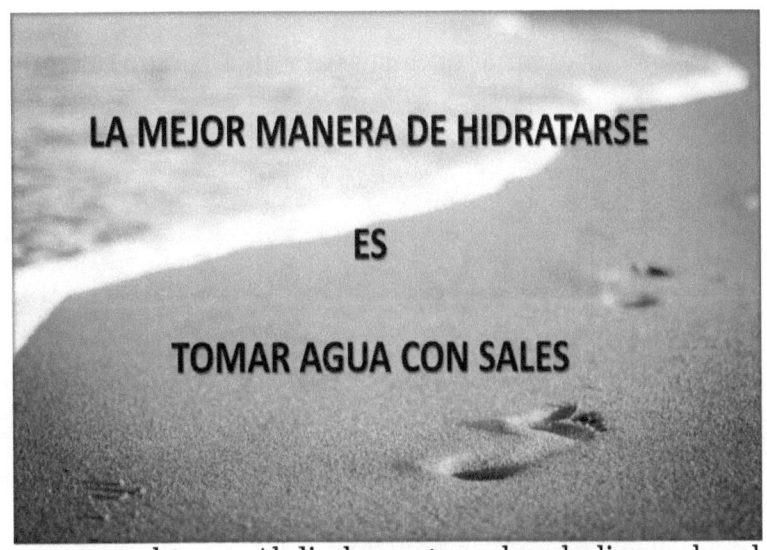

LA MEJOR MANERA DE HIDRATARSE

ES

TOMAR AGUA CON SALES

Regresemos al tema. Al disolver estas sales alcalinas y la sal de mar, tendremos la mejor solución hidratante y la hidratación que nuestro cuerpo reclama a gritos. La sal de mar contiene en menor cantidad, otros minerales que también necesitamos. (2,3)

Existen muchos estudios que resaltan lo benéfico del agua de mar, mejora el metabolismo y modula la presión arterial. (4, 5, 6); además existe una fundación basada en los estudios y los grandes beneficios obtenidos con el uso cotidiano del agua de mar, del Dr. René Quinton. (7)

Y no tenemos que ir hasta la playa, solo basta reconstituirla con algunos granos no procesados.

Karen. - Yo utilizo un purificador de agua que también la alcaliniza. Aunque no fue barato.

DOC.- El agua alcalina por electrolisis es de lo mejor. Existen varias marcas en el mercado de estos purificadores y alcalinizadores.

Carlos. - El mío contiene algunas piedras de colores y no sé qué son.

DOC.- Se llaman piedras de Maifan; y contienen varios minerales alcalinos, hacen que el agua alcance un PH de 8. En algunos países se utiliza como medicina.

En resumen, hay varias opciones para **alcalinizar el agua**:

Electrolisis
Piedras de Maifan
Sales (sodio, potasio, calcio y magnesio)
Sal de mar

Carlos. - ¿Como sabré si ya tomé suficientes sales?

Algunos voltearon a verlo. Carlos se quedó en silencio, meditando; y antes de que alguien pudiera responder, el mismo, dijo en voz alta:

¡Lo tengo!, mido mi PH en orina... Si es de 7.2 o mayor... entonces... ¡es suficiente!

Se vieron algunos "pulgares arriba".

DOC.- Si estas luchando con alguna enfermedad grave tu objetivo es alcanzar PH de 8 en orina.

Recuerden siempre medir...

"¡El PH de la ORINA!" contestaron en coro.

Muy bien. Sé que quieren cambiar, sin embargo, no es tan fácil y ya lo descubrirán...

¿Estarían dispuestos **a un reto de cambio?**

Se escuchó un "Sí" general.

Bien. Para mañana se compran una liga gruesa en alguna papelería, que les quede como "pulsera" sin apretar.

Todos estaban atentos, sonrientes y curiosos.

Y cada vez que no cumplan las actividades que acabamos de analizar... por favor, **estiren con fuerza su "pulsera" de liga y déjenla golpear a su muñeca.**

Ojos de sorpresa se abrieron, y otros de sonrisa.

Sí. Sí. Es probable que al cabo de un mes puedan lucir sus equimosis. (moretones)

Es un buen método para no hacer... "que la virgen les habla".

Entre aplausos y risas se dio por terminada la primera parte de la reunión. Manuel había preparado un a rica ensalada y todos continuaron compartiendo sus anécdotas hasta entrada la tarde. Nadie toco los refrescos...

1	http://apps.who.int/medicinedocs/es/d/Js5422s/30.1.html#Js5422s.30.1.1
2	http://bibliotecadigital.ilce.edu.mx/sites/ciencia/volumen1/ciencia2/12/htm/sec_16.html

3	https://docplayer.es/11055165-Composicion-quimica-del-agua-de-mar.html
4	https://www.ncbi.nlm.nih.gov/pmc/articles/PMC5221345/
5	https://www.ncbi.nlm.nih.gov/pmc/articles/PMC5742846/
6	https://www.ncbi.nlm.nih.gov/pmc/articles/PMC3721228/
7	https://www.fundacionrenequinton.org/blog/equilibrio-hidrico-la-importancia-se-mantenga-constante/

CAPÍTULO XX

LA EXTRAÑA "BRONCEMIA"

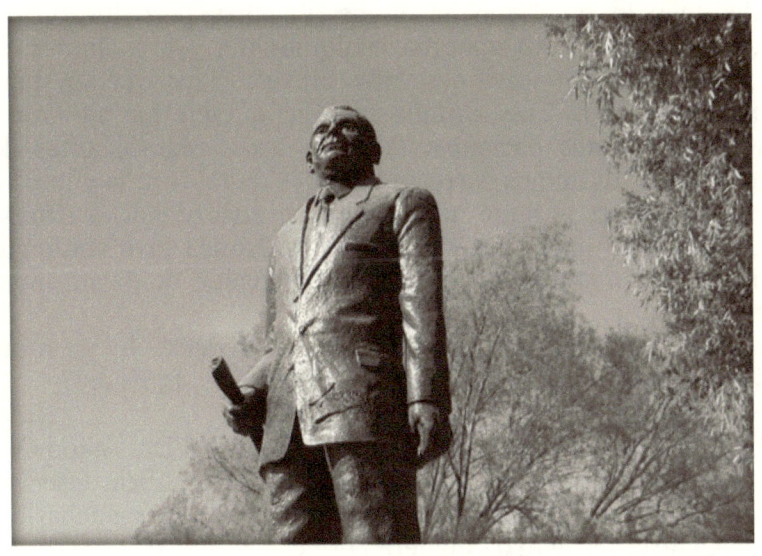

Al terminar de comer un personaje abordó a DOC. Era un hombre de 51 años, obeso, parecía haber realizado deporte en su juventud, su entrecana "barba de candado" resaltaba su autocuidado. Vestía con ropa deportiva de marca. Caminaba con la espalda recta y la mirada directa a los ojos. En su apretón de manos, dejaba sentir una elevada autoestima. Su sonrisa sincera, invitaba a la comunicación abierta. Se trataba del Dr. Arista. Neurocirujano, amigo del Dr. Santana. El DOC. respondió con una sonrisa.

Dr. Arista. - Lo felicito DOC. por su amena charla. Tiene Usted mucha razón al insistir en los cambios que deben realizarse cada día y que no son nada fáciles. Yo soy Neurocirujano, y jamás oí hablar de lo importante del control de PH, ha sido una gran novedad para mí. ¿Puedo comentarle mi caso?

DOC.- Por supuesto.

Dr. Arista. - Me gustaba mucho el Basketbol cuando era estudiante y lo practiqué hasta los 35 años, pero luego... tenía trabajo constante y yo operaba cualquier día y a cualquier hora. Varios años tomé vacaciones muy breves; claro que en lugares exóticos y costosos. Mas tardaba en salir, que en que me llamaran para atender a mis pacientes. Algunas veces regresé antes de lo planeado, con los enojos correspondientes de mi esposa y mis hijos. Descansaba poco, aunque mi bolsillo iba engordando a ritmo tan acelerado, como mi panza y mis piernas. Nunca tuve síntomas de enfermedad. Sin embargo, por varios años padecí de Broncemia, sin querer aceptarla.

Algunos asistentes se habían acercado. El DOC. le preguntó si ellos podían escucharlo. El Dr. Arista complacido dijo que sí.

DOC.- ¿Broncemia?

Dr. Arista. - Supe que este término lo acuñó el Dr. Feijoo Osorio en un Hospital Cordobés, y también vi una magnífica descripción con el Dr. Francisco Occhiuzzi en youtube. (1) Al escucharlo, los síntomas me describían de manera perfecta.

Miren. Yo siempre fui destacado en todas las escuelas y la de Medicina no fue la excepción; durante la residencia me destaqué como el mejor de mi generación. Mis dos primeros años de trabajo en hospital se vieron recompensados con un par de premios y reconocimientos.

Karen. - Entonces... Cuál era el problema.

Dr. Arista. - Allí empezaron mis síntomas. El nivel de Bronce en mi sangre subía y subía, y yo soñaba que algún día sería tanto, que mi estatua de Bronce sería colocada el patio central de mi Hospital.

Todos sonrieron al darse cuenta de esta "extraña" enfermedad.

Lo primero que sentí fue la "importantitis", como dice José Alfredo Jiménez, en su canción Paloma Querida, "me sentía superior a cualquiera", no existía nadie mejor que yo. Después, "Inmortalitis", soñaba con mi estatua de bronce, con un estetoscopio colgado al cuello, mostrando mis grandes músculos y la mirada conectada al cielo...

Ahora todos disfrutaban del testimonio.

Ante cualquier cumplido o felicitación por mis actuaciones médicas, yo solo lanzaba una mirada complaciente, pues perdí mi capacidad de sonreír. La enfermedad alcanzó mis pies, y entonces, ya no caminaba, sino me desplazaba flotando majestuoso en los pasillos del Hospital. Al verme, algunos de mis compañeros Médicos, evitaban el encuentro, ingresando de manera vertiginosa, en cualquier habitación de pacientes; lo cual, solo confirmaba mi poderío.

Al terminar alguna operación exitosa, yo le decía al residente que me ayudaba: "He hecho otro milagro. El paciente se ha salvado gracias a Mí... y a Dios." Cuando los familiares de pacientes preguntaban: "¿cómo salió la operación?" Yo siempre les daba explicaciones rebuscadas, utilizando tecnicismos Médicos para adicionar más "magia" a mis actuaciones; misma que se vio reflejada en el precio de mis honorarios; y acentuaba que había sido "un verdadero milagro". Si alguno de mis ayudantes o enfermeras cometía algún retraso al instrumentarme, lo expulsaba de la sala con gritos y asimismo pedía su reemplazo de manera inmediata. Uno de mis "Reinos", era la sala de operaciones.

Mas tarde aprendí que esta enfermedad afecta a otros profesionistas como: Abogados, Dentistas, Deportistas, Empresarios, Licenciados, y muchas más. Seguro que todos ustedes se han enfrentado alguna vez a estos enfermos...

Todos sonreían.

Karen. - ¡Yo los he tenido que enfrentar en mi propia familia!

Dr. Arista. - ¡Y en los Políticos, aparece la Broncemia de manera espontánea!, tanto que les encanta "re-bautizar" con sus nombres a escuelas, auditorios, calles y hospitales de este país.

Risas y algunos aplausos se dejaron oír.

Investigué que aparece más frecuente, después de los 50's, ¡aunque a mí me afectó desde los 35 años! Después de leer de manera superficial cualquier tema, me sentía experto y nadie podía rebatir mis razonamientos. Tenía "palabra de Rey", y en cualquier tipo de reunión. Si estaba por comprar un automóvil, pedía que me atendiera el gerente y nadie más.

Los estudios concuerdan en que afecta más a los hombres, sin embargo, con las nuevas tendencias de Equidad de Género... les deseo que ¡nunca se topen con una mujer Broncémica!, ¡Son casos muy graves!, tal vez... ¡Incurables!

Ramiro. - ¡Estoy jodido! ¡así es mi esposa!

Mas risas.

Los síntomas más frecuentes que presenté eran:

Diarrea mental. - "excretaba" tantas ideas a la vez, que se manifestaban como "verborragia" (hemorragia de palabras) imparable y yo soñando que estaba en un púlpito...con la Iglesia repleta.

Hipoacusia interlocutoria. - Solo a mi voz, era lo que yo escuchaba. Los otros hablaban y yo fingía escucharlos, pero dentro de mí, estaba preparando la próxima frase irrefutable.

Reflejo Céfalo-caudal. - Así aprendí a caminar con la nariz levantada, y con la cara gesticulando, como si tuviera un poco de asco, y mi cola de "pato".

¿Qué tal? ¿Merezco un aplauso o qué?

Todos aplaudieron sonriendo.

Karen. - Y ¿cómo te curaste?

Dr. Arista. - Con un Infarto.

La sorpresa y un respetuoso silencio irrumpieron la sala.

Me tocó durante una cirugía, el dolor el pecho era "de muerte", insoportable; hice que llamaran a otro Médico de mi especialidad para continuar. No recuerdo más. Desperté 24 horas más tarde en la sala de Terapia Intensiva. Entonces mi vida de transformó. En los días y noches de mi hospitalización tuve tiempo de sobra para reflexionar en todas mis actuaciones, como Médico, Padre, Esposo, Hermano, Hijo y Maestro; pude comprender en el fondo de mi ser, muchos de mis errores. Solo soy un humano, tan grande y tan frágil como cualquiera. Superior a nadie. Es muy claro para mí, que, si Dios me ha dejado, es para ayudar a otros a recuperar su tan ansiada Salud y que a mí lo único que me corresponde es Apoyar. Ahora veo con claridad las múltiples manifestaciones que mi Ego tenía y que me hacían sufrir a mí y lastimaban a otros. Tengo un amigo que pertenece a Alcohólicos Anónimos y con mucha humildad he tratado de apegarme a esos preceptos. Me apego a los pasos 6 y 7 para reparar el daño y las ofensas que he propinado a algunos de mis más cercanos colaboradores y familiares. Ahora consiento y apapacho a mis pacientes y a sus familiares. Muchos han notado mis cambios. Otros, aún me evitan... y los comprendo desde mi alma. Soy más consciente de mis actitudes y del trato con mi familia. Amigos, no soy perfecto. Esta es una parte de mi historia. Les agradezco que me hayan escuchado.

El ambiente era silencioso, más allá de la empatía y la comprensión; tal vez de amor...

1	https://www.youtube.com/watch?v=gNt5hLLZDmc

CAPÍTULO XXI

JUGO VERDE PARA QUEMAR GRASA Y ACTIVAR LAS CÉLULAS MADRE

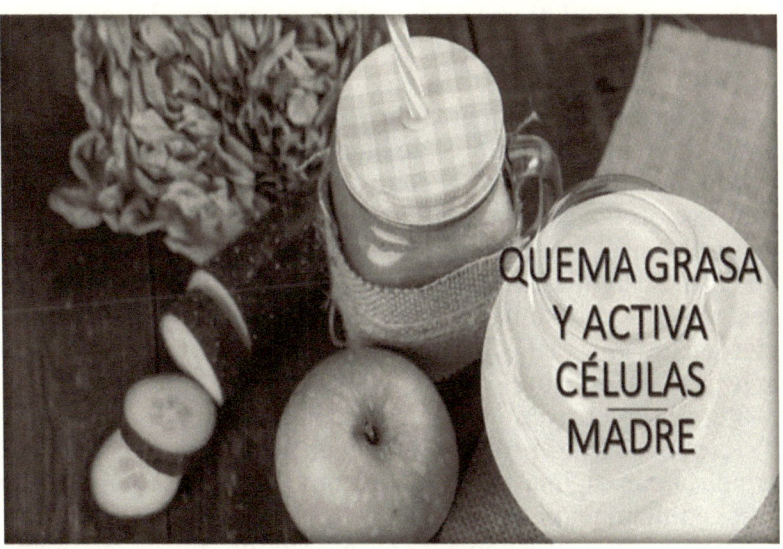

QUEMA GRASA
Y ACTIVA
CÉLULAS
—
MADRE

Todos ocuparon sus lugares en la sala. Los últimos rayos del sol atravesaron la ventana y fueron reemplazados por bombillas eléctricas. Un candelero con 5 velas encendidas, adornaba el centro de la cornisa de la chimenea.

DOC.- Repasemos. Hemos visto que los excesos de ácidos nos llevan a muchos cambios nefastos para nuestra salud, y a la única enfermedad que se llama...

"Acidez".

Así que, existe solo un tratamiento y es...

Karen. - Volvernos alcalinos.

Ramiro. -Sí. Devolverle la alcalinidad a nuestro cuerpo para que realice la magia de la vida y la salud.

DOC.- Así es. Es muy importante evitar al máximo los alimentos ácidos y nutrirnos con los alcalinos. La mejor fuente de alcalinidad, **electrones vivos** listos para darnos energía, son los vegetales. De preferencia orgánicos. Como saben, los pesticidas y fertilizantes también son tóxicos para nosotros. En nuestro país, algunos cultivos se riegan con "aguas negras" que provienen del drenaje de las ciudades.

Siempre han de lavarlas y desinfectarlas ¿Saben porque son de color verde?...

Se miraban entre sí, pero nadie respondió.

Ok. Más fácil. ¿Porque su sangre es roja?

Dr. Arista. - Por su contenido de hierro en la hemoglobina de los glóbulos rojos. El hierro es de color rojo. Incluso las minas de hierro son de color rojo intenso. (1, 2)

DOC.- En efecto. Y la "sangre" de los vegetales se llama clorofila. Las moléculas de hemoglobina y de clorofila son casi idénticas, lo único diferente es su centro de hierro o magnesio.

Ramiro. - Entonces... el centro de la hemoglobina es de hierro... el de la clorofila es de magnesio...

DOC.- ... El magnesio da ese color verde a cualquier vegetal y es un gran alcalinizante. Como todos saben durante la cocción se destruyen las vitaminas y la clorofila, así, al cocerlas, los vegetales pierden, además, su color original; por lo tanto, la mejor manera de ingerirlos es: **crudos.**

Puede ser a través de ensaladas o jugos.

Karen. - Yo he probado moler en la licuadora nopal, brócoli y espinaca con alguna fruta dulce, como el mango; pero me produce gases e inflamación.

DOC.- Es consecuencia del exceso de fibra acompañada de azúcares, que cuando llegan al intestino, las bacterias, hacen orgías de felicidad, se multiplican muy rápido y producen gases, entre otras cosas. Algo similar sucede cuando se combinan cereales secos y fuentes de azúcares como la leche. Utilizar **un extractor de jugos** es lo ideal para obtener los **nutrientes íntegros y crudos.** Aquí una lista de vegetales de los que puedes extraerlos:

Apio	Coliflor
Berenjena	Espárragos
Brócoli	Betabel
Chayote	Perejil
Calabaza	Pepino
Castaños	Pimientos (verde, rojo, amarillo)
Col de Bruselas	Espinaca
Col	Lechugas
Acelgas	Alfalfa
Nopal	

Yo lo preparo como sigue:

½ kilo	Apio
½ kilo	Brócoli

100 GRAMOS	Espinaca
100 GRAMOS	Perejil
2	Limones

De vez en cuando, cambio algunos de los ingredientes, como **brotes o germinados** de alfalfa o de trigo. Después de extraerlo dentro de un recipiente, lo coloco en el refrigerador. De este jugo tomo por los próximos 3 días.

Pueden adicionar algunos otros, de preferencia que sean de color verde intenso. Están invitados a experimentar y encontrar las mezclas que más le gusten. Este jugo verde lo pueden y deben tomar varias veces al día, de diferentes formas:

20% de jugo verde	Más	Un vaso de agua
20% de jugo verde	Más	Un licuado con frutas

O solo.

Manuel. - ¿Puedo adicionarle limón?

DOC.- Por supuesto. El limón contiene ácido cítrico que es un buen preservador, además, su metabolismo produce citrato de sodio y potasio. Aunque, recuerda que ya lo has preparado con dos limones. Pero, prueba, se flexible. Para empezar, dos veces al día y después la veces que quieran. Siempre es una carga alcalina ideal.

Ramiro. - A mí no me gusta masticar las verduras y menos crudas. Sin embargo, extrayendo sus nutrientes solo las beberé; esto es más práctico. ¡qué bien! ...¿Por qué es necesario tomar el jugo verde?

DOC.- Porque contiene todos los nutrientes que necesitamos en forma concentrada y natural. Vitaminas, minerales, fibra dietética, algunas grasas. Una vez en el intestino son procesados con el propósito de ser...

Dr. Arista. - Absorbidos hacia la sangre.

DOC.- El propósito primordial es procesarlos para **construir células madre**.

Dr. Arista. - ¿Cómo? Aprendí que se producen en la Médula Ósea.

DOC.- El principal órgano productor de células madre es el intestino delgado en el fondo de las criptas de las microvellosidades, la producción es tan activa que el epitelio (capa superficial de células) intestinal, se renueva cada 3 a 5 días; y se calcula que se producen de 3 a 5 millones de células madre. **(3, 4, 5)**

Ramiro. - ¿Cada cuándo?

DOC.- Cada segundo.

Ramiro. - ¡Vaya!, Increíble.

DOC.- La producción de estas células madre depende de manera directa de la calidad de nutrientes que lleguen a intestino; pues se convertirán en cada una de las diferentes células de tu cuerpo; ¡en ti mismo! ¡En lo que tú eres!

Ramiro. - Así que... ¡lo que yo elija comer afectará, sin lugar a duda, a mi Salud!

DOC.- Si vives con hábitos y alimentos ácidos varias veces al día, por una semana, por un mes, por un año..., por varios... ¿Cómo esperas gozar de una buena Salud?

Varios asintieron.

Karen. - Entonces... ¿también se producen en la médula ósea?

DOC. - Así es. Y acontece con más intensidad, cuando el organismo se encuentra en tan malas condiciones y tan bajo de nutrientes, que no le queda otra opción que consumirse a sí mismo para producirlas y de esa manera, mantener constante la salud de la sangre. Si la sangre se pierde, la vida también. Utilizará todos recursos que le queden, sacrificando órganos y funciones.

Manuel. - Ya veo con claridad, cómo he maltratado a mi intestino, ¡por tantos años! Hace tiempo tuve mucha envidia, cuando veía a muchas personas "comer de todo", sin medida, y sin tener ningún dolor, o síntoma; me enojaba porque a mí casi todo el alimento me provoca diarreas e inflamación. Le reclamé a Dios, ¡porque a mí!, y ¡porque a ellos no! Ahora sé, que el estado de acidez se manifiesta de diferente manera en cada persona, y que cada uno pagará su propia factura.

Karen. - O gozará de salud si lleva hábitos alcalinos.

Manuel. - Gran verdad. ¿Durante cuánto tiempo debo tomar el jugo verde?

DOC.- ¿Durante cuánto tiempo tu cuerpo necesita adecuada nutrición?

Se escucharon algunas risas.

Nunca será suficiente insistir en lo importante de tomar jugo verde, **varias veces al día**, desde esta fecha, hasta el día en el Creador te llame a cuentas. El mantenimiento y la recuperación de la Salud son bastante simples; pero nunca fáciles, porque has de enfrentarte a tus enemigos más poderosos que viven en tu mente y tu corazón; son **tus propios hábitos**. La mente siempre tiene la justificación perfecta para no cambiar, no intentar, no escuchar, no hacer nada diferente. Quiere mantenerse cómoda. En el fondo solo es miedo... a muchas situaciones. Les pregunto: ¿Quién los llevó a hasta la enfermedad?

Dr. Arista. - Pues sí. Claro. Nuestra ignorancia y nuestros hábitos... Ácidos... por supuesto.

DOC.- Es evidente que, si queremos resultados de salud, debemos de cambiarlos por Alcalinos.

Todos asintieron.

Nadie puede cambiarles sus hábitos. Solo Ustedes. Son producto de: conocimiento, reflexión, y respuesta adecuada; y son responsabilidad individual.   Si están interesados en saber el contenido de nutrientes (vitaminas, minerales, proteínas) de cada uno de los vegetales de su jugo verde, o de cualquier alimento, pueden consultar la Base Nacional de Nutrientes, del Departamento de Agricultura de los Estados Unidos. (6)

1	https://triplenlace.com/2013/10/29/la-quimica-explica-los-variados-colores-de-la-sangre-de-los-animales-rojo-azul-marron-verde-amarillo-naranja/
2	https://www.dsalud.com/reportaje/clorofila-la-sangre-verde/
3	https://www.ncbi.nlm.nih.gov/pmc/articles/PMC4847377/
4	https://www.ncbi.nlm.nih.gov/pmc/articles/PMC4892664/
5	https://www.ncbi.nlm.nih.gov/pmc/articles/PMC3212030/
6	https://ndb.nal.usda.gov

CAPÍTULO XXII

ADOPTÉ HÁBITOS DE GENTE SANA Y MI CUERPO CAMBIÓ

A la reunión acudió Aida, la delgada y atlética estudiante de Medicina que bailaba "Zumba". Levantó la mano.

Aida. - 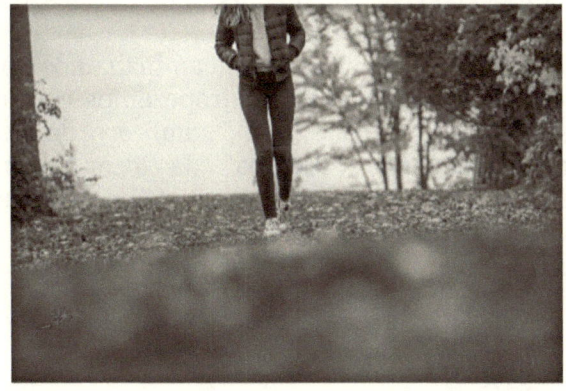 Creo que es muy

importante recalcar la importancia del cambio de hábitos. Como todos ustedes, nunca había oído hablar de lo importante de controlar el PH. Me gusta hacer ejercicio y trato de alimentar e hidratar mi cuerpo de manera adecuada. Pero no siempre fue así.

DOC.- Cuéntanos.

Aida. – A los 13 años ya tenía sobre peso, porque todas las tardes las pasaba frente al televisor, celular y tablet. Comía "chatarra" todo el tiempo. Hacía a un lado, la verdura que mi madre ponía en mi plato y solo comía lo que me gustaba. El ejercicio no "me latía". Cuando cumplí 17 estaba "gordibuena" y tenía muchos pretendientes, hasta que encontré a mi "crush"; estaba más gordo que yo, pero en poco tiempo lo igualé. Ahora éramos "dos albóndigas de la mano". Cuando iba de visita a la casa de mi tía preferida, me encantaba comer sus "desayunos bomba" con abundantes azúcares en forma de pan con mantequilla y frituras de jamón o tocino. Lo mejor eran los frijoles "refritos" con longaniza. ¡Vaya!, ¡Sí que sabían "chidos"!

Manuel. - Ahora te ves muy bien, con un cuerpo hermoso... (Karen jugando, lo interrumpió con un pellizco suave sobre su muslo y una sonrisa maléfica) ...y con gran vitalidad. ¿Como cambiaste?

Aida. – Inicié hace tres años. Acompañé a mi primo Juan, con el que crecí, al centro de la ciudad de México. Él debía comprar algunos instrumentos musicales para su grupo. Juan es un experto es varios instrumentos, desde niño mostró su talento. En estos momentos estudia en la escuela de música de Berklee, que es una de la mejores del mundo. Es un virtuoso.

Varios de sus amigos músicos y yo, caminábamos por las calles. En algún momento entre el bullicio, tropezamos con una persona muy mal vestida con un traje viejo, sombrero de fieltro roto y zapatos muy desgastados. "Trataba" de tocar alguna melodía inentendible con su viejo violín, al que solo lograba arrancarle sones discrepantes. Una bandeja de plástico vacía de dinero, vigilaba sus pies. Todos nos detuvimos. Nos miramos unos a otros y allí empezó el juego.

Le pedimos a Juan que tocara una melodía. Al principio se "hizo de rogar". Después "WTF"

Ramiro. - ¿Qué es eso?

Aida. - "What the fuck" ... en español, algo así como... ¡qué carajo!...

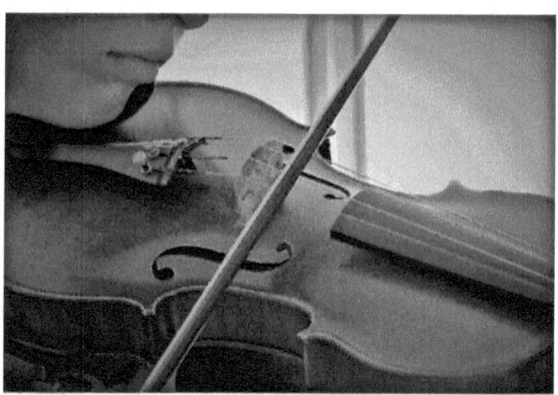

con
al

que el
nos
Entre

más
el
sus

Solicitamos, una propina dueño del instrumento, permiso para "Maestro" complaciera. risas, un momento tarde, tomó violín entre manos, lo AFINÓ, lo levanto en el aire e hizo una caravana para que lo recibieran. Los aplausos de nosotros se escucharon intensos, lo que llamó más la atención de los transeúntes. Tocó una melodía llamada: el Vuelo del Abejorro de Korsakov (1)

Un gran número de personas lo rodeó y todos sorprendidos y emocionados ¡por desempeño tan magistral! El final estuvo repleto de aplausos y ¡vivas!

A través de interminables aplausos, "obligamos" al maestro a complacernos con otras dos melodías. El dueño del violín sonreía con amplitud, y no podía creer lo que sus ojos veían, varias veces lo escuché repetir emocionado: "¡es mi violín!", "¡es mi violín!"

Esos momentos mágicos se quedaron en mi alma para siempre.

Al final yo pasaba entre la gente para recoger las propinas de los oyentes, quienes con una gran sonrisa cooperaron. La bandeja rebozaba de dinero. Se la di a Juan, quien al instante se la entregó a dueño del violín, y le agradeció el préstamo.

Ramiro. - Que bien. Pero, no me queda claro tu cambio.

Aida. - Después de comprar los instrumentos, dentro de la camioneta y de regreso a casa, las imágenes de aquel dueño del violín rebotaban como grillos en mi cabeza. A pesar del ruido de las carcajadas del ambiente de los músicos, yo solo escuchaba a mis propios pensamientos.

Reflexionaba: "Creo que soy como ese mendigo dueño del violín. He caminado por mi vida tratando de obtener los mejores resultados en mi cuerpo y solo he conseguido que mis notas sean chirriantes, he obtenido mala apariencia y enfermedades solo porque no he querido pagar el precio de "afinar" mis hábitos; más bien al contrario, con hábitos desafinados he querido obtener bellas melodías, cómo: estar sana, con energía y además verme bien; ¡que incongruencia! , me paso la vida quejándome y envidiando a mis amigas, pero claro, sin hacer nada para cambiar. ¡Estoy pidiendo solo limosnas a la vida!, y eso es lo que me da."

Estaba en realidad muy enojada conmigo. Algunas carcajadas de los muchachos me quitaron de mi reflexión. Al pasar por el parque nacional "La Marquesa", a mitad de camino entre México y Toluca, mis ideas tomaron otro rumbo... recordaba con cierto dolor las múltiples veces en que tuve "maestros" que trataban de "afinarme" con sus consejos, alguna buena idea, sus palabras o su ejemplo de vida; y la poca atención que les presté, sin saber que era solo yo, a quien las cosas no "le salían bien". Entonces... sin saber cómo, ¡me sentí tocada con la fuerza de un rayo! Una claridad inmensa, penetró en lo más profundo de mi ser. Me di cuenta de que podía ser y convertirme en mucho más que un mendigo. Que los hábitos de "flojera" que me esclavizaban los podía anular de un solo golpe; tendría que dar ese golpe cada día y varias veces. Reconocí que soy una persona muy valiosa, que tengo mucho para dar, que me amo y mucho. ¡Que no me conformaría con migajas! Que cada hora y cada día Aida sería una "mejor Aida".

No soy perfecta, solo me apoyo en mi fuerza interior. No ha sido fácil. Me gustan los resultados que tengo hasta este momento y las frecuentes miradas de los muchachos; si el fantasma de la "hueva" quiere bailar conmigo, el recuerdo de ese dueño del violín y de mi primo Juan, me levantan en un "tronar de dedos" ...

Gracias por escucharme.

Algunos aplausos se escucharon; el ambiente se llenó de introspección; el brillo sobre las mejillas de algunos asistentes, revelaba algunas lágrimas.

1	https://www.youtube.com/watch?v=2QoWGQbJbso

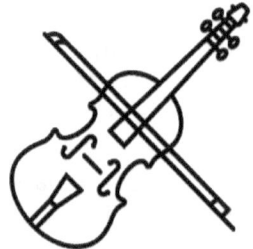

CAPÍTULO XXIII

LA TÍA LAS PRIMAS
Y LA BURRA

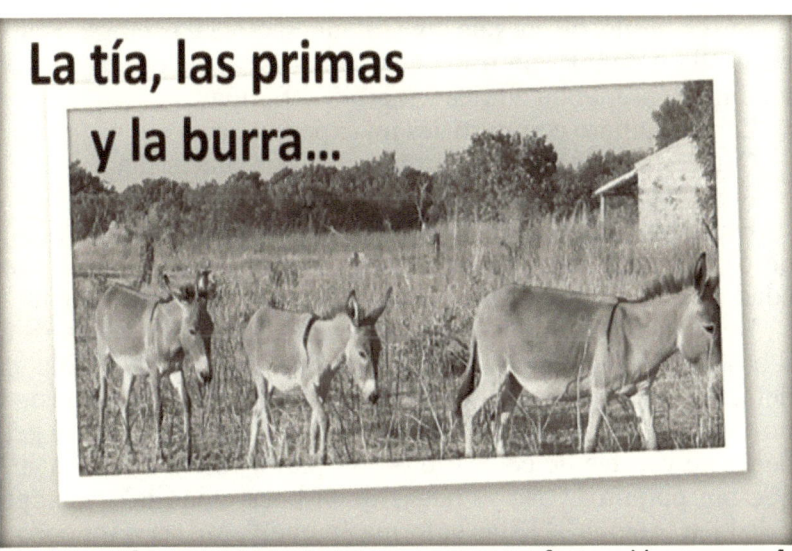

La tía, las primas y la burra...

DOC.- Cuando se comprometan con su transformación personal, no esperen que sus familiares les aplaudan... Tal vez ni siquiera les apoyen. Cando inicié mis propios cambios, en las reuniones familiares, al momento de comer, yo escogía mucha verdura y evitaba la carne. Observaba como varios de mis familiares me veían extrañados, y uno de mis hermanos decía en voz alta: "¡Cuiden el jardín, pues el DOC. puede acabar comiéndose las plantas!", todos reían. Yo hacía acopio de mi fuerza interior y sabía que tendría que ser firme, pues mi salud dependía de eso. Para los que no están enfermos o con síntomas, es muy difícil comprendernos. Sólo el que carga el bulto, sabe cuánto pesa.

Dr. Arista. - En mi caso, cuando la gente supo que yo había casi muerto por el infarto, algunos hasta se alegraron e hicieron comentarios como: "¿por qué no se murió de una buena vez?", "¡Que bueno!, ¡Se lo merecía!". Supe quienes fueron esas personas muy cercanas, y cuando me recuperé, fingían felicitarme por la otra oportunidad que el Creador me dio. Han sido lecciones muy duras de digerir.

DOC.- El cambio y corrección hacia hábitos alcalinos, es una "prueba de vida" para todo aquel se comprometa consigo mismo. **Es difícil al comienzo, y no todos superarán el reto**. La recompensa para los que persisten es el estado de Salud por largos periodos de tiempo, que también puede ser motivo de envidia...

Dr. Arista. - Parece que los humanos podemos envidiar TODO. Se dice que la mejor venganza es que tus enemigos te vean ¡Bien y feliz! En fin...

En el fondo de la sala una mano pidió la palabra. Era Zaira; mujer de 33 años que trabajaba como asistente de un Ginecólogo, era hipertensa, tenía 2 hijos y también obesidad.

Zaira. - Quiero compartirles mi experiencia.

Con respeto, todos dirigieron su atención hacia ella.

A este aprendizaje lo he llamado "La tía, las primas y la burra"

Escuchen. Cuando inicié mis cambios de hábitos para bajar de peso, mis familiares, en especial mi tía Ruperta y sus 4 hijas con edades alrededor de la mía, estaban siempre pendientes de mí.

Un día asistí a la fiesta de cumpleaños de mi Tía, la mesa estaba rebosante de comida y yo escogía algo de ensalada. Ella pasaba detrás de mí y con voz alta me dijo: "! ¡Come bien!, ¡y come de todo!, no vayas a despreciar mi comida ¿eh?", yo alcancé un trozo pequeño de carne y antes de colocarlo en mi plato, volvía a escuchar: "¿Por qué tan poquito?, "No te hagas de la boca chiquita", "siempre has sido bien tragona", "Estás enferma ¿o qué?". Me serví un poco más... Sonrojada me escabullí con mi plato a un rincón del lugar. Cinco minutos más tarde, mi tía fue a supervisar que mi plato estuviera vacío, y así lo corroboró.

A los tres días, me encontraba iniciando mi clase Zumba, y como no estaba acostumbrada a tanto ejercicio, me costaba trabajo seguir los pasos. A los 10 minutos sentía desfallecer y escuchaba los gritos de una de las hijas de mi tía: "¡échale ganas!", "¡baja esas tortas! Y yo trataba de seguir, pero 20 minutos más tarde tuve que suspenderlo y sentarme en el suelo, jadeando, con las mejillas como tomates y la cabeza mojada de sudor. Las demás participantes solo me dirigían miradas de tristeza. Lo peor fue el final de la clase, cuando mi prima se me acercó y me dijo: "mejor ya ni vengas, no aguantas el ejercicio y te mueves como chango de circo, te cansas muy rápido y no tienes ritmo" y se fue con otro grupo de sus amigas. Al pasar junto a ellas alcancé a escuchar que decían: "y además tiene *cuerpo de chorizo*, las *lonjas* se le salen"; todas se despidieron de mí con una leve sonrisa. Tardé 3 meses en volver a intentar el baile.

Otra ocasión estaba yo corriendo con dificultad en el parque del barrio. Una persona me rebasó con rapidez y 10 pasos adelante, regresó hacia mí con una amplia sonrisa. Sí. Otra de mis primas. Yo continué a mi paso. Ella, haciendo alarde al correr hacia atrás, me acompañaba. Me recibió con frases como: "Hace meses que no te veía por aquí...", "Mejor no corras, te va a dar un infarto", "nunca vas a bajar de peso, ya lo intentaste antes, varias veces...", "Te conozco... la próxima semana ya no vendrás a correr", "Bueno. Si insistes... ¡**rueda** más rápido!, ¡Adiós!" Y aceleró su paso hasta que la perdí entre los árboles.

No fui a correr en dos meses, al término de los cuales, continué con mis cambios y me juré ¡nunca volver a escuchar a mis familiares! Al cabo del tiempo, recuperé el control de mi vida y mis hábitos.

Ramiro. - ¿Y la burra?

Zaira. - ¡La burra era yo! ¡Por haberles escuchado!, ¡Pero nunca más!...

CAPÍTULO XXIV

BAJA 2 KILOS POR SEMANA CON ESTE LICUADO

EL RITUAL MATUTINO

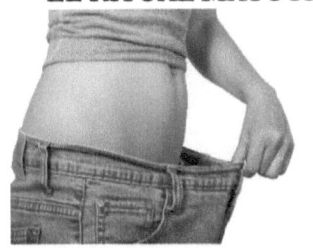

DOC.- Al despertar, después de dormir 6 a 8 horas, nos encontramos deshidratados, así que lo primero será medir el PH de la orina. Si amanecen con cifras menores de 7.2, no se alarmen, mejor tomen medidas correctivas a la brevedad.

Hidrátense con 500 a 800 mililitros de agua con sales. En seguida iniciar el alimento con productos de alto valor nutrimental, fácil digestión y llenos de electrones vivos. La mejor manera es un licuado con estos ingredientes. Les escribo el que yo tomo para empezar mi día:

CANTIDAD TOTAL DEL LICUADO= 800 MILILITROS	
1	Manzana
1	Guayaba (sin semillas)
1 trocito	Jengibre
1 rizoma (raíz)	Cúrcuma
10 gramos (2 cucharadas)	Linaza molida
10 mililitros (2 cucharadas)	Aceite de aguacate o medio aguacate
50 mililitros	Jugo verde
350 mililitros	Agua

El jugo verde debe ser extraído con **anterioridad** para poder adicionarlo a este u otros licuados, lo que supone su compromiso y planeación anticipada.

Todos estuvieron de acuerdo.

Para bajar de peso, es necesario seguir las siguientes reglas:

Tomar el licuado con TODOS sus ingredientes
Tomarlo al menos 3 veces por día. (antes de otro alimento)

Además, con la confianza de que se nutrirán bien, pueden sustituir con licuados (4 a 6 por día), todos sus alimentos durante 15 días, y entonces la baja de peso será muy rápida.

GG.- Pero, tengo miedo a que me de mucha hambre ...

DOC.- Si haces tú licuado 100% como está anotado arriba, nunca sufrirás de hambre, entre otras cosas por el aceite y grasas adicionadas evitan el hambre por un tiempo mayor, y te darán suficiente energía para todas tus actividades.

Les sugiero que prueben, sean flexibles; si algún día quieren comer otras cosas, háganlo sin culpas, solo no abusen de los ácidos, y cuando quieran regresen a estos hábitos.

Si están luchando contra una enfermedad grave, sean más estrictos.

Existen personas que se han nutrido con licuados por 3 a 6 meses, y ha recuperado su salud, sin riesgos.

Por supuesto, que pueden cambiar a la fruta de su preferencia, **siempre que no sea dulce** como naranja, mandarina, mango, piña, uvas, etc. Porque el organismo trata de la misma manera a los azúcares, sin importar sin son naturales, o refinados, y esto incluye a la miel de abeja.

Ramiro. - ¿Porque la guayaba sin semillas?

DOC.- Yo se las retiro para no sobrecargar al sistema digestivo, pues no tenemos alguna enzima (substancia que digiere) para degradarlas. La mayoría de las semillas, así como entran...

Sólo molidas, podemos obtener de ellas los valiosos nutrimentos.

La **linaza** es un producto excelente ya que su alto contenido en fibra favorece el tránsito intestinal, y evita el estreñimiento o constipación. Contiene ácidos grasos omega 3, 6, 7, y 9 benéficos para la construcción celular y además el 20% de su peso es proteína. (1)

Ramiro. - Yo he adicionado las semillas enteras de linaza a mi licuado y no todas se muelen. Así que, muchas de ellas, así como entraron... salieron.

Algunas risas.

DOC.- Deben moler las semillas de manera previa y dejarlas en un recipiente con tapa e ir tomando poco a poco, las que necesiten. O, comprarla ya molida, que es más costosa. Ustedes deciden.

Karen. - ¿Cuáles son los beneficios de la cúrcuma?

DOC.- Es uno de los más poderosos antioxidantes naturales, antibacterial, antinhongos e inclusive analgésico (antidolor). Existen múltiples y variados estudios que demuestran sus beneficios en casos como el cáncer, la insuficiencia renal, afecciones de la piel y muchos más. Será un elemento básico para su licuado de cada día... (2), (3), (4), (5), (6), (7), (8), (9), (10), (11). En México, esta raíz es muy accesible en precio.

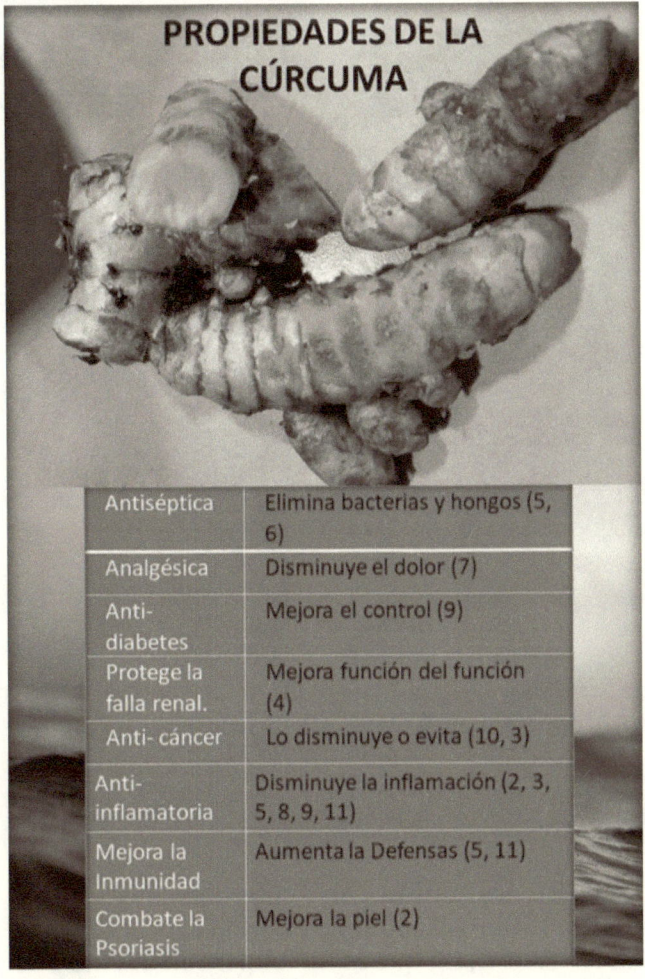

PROPIEDADES DE LA CÚRCUMA

Antiséptica	Elimina bacterias y hongos (5, 6)
Analgésica	Disminuye el dolor (7)
Anti-diabetes	Mejora el control (9)
Protege la falla renal.	Mejora función del función (4)
Anti- cáncer	Lo disminuye o evita (10, 3)
Anti-inflamatoria	Disminuye la inflamación (2, 3, 5, 8, 9, 11)
Mejora la Inmunidad	Aumenta la Defensas (5, 11)
Combate la Psoriasis	Mejora la piel (2)

La cúrcuma **no es soluble en agua,** pero sí en **aceite**, por lo cual su licuado siempre lo debe contener y así garanticen una buena absorción de este nutriente.

Ramiro. - ¿Y el Jengibre?; Me recomendaron como afrodisíaco (estimulante sexual).

DOC.- Así es. Son incontables los beneficios para la salud, y la corrección de la enfermedad (12), (13), (15), (20). Se le han encontrado múltiples propiedades entre las que

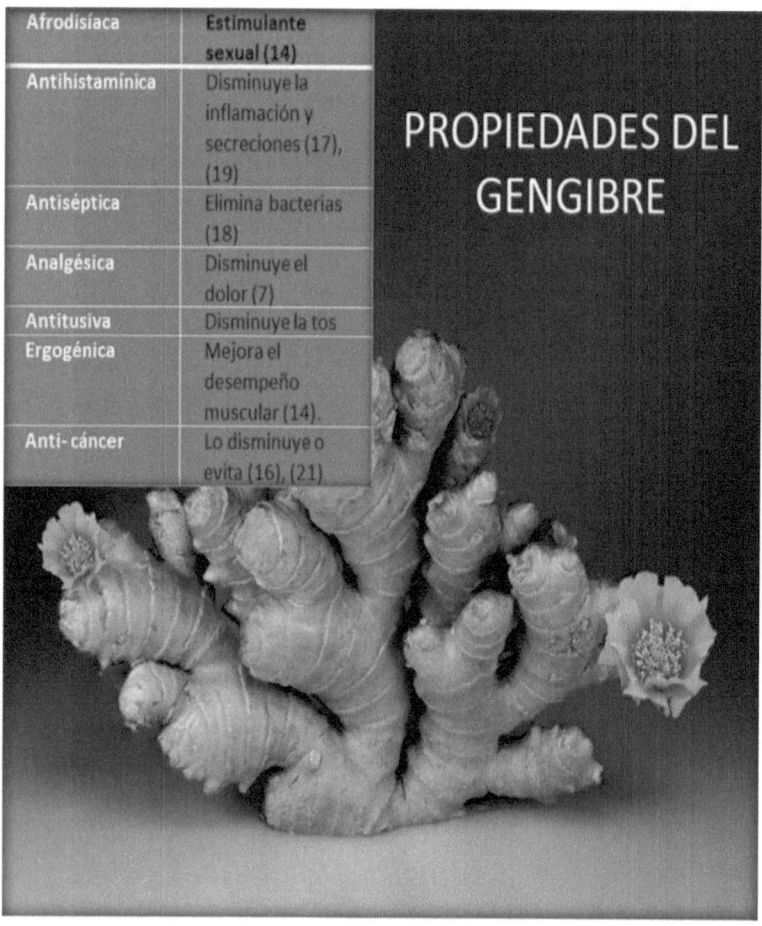

Afrodisíaca	Estimulante sexual (14)
Antihistamínica	Disminuye la inflamación y secreciones (17), (19)
Antiséptica	Elimina bacterias (18)
Analgésica	Disminuye el dolor (7)
Antitusiva	Disminuye la tos
Ergogénica	Mejora el desempeño muscular (14).
Anti-cáncer	Lo disminuye o evita (16), (21)

PROPIEDADES DEL GENGIBRE

Y también se utiliza en enfermedades como la artritis reumatoidea, esclerosis múltiple (15) y el cáncer (16).

Ramiro. - ¡Wow!, ¡Sí que es un "supernutrimento"!

DOC.- Recuerden que no existen nutrimentos, ni productos milagrosos. Que ningún nutrimento actúa solo, y que lo más importante es mantener nuestro organismo con un PH ligeramente alcalino. Si un "supernutrimento", o "complemento nutricional maravilloso" ingresa al cuerpo y se encuentra con un ambiente ácido, sus efectos serán neutralizados al instante y sus beneficios nulos. Sus utilidades se acentúan en un ambiente...

Ramiro. - ¡Alcalino!

Entonces... ¿qué complementos nutricionales necesitamos?

DOC.- Solo necesitamos hábitos alcalinos, una nutrición adecuada de origen natural, no procesada; y nuestro **Médico y Farmacia Interiores** seguirán realizando la magia de la Salud. Así ha sido y será por siempre. Elijan bien lo que han de ingerir y lo que no; su cuerpo se los agradecerá.

Si eligen algún complemento nutricional, observen que sea no procesado, de origen natural, sin conservadores.

1	https://flaxcouncil.ca/wp-content/uploads/2015/04/FlxPrmr-R11-Ch1_Span.pdf
2	Aromatic-turmerone ameliorates imiquimod-induced psoriasis-like inflammation of BALB/c mice.
3	The effect of curcumin on the differentiation, apoptosis and cell cycle of neural stem cells is mediated through inhibiting autophagy by the modulation of Atg7 and p62.
4	Protective effects of curcumin against toxic agents-induced renal failure: a review.
5	Chemical Composition and Biological Activities of Essential Oils of *Curcuma* Species.
6	Inhibitory Effect of Standardized *Curcuma xanthorrhiza* Supercritical Extract on LPS-induced Periodontitis in Rats.
7	Role of curcumin in the management of pathological pain.

8	Ethanol extract of Curcuma longa rhizome mitigates potassium bromate-induced liver changes in the Wistar rat: Histological, histochemical and immunohistochemical assessments.
9	In-vivo anti-diabetic and wound healing potential of chitosan/alginate/maltodextrin/pluronic-based mixed polymeric micelles: Curcumin therapeutic potential.
10	Curcumin Suppresses microRNA-7641-Mediated Regulation of p16 Expression in Bladder Cancer.
11	Inhibitory effect of the compounds from the water extract of Curcuma longa on the production of PGE2 and NO in a macrophage cell line stimulated by LPS.
12	Ginger for prevention or treatment of drug-induced nausea and vomiting.
13	Gingerols and shogaols: Important nutraceutical principles from ginger.
14	Ginger (Zingiber officinale) as an Analgesic and Ergogenic Aid in Sport: A Systemic Review.
15	Therapeutic potentials of ginger for treatment of Multiple sclerosis: A review with emphasis on its immunomodulatory, anti-inflammatory and anti-oxidative properties.
16	Zingerone Suppresses Tumor Development through Decreasing Cyclin D1 Expression and Inducing Mitotic Arrest.
17	Ginger and 6-shogaol protect intestinal tight junction and enteric dopaminergic neurons against 1-methyl-4-phenyl 1,2,3,6-tetrahydropyridine in

		mice.
1 8		Antibiofilm and Antivirulence Activities of 6-Gingerol and 6-Shogaol Against *Candida albicans* Due to Hyphal Inhibition.
1 9		Zingiber officinale extract administration diminishes steroyl-CoA desaturase gene expression and activity in hyperlipidemic hamster liver by reducing the oxidative and endoplasmic reticulum stress.
2 0		Renal protective effects of zingerone in a mouse model of sepsis.
2 1		6-Gingerol as an arginase inhibitor prevents urethane-induced lung carcinogenesis by reprogramming tumor supporting M2 macrophages to M1 phenotype.

CAPÍTULO XXV

QUÉ ES EL BISFENOL A (BPA), COMO NOS DAÑA Y COMO EVITARLO

Entrada la noche, el grupo sentía hambre y los anfitriones de la casa Manuel y Karen, les invitaron a tomar algunos bocadillos hechos de los restantes de la comida, y algunas frutas. Después de comer y algunos minutos de plática, todos tomaron sus lugares. Habían pasado las horas "sin sentirlas", y estaban dispuestos a seguir aprendiendo.

El DOC apeteció una tortilla con aguacate, una manzana y una guayaba. Sacó del bolsillo de su pantalón una pequeña bolsa de plástico, que contenía un polvo blanco, que adicionó al agua de un vaso de cristal. Todos tomaron sus sillas.

Juana. - Con una gran sonrisa. Yo pensé que era para inhalar, hasta le iba a pedir un poco...

DOC.- Son la mezcla de 4 carbonatos, los ¿recuerdas?

Juana. - Sí.

DOC.- Ya nunca me hidrato con agua "simple", debe contener sal de mar o ...

Juana. - Carbonatos.

DOC.- Eso es. Y en envase de vidrio.

Juana. - A mí me gusta el Té en mi botella de plástico, la caliento en el microondas y es muy practica para llevar. La reutilizo varias veces antes de tirarla, así coopero para contaminar menos.

DOC.- Existe más riesgo para tu salud en esa botella; de hecho, si calientas tu comida en cualquier utensilio de plástico.

Juana. - No entiendo. ¿Qué tiene que ver el plástico en la salud?

DOC.- Todo. Este es otro capítulo ignorado en nuestro querido país. Para iniciar te recomiendo nunca más calentar ningún alimento o bebida en utensilio de plástico, complicarían más cualquier enfermedad.

Mira. Los plásticos se constituyen por sustancias llamadas *polímeros*, y para darles diferentes consistencia y durabilidad se les adicionan otras sustancias como el Bisfenol A (BPA) y los Ftalatos, los cuales no se integran del todo a la mezcla y al calentarlos se desprenden más.

Si tu alimento esta preservado en un envase de plástico, algunas partículas los contaminan, mismas que se ingieren y llegan a todo el organismo.

Juana. - Eso es exagerado ¿no?, no puedo creer que solo por guardar mis alimentos en plástico, me pueda afectar.

DOC.- Eso mismo piensa mucha gente y no se percata de los riesgos para su salud.; sin embargo, una encuesta realizada en Estados Unidos ha demostrado en su población, que el 93% de 6 años y más, tiene niveles detectables de bisfenol A; lo orinan cada día. (1)

En este link pueden encontrar más de **400 estudios** muy recientes sobre el BPA (2)

Aquí algunos de los polímeros más usados, recuerda algunos de los materiales que tienes en tu casa:

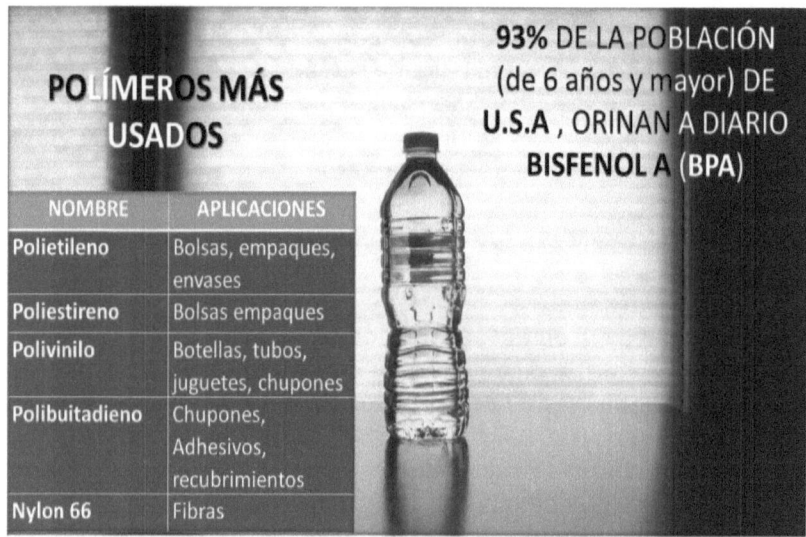

El BPA se considera como uno de varios "disruptores endocrinos", que crean un daño brusco a sistema hormonal (3, 9, 10); el cual se encarga de mantener casi todos los equilibrios para el funcionamiento del organismo. El BPA actúa como una mala copia de los estrógenos, pero además se comporta como un tóxico, al suplantarlo en muchas de sus funciones.

Estos disruptores actúan en combinación con otros, como los plastificantes y estabilizadores llamados **Ftalatos** los cuales tienen efectos tan severos que alteran al mismo núcleo de las células, llevándolas y su mal funcionamiento, muerte y degeneración; por lo que, no sorprende que también sean un gran factor de riesgo para el Cáncer (4, 5, 6), o trastornos neurocognitivos (deficiencia o alteración de comportamientos normales) (7), o Diabetes (8)

Se ha detectado en la población de EU (11) la presencia de tóxicos adquiridos por la contaminación ambiental, pesticidas, consumo de alimentos y uso de productos de cuidado personal, como los siguientes:

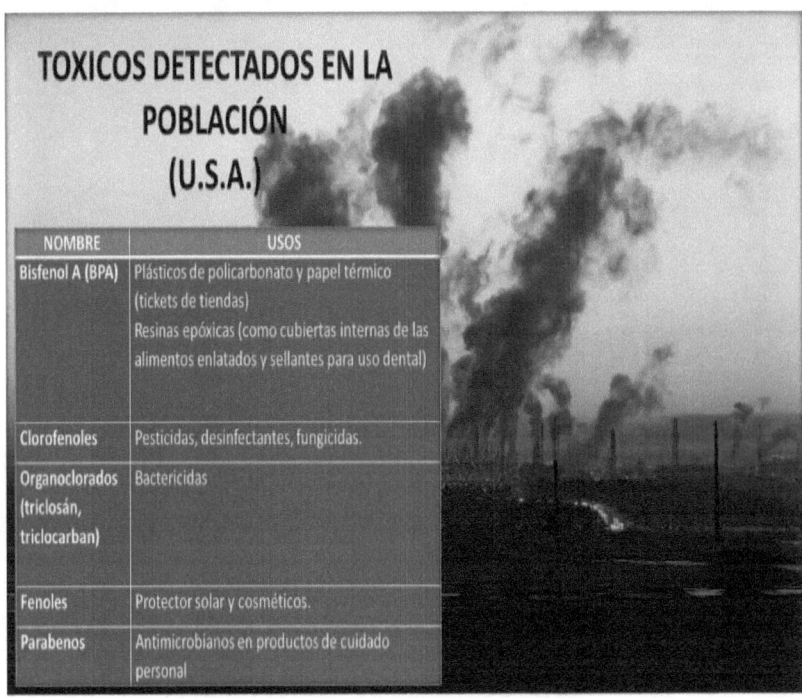

TOXICOS DETECTADOS EN LA POBLACIÓN (U.S.A.)

NOMBRE	USOS
Bisfenol A (BPA)	Plásticos de policarbonato y papel térmico (tickets de tiendas) Resinas epóxicas (como cubiertas internas de las alimentos enlatados y sellantes para uso dental)
Clorofenoles	Pesticidas, desinfectantes, fungicidas.
Organoclorados (triclosán, triclocarban)	Bactericidas
Fenoles	Protector solar y cosméticos.
Parabenos	Antimicrobianos en productos de cuidado personal

Cada uno de los anteriores tiene efectos que causan daño celular severo. Por esto son capaces de matar a los insectos.

Daniel. - ¡Que cosa tan terrible! Tengo un hermano que nunca pudo tener hijos, su Médico le comentó que podría ser a causa de la contaminación... pero hasta allí llegó la explicación.

DOC.- Uno de los aspectos más estudiados, ha sido el efecto de los disruptures en la salud reproductiva y la mayoría coinciden en que puede ser causa de esterilidad. En la actualidad, los hombres tienen una disminución de espermatozoides hasta en un 50%, en casi todo el planeta.

¿Qué?, ¿cómo? varias voces se escucharon.

Daniel. - ¿Disminución del 50%?, ¿Cómo es posible?!!

DOC.- Los estudios revelan una disminución constante histórica, aproximada, desde 1940 a la fecha, **de 1.3 % anual** y, por otro lado, un aumento constante de estos "Disruptores" (12, 13, 14, 15, 16, 17 y 18)

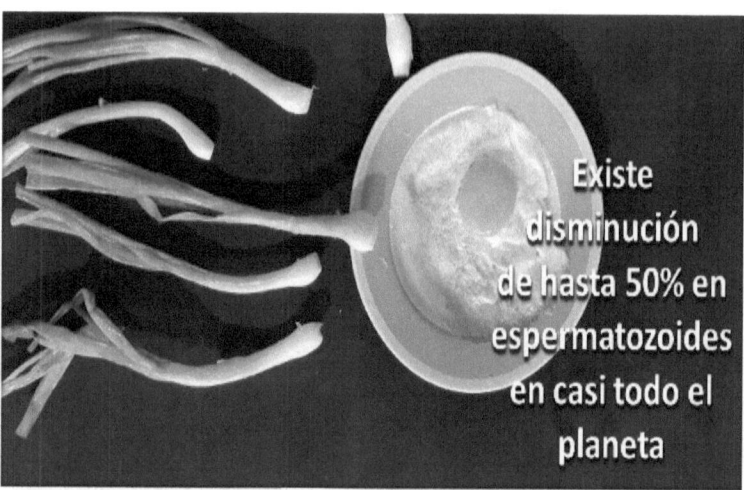

Existe disminución de hasta 50% en espermatozoides en casi todo el planeta

Daniel. - Esta palabra me parece muy elegante para algo que nos "friega" las glándulas y origina cáncer. Tal vez se salvan los países que no son tan "desarrollados".

DOC.- Tal vez...

Daniel. - Me enoja saber que, si voy al mercado a comprar mis verduras, han sido tratadas con pesticidas, herbicidas y fertilizantes químicos. Todo eso "va pa'dentro". ¿Qué voy a hacer?

Karen. - Comer como tus abuelos. De preferencia natural, lo que hoy llamamos "orgánico".

GG.-Sí. Y mantener tu PH de 7.2...

¡Ya lo sabemos! Se escucho en coro.

GG.- Hacia arriba... Solo murmuró.

Juana. - ¿Que esto no la saben los gobiernos?, ¿Hacen algo para evitarlo?, ¿Son parte de una conspiración?

DOC.- Me parece que son, como siempre, cuestiones económicas. La venta de todos esos productos deja ganancias supermillonarias. En junio de 2010, un grupo de científicos y varias organizaciones internacionales enviaron una carta a la Unión Europea, advirtiendo de los grandes riesgos para la salud que tienen en especial, los plásticos. (19)

Las compañías productoras, presentaron abrumadora evidencia (que ellas pagaron), que contradecían los "estudios científicos" y afirmaban los plásticos eran "inocuos".

Esto hizo que varios países prohibieran el uso de Bisfenol A en la producción de biberones en Canadá y EU (20) y en la Unión Europea (21). Algunos fabricantes de plástico ya imprimen en sus productos la leyenda "Libre de BPA".

Juana. - Qué bueno que nuestros Gobernantes ya están tomando medidas. Eso me tranquiliza.

DOC.- Eso es en otros países...

Juana. - ¿Cómo es eso?

DOC.- En nuestro México, a pesar de las evidencias científicas y los cambios de regulación en otros países... es un tema ignorado y no existe regulación alguna.

Juana. - Entonces. Un productor de utensilios de plástico, puede adicionar cualquier sustancia sin tener que dar explicación alguna y a sabiendas que ¡**afecta la salud de mucha gente!**

DOC.- No existe regulación. La más reciente propuesta de los Legisladores para este tema, se realizó el 17 de mayo de 2017, y en ella se dice:

" En México, en cambio, se han ignorado las advertencias internacionales sobre el uso de este plástico. Los innumerables estudios y las medidas legislativas que han tomado otros países en la materia, no han sido suficientes para que el gobierno mexicano tome las decisiones pertinentes." (22)

Juana. - Ya veo...

Manuel. - Evitaré el plástico en mis alimentos al máximo.

Karen. - Y jamás calentar nada en ellos.

	https://www.niehs.nih.gov/health/topics/agents/sya-bpa/index.cfm
	https://www.niehs.nih.gov/research/programs/endocrine/bpa_initiatives/bpa-related/index.cfm
.-	https://definicion.de/disruptivo/
	https://www.ncbi.nlm.nih.gov/pubmed/30307509
	https://www.ncbi.nlm.nih.gov/pubmed/30210810
	https://www.ncbi.nlm.nih.gov/pubmed/30149577
	https://www.ncbi.nlm.nih.gov/pubmed/30081481
	https://www.ncbi.nlm.nih.gov/pubmed/30233498

	https://www.ncbi.nlm.nih.gov/pubmed/30009950
0	https://www.ncbi.nlm.nih.gov/pubmed/30006252
1	https://www.cdc.gov/nchs/data/nhanes/nhanes_13_14/EPHPP_H_MET.pdf
2	Temporal trends in human semen parameters in New England in the United States, 1989-2000.
3	Recent adverse trends in semen quality and testis cancer incidence among Finnish men.
4	Is the quality of donated semen deteriorating? Findings from a 15 year longitudinal analysis of weekly sperm samples.
5	Decline in semen concentration and morphology in a sample of 26,609 men close to general population between 1989 and 2005 in France.
6	Sperm counts may have declined in young university students in Southern Spain.
7	Temporal trends in sperm count: a systematic review and meta-regression analysis.
8	Spermatotoxicity associated with acute and subchronic ethoxyethanol treatment.
9	https://www.ecologistasenaccion.org/?p=17966
0	http://www.elmundo.es/elmundosalud/2011/05/31/noticias/1306860591.html
1	http://www.elmundo.es/elmundosalud/2010/11/25/noticias/1290712681.html
2	http://www.senado.gob.mx/64/gaceta_comision_permanente/documento/71742

CAPÍTULO XXVI

¿PORQUÉ NO DEBEMOS COMER CARNE?

Daniel había sido amigo del DOC desde la infancia. El futbol le apasionó siempre. Desde la preparatoria se distinguió como buen jugador. Su cuerpo delgado y su continuo entrenamiento, le permitieron entrar a la "reserva" de su equipo profesional favorito. Cada semana, al terminar "el juego", iba con los amigos a celebrar tomando cervezas y comiendo profusas cantidades de carnes, desde barbacoas hasta "carnitas" (carne de puerco frita). Con el tiempo, dejo de practicar el futbol y sus ropas lo resintieron, pues fueron desechadas y sustituidas por otras que eran 3 tallas más grandes. Sus variadas ocupaciones como Arquitecto casi siempre terminaban en abundantes comidas acompañadas con cervezas o vino. Ahora contaba con 50 años. Su empresa había crecido mucho, y tenía a su cargo a tres gerentes que le rendían cuentas de 350 trabajadores. Se había convertido en un Profesional muy próspero.

Levantó la mano para participar.

Daniel. - Yo tengo una duda.

DOC.- Adelante.

Daniel. - Gracias DOC, por invitarme a tu exposición de la Facultad de Medicina. Me llama la atención, la aseveración de que uno de los alimentos más ácidos, es la carne. Entiendo que todos necesitamos proteínas. En mi caso he sido un verdadero "tragón de carnes". Si no existía carne, para mí eso no era "comida". Cuando joven, me detenía en expendios de tacos y me hice cliente frecuente de varios de ellos. Cuando ya ganaba más dinero, asistía de manera religiosa a mis restaurantes preferidos casi cada día. Me encantaba que los meseros me presentaran la charola con los "cortes de carne", para elegir el mío. Prefería la carne "marmoleada" (con líneas amarillentas de grasa acumulada en ella). Cambié los tacos por cortes de carne como: "Ribe eye", o un "morrillo" molido, o una jugosa y tierna "aguja a la plancha", o un caldo de "brazuelo", o un filete de "espaldilla", "mignon", "tournedó", o "chateubriand", a veces pedía mi hamburguesa de "falda", o "bife de chorizo".

Cuando no iba a restaurante, yo mismo preparaba mis cortes en casa y 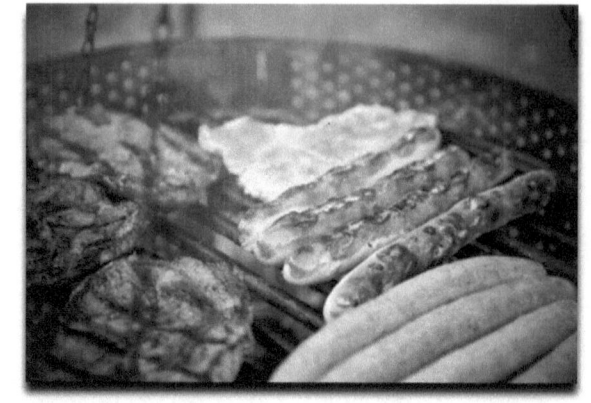 compré una parrilla para hacer mi "asado ahumado". Muchas veces combinaba, los cortes con diferentes embutidos, para darle un sabor más intenso; utilizaba salchichas, chorizos y jamones. Aparte de su sabor tan delicioso, yo pensé que comer mucha proteína le hacía bien a mi cuerpo. Nunca faltó su fiel acompañante y cambié las cervezas por el vino importado. Como muy poca verdura, y las ensaladas que acompañaban a mis platillos, casi siempre quedaban intactas. Y por supuesto, nunca perdonaba el postre, que debía ser algún pastelillo con nombre exótico, adornado con una sola hoja de menta en su superficie... al menos tenía "algo verde" ...

Karen. - ¿Todavía sigues comiendo así?

Daniel. - Yo qué más quisiera... Pero ya no.

Hace 1 mes me han detectado Cáncer de colon. Me proponen cirugía, es decir, quitarme la zona afectada y empezar a utilizar una bolsa de colostomía (bolsa plástica que se coloca en la pared de abdomen para recolectar la materia fecal) y también quimioterapia. El médico me ha dicho que debo de comer menos carne y no entiendo por qué. ¡¡Tanto que me gusta...!! Que paradoja. Ahora he consolidado mi éxito económico. Yo creí que comer en buenos restaurantes, era alimentarme bien. Hoy puedo comprar toda la carne que quisiera... ¡y resulta que debo comer menos!, ¡Y, además, este cáncer puede matarme! Así que... ¿Es la carne mala para la salud?, ¿Puedo comerla?, ¿Si es así, que cantidad?

DOC.- Bien. En México, el cáncer de colon es la 4 causa de muerte en hombres de 45 y 64 años. (1)

Existen múltiples y variadas evidencias que vinculan a la ingesta de carne roja con el **cáncer de colon;** es decir, entre más carne ingieres, aumenta la probabilidad de adquirirlo. (2, 3, 4, 5, 6, 7, 8, 9, 10, 11, 12 y 13). Y un grupo de 22 expertos internacionales, después de analizar más de 800 estudios, ha llegado a la misma conclusión: **El consumo de carne roja y carne procesada aumenta el riesgo de cáncer de colon.** (15,16). Estos hallazgos han sido reconocidos y promocionados por la Organización Mundial de la Salud OMS (17), y te invitan a "limitar el consumo de carne roja".

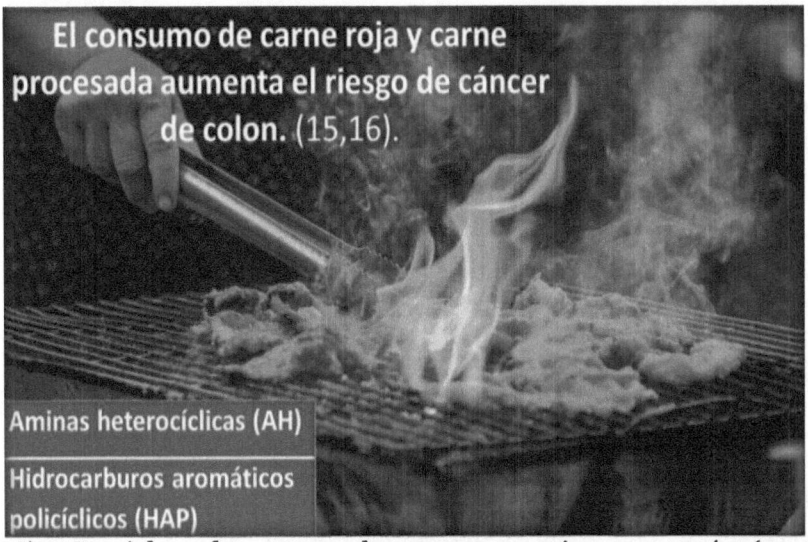

El consumo de carne roja y carne procesada aumenta el riesgo de cáncer de colon. (15,16).

Aminas heterocíclicas (AH)

Hidrocarburos aromáticos policíclicos (HAP)

Mira Daniel, cada vez que la carne se cocina en sartén (asada o frita), fuego directo, o parrillas, la elevación de la temperatura provoca la desnaturalización de sus proteínas y esto causa la generación de "nuevos compuestos" llamados AH (aminas heterocílcicas) y HAP (hidrocarburos aromáticos policíclicos).

Y se forman en cualquier tipo de carne: pollo, res, cerdo, pavo o pescado. Una carne "ahumada" está repleta de HAP y son parte de su distintivo sabor. Los HAP también se encuentran en el humo de los cigarrillos y las emisiones de gases de los automóviles. (18, 19 y 20)

Daniel. - ¿Y estas sustancias tienen efectos?

DOC.- Sí. Son tan tóxicas que provocan daño celular directamente en el ADN (ácido desoxirribonucleico), que es el centro de toda nuestra información genética; por lo que se les considera cancerígenos (que provocan cáncer).

Daniel. - ¿Cáncer de colon?

DOC.- Cuando estos tóxicos entran al organismo, no distinguen a ninguna célula en especial, destruyen "parejo"; atacan a cualquier célula, y dependerá de los mecanismos de compensación de tu cuerpo para que el daño se manifieste en un órgano o en otro. Son **cancerígenos**.

Daniel. - Ahora entiendo que mi gusto por la carne ha lastimado a mis células en muchas ocasiones y por muchos años...pobre de mí colon...y pobre de mí...

DOC.- Las carnes procesadas como los embutidos (salchichas, salami, chorizos, jamones, etc.) son todavía más dañinas y cancerígenas. Tienen todas las razones para no consumirse jamás. Están hechas de los restos molidos (una vez que se les ha extraído la mayor parte de su carne) del cadáver del animal, se les adicionan colorantes, estabilizadores, saborizantes y al final conservadores que se llaman Nitritos y Nitratos.

 La clasificación (ejemplo: E249) es lo que anotan en sus etiquetas. Con solo ponerlo en nuestra boca los **nitratos** se convierten en **nitritos** y continúan haciéndolo en todo el trayecto digestivo hasta el final. Los nitritos... ellos ya son nitritos.

Dentro del organismo, todos los nitritos, se combinan con las "aminas" (derivados del amoníaco) que se encuentran siempre presentes en nuestro metabolismo, y forman compuestos llamados "nitrosaminas" que también son cancerígenos. (15, 16, 17, 23 y 24). Las aminas son responsables enre otras cosas de olor característico de algunas secresiones de nuestro cuerpo como la orina, el semen, la materia fecal y la halitosis (mal olor de la boca).

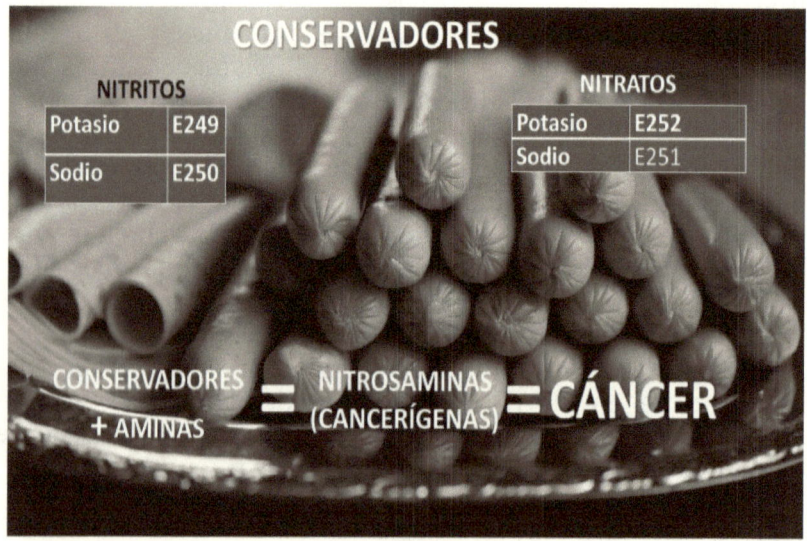

CONSERVADORES

NITRITOS

Potasio	E249
Sodio	E250

NITRATOS

Potasio	E252
Sodio	E251

CONSERVADORES + AMINAS = NITROSAMINAS (CANCERÍGENAS) = CÁNCER

Ahora imagina lo que hace a tu organismo una combinación de carnes rojas y procesadas en el mismo platillo...

Daniel. - ¡Ya me digas!, ¡eso hacía yo! y mis amigos siempre aplaudían "mis asados".

DOC.- Por muy sabrosa que sea la carne, siempre trae efectos dañinos al metabolismo de las células. Si la consumes de manera cotidiana, aumentas tus riesgos de adquirir algún tipo de cáncer.

Daniel. - Entonces. ¿No necesitamos proteína?

DOC.- Las cantidades necesarias de proteínas para un adulto sano se encuentran entre 0.8 y 0.9 gramos por Kilogramo de su peso Ideal, por día (21 y 22). Mira, si yo peso 65 Kilogramos, requiero de... alrededor de 52 gramos de proteína.

Daniel. - ¡Que bárbaro!, si mis cortes de carne eran de 200 o 300 gramos, eso alcanzaba para alguien que pesara 200 o 300 kilogramos. ¡He comido de más!, ¡yo comía la dosis para 3 a o cuatro personas!, y además ingresaba muchos cancerígenos a mi organismo. Ahora entiendo porque no debo comerla tanto...

DOC.- O ya no comerla...

Daniel. - ¡Pero necesito proteínas! O ¿no?

DOC.- Sí. Y no tienen que ser de origen animal, de manera exclusiva. También existe la proteína vegetal.

Daniel. - ¿Ah sí?...

DOC.- Por supuesto y existen varias fuentes de proteína de gran calidad:

PORCENTAJE DE PROTEÍNA VEGETAL.

Frijoles (15)	Soya (32)	Lentejas (18)	Garbanzos (14.5)	Chícharos (8.5)	Cacahuate (7)	LEGUMBRES
Kale (4.3)	Huazontle (10)	Espinaca (5.3)	Alcachofa (3.5)	Brócoli (3.5)	Col de Bruselas (4)	VERDURAS
Aguacate (2)	Pasas (5)					FRUTAS
Pastas (8)	Avena (5)	Amaranto (10)	Quinoa (8)	Arroz (4.2)	Maiz (5)	CEREALES
Almendras (7.5)	Chía (4.5)	Pistachos (6.5)	Nuez de la india (5.2)			SEMILLAS

En resumen, la ingesta de carne lleva a al organismo muy rápido al estado de ACIDEZ, y encontramos dos fuentes de cancerígenos: la cocción y la adición de "conservadores"; así que es un gran reto para el cuerpo lidiar con tantos tóxicos y si se ingieren de manera frecuente...lo llevan hacia la enfermedad.

Todos asintieron.

En tu caso, Daniel, así como otros que están luchando contra una enfermedad grave, mi recomendación es que no ingieras más proteínas de origen animal, es un factor determinante en el origen de tu estado actual. Ya te he mostrado suficiente evidencia para analizar y tomar decisiones. Como siempre, cuando estés frente a la comida, tú y solo tú, decidirás que vas a comer. Espero que tomes las riendas con firmeza, y controles a tus hábitos.

Daniel. - Gracias DOC. Haré los cambios necesarios. No quiero la cirugía, y menos la "quimiodesgracia". Me apoyaré en la disciplina que desarrollé en mi juventud deportiva y ¡voy a cambiar!

Esta parte de la sesión terminó entre aplausos y buen ánimo. El mensaje los inspiraba a realmente tomar el control de sus vidas, haciendo pequeños cambios cada día. Sin embargo, el DOC. no estaba muy entusiasmado en su interior; porque en su larga trayectoria, había visto muchas veces, las buenas intenciones de cambio en sus pacientes y casi siempre corroboraba, lo que otros investigadores veían a nivel mundial: que, a pesar de estar enfermos, más del 80% de los pacientes, permanecían en sus viejos hábitos, y la enfermedad seguía su curso inalterable... Se pregunto si los asistentes iban a ser del restante 20% que logran gobernarse a sí mismos y son una inspiración para otros; la moneda estaba en el aire...

GG.- Ya voy a comer más verduras, y en lugar de milanesa comeré hongos.

DOC.- Los hongos **no son** vegetales... Y dañan tu cuerpo.

GG.- ¿Qué?!!

	https://www.gob.mx/salud/documentos/informe-sobre-la-salud-de-los-mexicanos-2016-116713
	https://www.ncbi.nlm.nih.gov/pubmed/15956652?dopt=Abstract
	https://www.ncbi.nlm.nih.gov/pubmed/15499619?dopt=Abstract
	https://www.ncbi.nlm.nih.gov/pubmed/15342453?dopt=Abstract
	https://www.ncbi.nlm.nih.gov/pubmed/16519996?dopt=AbstractSc

	opus (84)
	https://www.ncbi.nlm.nih.gov/pubmed/20215514?dopt=Abstract
	https://www.ncbi.nlm.nih.gov/pubmed/15644544?dopt=Abstract
	https://www.ncbi.nlm.nih.gov/pubmed/21674008?dopt=Abstract
	https://www.ncbi.nlm.nih.gov/pubmed/17953789?dopt=Abstract
0	https://www.ncbi.nlm.nih.gov/pubmed/20530708
1	https://www.ncbi.nlm.nih.gov/pubmed/23380943?dopt=Abstract
2	https://www.ncbi.nlm.nih.gov/pubmed/22864938?dopt=Abstract
3	https://www.ncbi.nlm.nih.gov/pubmed/24025632?dopt=Abstract
4	https://www.ncbi.nlm.nih.gov/pubmed/16452248
5	https://www.iarc.fr/en/media-centre/pr/2015/pdfs/pr240_E.pdf
6	https://www.thelancet.com/journals/lanonc/article/PIIS1470-2045(15)00444-1/fulltext
7	https://www.cancer.org/latest-news/world-health-organization-says-processed-meat-causes-cancer.html
8	https://www.ncbi.nlm.nih.gov/pubmed/15199546
9	https://onlinelibrary.wiley.com/doi/abs/10.1111/j.1541-4337.2010.00141.x
0	https://www.sciencedirect.com/science/article/pii/S0956713511002258
1	http://www.fao.org/docrep/003/aa040e/AA040E05.htm#ch5.2
2	http://www.fao.org/3/a-y5686e.pdf
3	https://onlinelibrary.wiley.com/doi/full/10.1111/j.1541-4337.2010.00141.x
4	https://www.sciencedirect.com/science/article/pii/S0956713511002258

CAPÍTULO XXVII

NO VOLVERÁS A COMER HONGOS CUANDO SEPAS ESTO

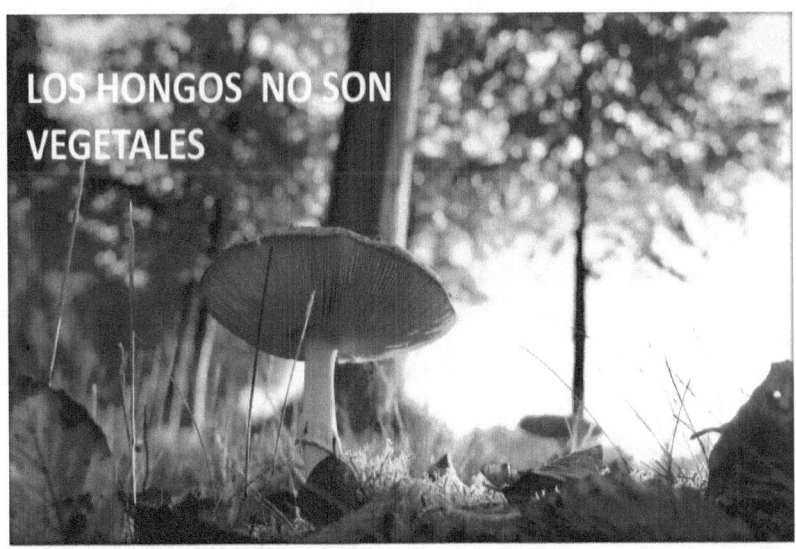

LOS HONGOS NO SON VEGETALES

GG acostumbraba a comer hongos de manera frecuente, pensaba que eran vegetales y que nutrían bien a su cuerpo, aunque la razón principal era que le gustaba mucho su sabor (casi siempre comía lo que le gustaba...aunque no fueran hongos...). Tenía predilección por el huitlacoche (1), hongo de color azuloso que crece en el maíz y por la setas o callampas (2). Cada vez que las comía, terminaba con un poco de dolor abdominal, algo de gases intestinales, pero no le daba importancia. En alguna ocasión se le "aflojó" el estómago, y después de 4 evacuaciones líquidas se sintió mejor.

GG.- ¿Como que no son vegetales?

DOC.- No son vegetales y tampoco animales.

GG.- Entonces ¿Qué son?

DOC.- Hongos.

GG.- Eso no me saca de la duda.

DOC.- Mira GG, los hongos son un reino aparte, por sus características se les clasifica de manera distinta. Tienen cualidades y formas de vivir que los hacen únicos. Su reino de llama Fungi, y a él pertenecen múltiples y variadas formas, tan abundantes que solo son superadas en variedad, por los insectos. (3 y 4)

Sin embargo, la característica que nos atañe es que son Heterótrofos Absorbotróficos

GG.- ¿Qué?, Eso suena a otro idioma. No entiendo.

DOC.- Heterótrofo es aquel organismo vivo "que debe consumir elementos de la naturaleza ya constituidos como alimentos, ya sintetizados por otros organismos" (5)

Los humanos y las bacterias somos así. Nos comemos a otros, para obtener sus nutrientes.

Y Absorbotrófico significa que producen enzimas, toxinas y ácidos extracelulares que degradan el sustrato.

GG.- ¿Quiere decir que destruyen al sustrato antes de alimentarse?

DOC.- Sí. El "sustrato" es cualquier célula con la que se encuentren, en cualquier medio. Lo que hacen es "licuar" y fermentar con sus productos extracelulares a sus víctimas (células, tejidos, órganos) y absorber de allí sus nutrientes. No necesitan la luz para desarrollarse y no producen clorofila.

Así que una vez que los ingieres, dentro de tu organismo, hacen su función: licúan, fermentan y después absorben los nutrientes... de tus células... Algunos abogan por ellos por su contenido en proteínas y vitaminas, **pero es más el daño,** que el beneficio. Recordemos que aún sin comerlos, son parte de nuestro microbioma (población de bacterias), si están en equilibrio, son simbiontes, nos ayudamos mutuamente con ellos. Tienen sus ciclos de pleomorfismo que se desarrolla con el estado de acidez, lo que aumenta el daño celular. Si a esto le adicionamos hongos en la dieta, pueden intensificar la acidez existente y producir más complicaciones. Los productos de su metabolismo son micotoxinas, ácidos, alcohol, o ácido carbónico. Y todos ellos provocan daño celular. Un tipo de hongos llamadas levaduras (Saccharomyces cerevisiae), son utilizadas desde tiempo inmemoriales por su capacidad para degradar los azúcares y como un subproducto producen alcohol, el mismo que se encuentra en todos los vinos y cervezas. Por ejemplo, en México, los Aztecas observaron que la secreción del maguey, era muy dulce, tanto que se le llama, "aguamiel", y que, extraída y preservada en contenedores, después de varios días, y de manera "espontanea", se fermenta y transforma el aguamiel en "pulque", una bebida blanquecina con un 5% a 7% de contenido de alcohol (suficiente para emborracharte con 1 a 1.5 litros). (6)

"Pulque" tiene su origen en la palabra náhuatl "polluqui" ó "poliuqui" que significa podrido (7), (los conquistadores no podían pronunciarlo de manera correcta), por su olor característico.

Esta bebida se toma, cuando esta "madura" y 3 a 4 días después de la maduración, empieza a podrirse y si se ingiere, te enferma.

¿Alguien puede decirme por qué?

GG.- Bueno... Usando mi sentido común una vez más... si el trabajo de estas levaduras es fermentar, con base en los azúcares, entonces... lo han de hacer mientras tengan "sustratos" ...

DOC.- Bien. ¿Qué más?

GG.- También producen otros desechos como ya vimos antes (toxinas, ácidos, etc.), como el crecimiento de las bacterias es exponencial, llega un momento en que la producción de toxinas es

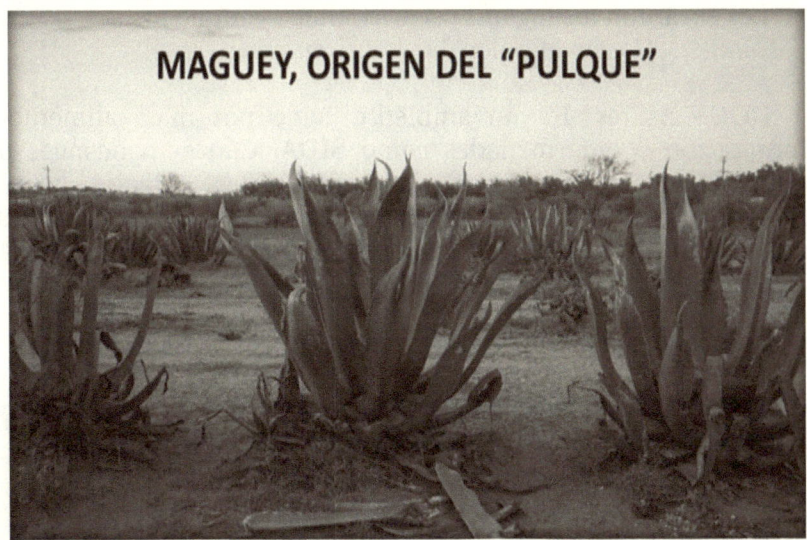

MAGUEY, ORIGEN DEL "PULQUE"

tan elevada que ese líquido empieza a podrirse, a oler muy mal... y si se ingiere, es un líquido rebosante de bacterias, toxinas, ácidos, enzimas, ¡lo que lo vuelve un coctel mortal!... ufff!!

DOC.- Las levaduras también se agregan al trigo molido (que se compone del 50% de azúcares), y al fermentarlo producen acido carbónico, el cual es responsable de que la "masa" se vuelva porosa y "se levante", lo que le da esa consistencia al pan horneado.

En un estado de Acidez, o sea con PH en orina menor de ...

¡7.2!, contestaron todos.

este mismo proceso de fermentación, destrucción y pudrición, se inicia en tus tejidos y órganos, cuyas consecuencias últimas llamamos enfermedad.

Es muy claro, que para tener salud debemos evitar a toda costa la...

¡Acidez!

Lo hongos son ubicuos, están en todas partes. Y su función es fermentar y licuar toda célula, y absorber sus nutrientes. Tienen muchas armas químicas para lograrlo.

Desde pequeño escuchaba durante la Semana Santa: "Recuerda que polvo eres y a él haz de volver", lo que no sabía, era que los encargados de esta tarea eran las microzimas transformadas en bacterias y hongos.

A los hongos les gustan los ambientes ácidos, y un PH de 8 los desaparece al instante, por eso la **utilización de los carbonatos para hidratarte**, entre otros beneficios.

Les encantan los lugares oscuros, tibios y húmedos...

Daniel. - ¿Como algunos que tengo en mi cuerpo?

Algunas risas se escucharon.

DOC.- Así es. En un ambiente ácido por mala alimentación, hidratación o enfermedades como SIDA, Cáncer o después de la quimioterapia, encuentran las condiciones ideales para su reproducción y provocan infecciones varias (8, 9), que complican la situación y pueden llevar al paciente incluso a la muerte. Aquí, algunas enfermedades que causan:

TIPO DE HONGO	ENFERMEDAD
CANDIDA	CANDIDEMIA (INFECCION INVASIVA) ORAL ("algodoncillo") VAGINAL (es muy recurrente)
ASPERGILLUS	NEUMONIA INFECCION MASIVA
ZIGOMICOTA	INFECCION MASIVA
FUSARIUM SOLANI	INFECCION MASIVA
CRIPTOCOCCUS NEOFORMANS	MENINGITIS
TRICOPHYTON, EPIDERMOPHYTON, Y MICROSPORUM.	ONICOMICOSIS (UÑAS) TIÑA CAPITIS (EN EL PELO) DERMATOMICOSIS (CABEZA, MANOS, PIES)
LOS ANTERIORES MÁS BACTERIAS	MICETOMA (TUMOR Y DEFORMACIÓN). (10)

Además, la ingesta del hongo equivocado puede llevar a una intoxicación severa que se llama Micetosis, enfermedad que puede manifestarse como un cuadro gastrointestinal leve (solo diarrea y dolor abdominal pasajeros) o terminar con la vida del paciente por envenenamiento grave que acaba con el hígado.

Daniel buscó en su celular **imágenes** bajo los títulos de:
Onicomicosis
Dermatomicosis
Micetoma
Lo que vio, provocó gestos de intenso asco en su cara...

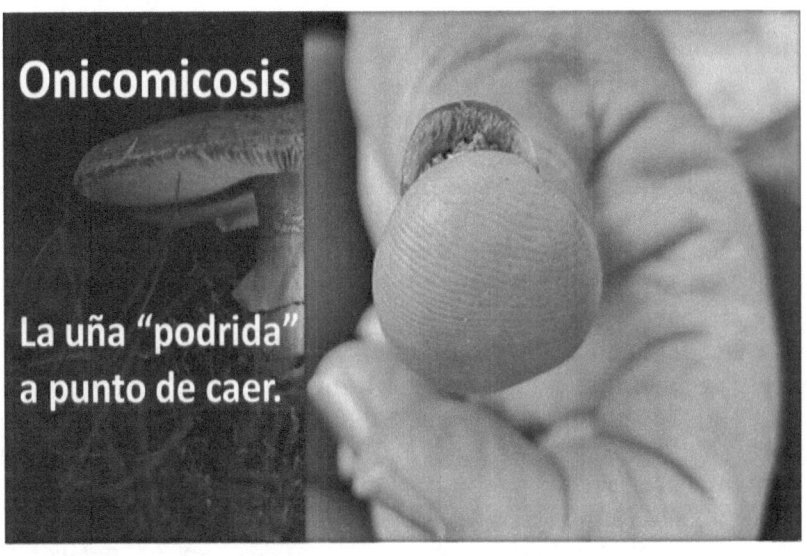

La verdad yo no veo las razones para consumir a los hongos, las proteínas y vitaminas que contienen, las podemos conseguir de los vegetales. Los hongos, provocan grande daño en nuestro organismo. Y, de cualquier forma, están siempre presentes dentro de nosotros.

Daniel. - Entonces... son malos para nuestra salud.

DOC.- Se comportan como Simbiontes (nos ayudamos mutuamente), **siempre que exista el equilibrio**, ligeramente básico, en nuestro cuerpo. Son parte de nuestra biología.

Daniel. - ¿Como sabré si estoy en equilibrio?

DOC.- Ya lo sabes.

Daniel. – Sí... Por supuesto... Mido mi PH en la orina y si lo encuentro de 7.2 a más... ¡voy bien!

DOC.- ¡Eso es todo!

Como pueden observar en la tabla anterior, al género Tricophyton le gusta nuestra piel, en especial la de los pies, las uñas y las axilas. Bastan solo unas pocas horas para su desarrollo exponencial y entonces el olor que despide su metabolismo los hace más evidentes.

Es muy común al final del día que percibamos ese olor a "queso podrido" en los pies y olor intenso a "sudor" en las axilas.

¿Quieren el secreto para Quitarse los olores de axilas y pies?

Sííí´!!

Daniel. - Yo he intentado de todo: desodorantes con y sin aluminio, talcos, desinfectar mis zapatos, antitranspirantes ... y su efecto es de unas pocas horas. Por las noches mis zapatos huelen mal y el olor es tan fuerte que invade mi cuarto; muchas veces, debo lavar mis pies, y aun así el olor no desaparece del todo.

DOC.- Se debe a varias razones: tu alimentación rica en proteínas está cargada de ácidos y lo que comes te imprime un olor especial en tu sudor, orina, y heces...

Daniel. - Sí. A veces no soporto mis propios olores cuando voy al baño. Compré un perfume en spray que disperso cada vez que termino. Sería una ofensa para quien entrara después. En los baños de restaurante, procuro salir rápido, para que no se den cuenta que dejé mis tóxicos en el aire...

DOC.- Sí lo creo. Es bueno saberlo... (algunas risas)

Recuerden que las bacterias y hongos deben encontrar el medio ácido que les gusta. Ahora, que tal si, ¿les cambiamos en PH ácido, por uno alcalino?; son muy sensibles a estos cambios y empiezan a desaparecer casi de inmediato, con un Ph de 8 a 8.5.

Bien, solo humedezcan sus manos con agua, utilicen bicarbonato de sodio y aplíquenlo de manera local en sus pies, entre sus dedos y sus axilas; todos los días, después del baño. Así gozarán de un periodo de 10 a 12 horas sin olor alguno. El PH alcalino impide el crecimiento de los hongos, por lo tanto... adiós malos olores. No requieren nada más.

Para sus zapatos y tenis, espolvoreen dos cucharadas de bicarbonato de sodio dentro de ellos, incluso debajo de las plantillas, una vez cada mes. Nunca volverán esos olores.

GG.- Yo no quería creerlo, hasta que el DOC "me pasó corriente" con esta solución tan simple, en realidad funciona, ¡es una maravilla! He preparado una botella con aspersor de la siguiente manera:

50 mililitros de agua + 20 gramos (4 cucharadas de bicarbonato de sodio).

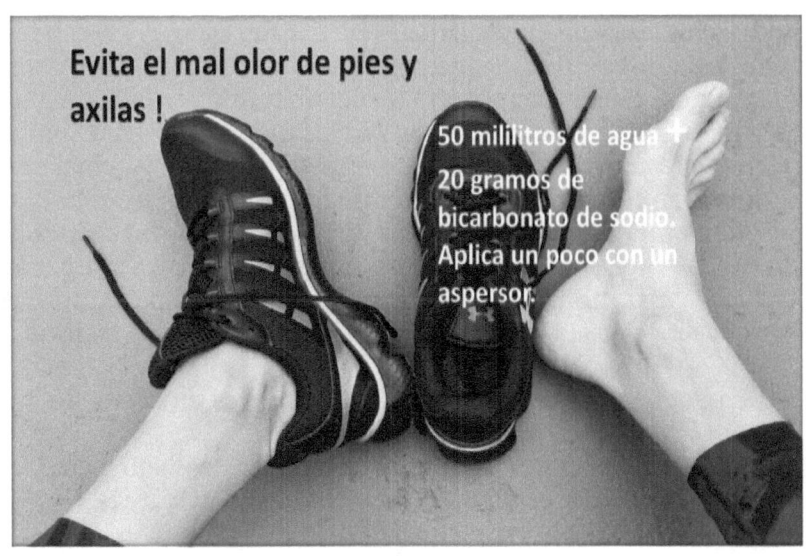

Evita el mal olor de pies y axilas !

50 mililitros de agua + 20 gramos de bicarbonato de sodio. Aplica un poco con un aspersor.

Se disuelve bien.

Aplico ese spray en mis axilas o pies, y también en mi calzado. ¡Es una magia! los olores que me perseguían hace años, ¡desaparecieron en minutos! Esta preparación me alcanza para 7 a 9 días. Y también he ahorrado, pues ya no compro antitranspirantes para mis axilas, ni cremas "mágicas" para el mal olor de los pies. Al final solo me perfumo como me gusta. Ya no me da miedo quitarme los zapatos por momentos en la oficina, sobre todo por las tardes cuando ya me cansan las zapatillas; antes el "aroma" me delataba, y me aguantaba hasta llegar a mi casa, y solo entonces mis pies punzantes, me lo agradecían y yo caía rendida en el sofá. Todo eso ya es historia...

DOC.- Gracias GG.

El organismo vivo más grande del mundo es un hongo

GG.- ¿Cuantos metros mide?

DOC.- Vive en el bosque nacional de Malheur, en Oregon, Estados Unidos y mide nada menos que... 890 hectáreas.

GG.- ¡Wow! Eso sí que es grande.

DOC.- Se le calcula una edad de más de 2000 mil años. ¡Y todo empezó con una sola espora microscópica! ¡y sigue creciendo! (11)

Regresemos al bicarbonato de sodio. También pueden utilizarlo en su cepillo de dientes; con una pequeña cantidad es suficiente; es excelente para limpiar su dentadura, y cambiar el PH bucal, lo que termina con las bacterias y la halitosis (mal aliento). Hace varios años que **no utilizo** "pasta dentífrica" de ninguna marca. Están hechas de colorantes, saborizantes y su ingrediente "activo" es el fluoruro de sodio, que es un "veneno" que también es antiséptico. Algunos dentífricos que se anuncian para "dientes sensibles", tiene en su composición del 40 a 50% de Bicarbonato de sodio, y tienen el doble de costo.

Para eliminar las bacterias y hongos, y además darle brillo a la superficie dental, no existe quien supere a Bicarbonato de sodio y si lo compran por kilo, es muy barato. Ustedes deciden.

Daniel. - Ahora entiendo. Mi abuela lo usaba para abrillantar metales, como sus utensilios de cocina. Y algunos detergentes de ropa están adicionados con bicarbonato para "blanquear" la ropa.

DOC.- Recuerden que nuestro propio cuerpo lo produce y es una de sus mejores defensas ante la acidez. En mi experiencia, las dermatomicosis (infecciones de piel), onicomicosis (infecciones de uñas), la caspa (polvo blanco entre los cabellos) y vaginitis por Cándida, **son muy recurrentes**, y acompañan al paciente por muchos años y a veces hasta su muerte. Solo remiten temporalmente ante un medicamento específico, y cuando su efecto desaparece... "por arte de magia", estas infecciones vuelven a instalarse así "como si nada". Con lo que hemos aprendido, alguien explíqueme porque no desaparecen...

Karen. - Ahora me parece muy claro. Si la acidez del cuerpo de esas personas no cambia, es el ambiente ideal para hongos y bacterias, y solo se "esconden" por el tiempo en que toman o se les aplica el medicamento. Si ellos nunca cambiaron sus hábitos ácidos, no me sorprende que se vuelvan a infectar muchas veces y de muchas bacterias en todo su cuerpo.

Daniel. - Ese es uno de mis males. He tenido caspa por años, y sí, desaparece por temporadas cuando utilizo algún shampoo específico. Mas tardo en no usarlo y la caspa regresa a mi cabeza.

DOC.- La caspa es consecuencia de otro hongo llamado **Malassezia** (12, 13), y como todos ellos es muy sensible al PH alcalino. **Así que, prueba lavar tu cabello con bicarbonato de sodio, déjalo reposar por 5 minutos y luego enjuágalo.** Esto es mucho más barato y efectivo que cualquier shampoo. Sin embargo, si tu medio interno no cambia...

¿Cuándo se te quitará la caspa y todos tus otros males?

Daniel. - Cuando me convierta en un Ser Alcalino y el PH de mi orina sea...

¡Sí! ¡Ya lo sabemos! Contestaron los demás, con una sonrisa, sin dejarlo terminar.

GG.- ¡Existían grandes secretos detrás de mi taco de Huitlacoche!

DOC.- Muy bien. Recuerden que la acidez es la primera condición para que el Pleomorfismo se desarrolle de lado de bacterias y hongos.

Karen. - Entonces... estas infecciones ¿no se adquieren de "afuera", por "contacto" o "contagio"?

DOC.- No. Son la manifestación de la sobrepoblación bacteriana y fúngica (de hongos) en tus medios internos, debidos a ...

¡La acidez! Respondió la mayoría.

Así es. Ocurre lo mismo en cualquier otra enfermedad como diabetes, hipertensión, obesidad, cáncer y muchas más; para estas, la Medicina no tiene explicación causal; todas son "multifactoriales", "idiopáticas", etc.

¿Pueden "ver la causa" de que las enfermedades sean **crónicas**?

Dr. Arista. - Claro. Si la acidez de mi cuerpo no cambia... (por mis hábitos ácidos), entonces la enfermedad no solo se mantiene, sino que, avanza sin misericordia. Esto es lo que pasa con todas la "crónicas". Cuando acabe con mi acidez, mi cuerpo mejorará o se curará.

DOC.- Por esto varios investigadores piensan y sostienen que existe solo una enfermedad y por supuesto existe un solo tratamiento, que consiste en regresarle a nuestro "Médico Interior" la ligera alcalinidad que requiere. Se trata de devolverle, **con hábitos alcalinos**, su equilibrio. ¿Simple verdad?

Dr. Arista. - Sí. Claro. Muy simple... ¡Y a la vez tan difícil!

Implica un cambio profundo en todo nuestro Ser; acabar con el viejo "Dr. Arista" y convertirme un nuevo humano... ¡Nada fácil!

Karen. - Si fuera tan sencillo cambiar... ¡No estaríamos enfermos! Y en esta sala... Todos estamos sufriendo... Y muchos de nuestros familiares, también ...

	https://www.bbc.com/mundo/noticias-39293879
	https://es.wikipedia.org/wiki/Seta
	Reino Fungi: morfologías y estructuras de los hongos
	http://www.biologia.edu.ar/biodiversidad/6reinos.htm
	https://www.definicionabc.com/medio-ambiente/heterotrofos.php
	http://www.enah.edu.mx/publicaciones/documentos/32.pdf
	http://etimologias.dechile.net/?pulque
	https://www.aeped.es/sites/default/files/documentos/ifi.pdf
	http://seq.es/seq/pdf/libros/imageneshongos.pdf
0	https://www.ncbi.nlm.nih.gov/pubmed/30274493
1	http://www.foodnewslatam.com/articulos/biotecnolog%C3%ADa/59-ingredientes/2824-seta-de-miel-el-hongo-comestible-mas-grande-del-mundo.html

CAPÍTULO XXVIII

JUGO PARA LA MEMORIA Y PREVENIR LA DEMENCIA

GG levantó la mano.

GG.- ¿Existe algún alimento que mejore la memoria?

DOC.- Sí. ¡Por supuesto!

¿Porque la pregunta?

GG.- Bueno. A mí se me olvidan a veces algunas cosas como:

¿Dónde guardé las llaves de mi casa?, o en mi trabajo... ¿dónde dejé el informe que realicé ayer?, a veces tengo que buscar varias veces los archivos de la "compu" para re-encontrarlos; y claro, me reprocho por ser tan...

Claudia. - ...Lista...

GG.- Sí.

Manuel. - A mí, a veces, ¡se me olvida que soy casado...!

Karen le propinó un pellizco intenso en su pierna izquierda.

GG.- (sonriendo) Ya en serio... Pregunto porque también mi madre sufre de olvidos muy frecuentes y hace un año le diagnosticaron enfermedad de Alzheimer con síntomas moderados, pero muchas cosas se le olvidan.

Manuel. - ¡Oh! Lo siento. ¿Cómo llegaron a ese diagnóstico?

GG.- Pues en los últimos 20 meses, sus olvidos aumentaron. No sabía dónde estaban sus artículos personales como el peine, zapatos, ropa o jabón y varias veces me culpaba de escondérselos. Al principio yo pensaba que ella estaba consciente de sus reclamos, pero, con muchas experiencias me fui dando cuenta de que en realidad se olvidaba de esas cosas.

La lleve al Psiquiatra y al Psicólogo, porque por las noches se despertaba espantada, diciendo que había personas fuera de la casa, "espiándola" y que le querían hacer daño. Yo despertaba con sobresalto al verla con miedo a un lado de mi cama. Con lágrimas me insistía en que "estaban en la puerta", yo la acompañaba y nunca vimos ni escuchamos juntas, nada extraña. Ella decía: "ya se fueron". Tuvo un periodo de dos semanas, en el que sus noches y las mías, fueron espantosas. Después de tomar el medicamento recetado por el Psiquiatra, las alucinaciones desparecieron por 20 días, yo estaba feliz... pero regresaron con más vigor a pesar del medicamento. Los Médicos me dicen que ya no hay otras opciones. En mi desesperación, la he llevado con "brujos de magia blanca" y le han realizado varias "limpias" para sacarle los "malos espíritus", pero todo ha sido en vano. Y por supuesto, todo me ha costado mi buen dinero.

A ella le gustaba mucho jugar a las cartas conmigo, solo que, poco a poco perdió el interés en el juego. Yo muchas veces le invité a jugar, ponía el mazo sobre la mesa, ella lo veía sin emoción y se levantaba de la mesa sin hablar. Algunas veces me enojé con ella... antes de darme cuenta.

Otra ocasión, fuimos al mercado. Frente a la pescadería, pedí algunos filetes de salmón, después de tocar su textura. Le comenté a mi madre los precios tan altos de ese pescado. Un escalofrío recorrió mi espalda al no escuchar comentario alguno. El despachador pesaba la mercancía. Mis ojos buscaban con desesperación en mi alrededor. Nada. Mi madre había desaparecido. ¡Fueron solo unos instantes! Angustiada, le grité por su nombre. Nada. Corrí a una de las entradas del inmueble. Pregunté al Policía de esa puerta. Di sus señas. No la habían visto. Salí a la calle. Mis lágrimas no me dejaban ver con agudeza. Volví a gritar su nombre. Ni rastro. Mil ideas se arremolinaban en mi cabeza. Me sentí mareada. Me pareció verla casi en la esquina. Aceleré mis pasos... ¿Hablando por teléfono!!?

Sí. Parada, tranquila, en una vieja, "graffiteada" y desvencijada cabina telefónica, la encontré "conversando" algo sin sentido y con "nadie" al otro lado de la línea.

La tomé del brazo. Me miró sin verme. Y regresamos a casa. Yo con el alma rota; ella, en su mundo.

Le conté a mi hermano, quien es 4 años menor que yo, lo acontecido. Él nos visita cada 6 meses, a causa de su empleo que está a más 400 kilómetros de nuestra casa. Me contestó que sólo era un lapsus, y ya se le pasaría... Cuando llegó a casa para visitarla, vio mi madre sentada en el sofá viendo su programa de televisión favorito, sin ninguna emoción. Él, se hincó frente a ella, le besó las manos, y le dijo jugando: "Hola mami. ¿Quen Choy?"

Mi madre se le quedo mirando... "No lo sé. ¿Quién eres?"

El rostro de mi hermano se transformó en un instante, sus lágrimas rodaron al suelo: "Soy Rafael. ¡Tu hijo!, el más latoso de toda la familia...

¿Te acuerdas quién te gana en las cartas casi siempre...?, ¿Quién es tu Príncipe consentido? ..."

Mamá lo observaba aún más... "No te conozco. ¿Quién eres...?"

Él trató, por un buen rato de recordarle sus múltiples anécdotas juntos, pero ella nunca pudo reconocerle. Yo también lloraba, al ver a mi hermano, cuando tomó las manos de ella, se las colocó en sus húmedas mejillas y le rogaba como un niño desvalido: "Mami, mami, ¡no me olvides!, ¡no me olvides!, ¡Por favor!, ¡mami!".

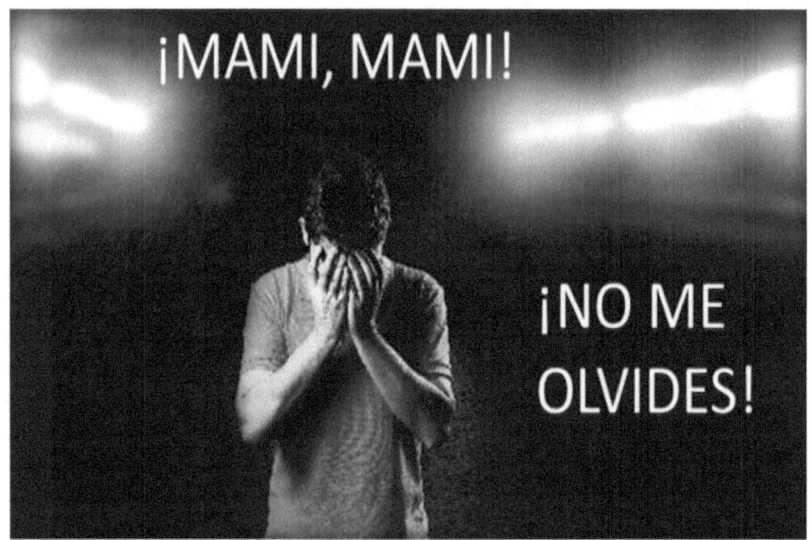

Manuel. - ¡Que cosa tan triste!

GG. - Sí. Es terrible. Y yo tengo miedo de que algún día me pase lo mismo, no tengo hijos... ¿Que sería de mí, si eso me pasara? Mi madre al menos me tiene para cuidarla; aunque muchas veces en mi trabajo estoy intranquila, pensando que algo podría pasarle, porque está en sola en casa 9 horas por día. Yo le llamo 3 veces durante mi jornada laboral. En realidad, es muy agobiante...

Karen. - Esta enfermedad sí que afecta a toda la familia.

DOC. - Es devastadora.

GG. - Creo que no hay cosa peor que ir olvidando cada día más, quién eres, y quienes los que te rodean. El cuerpo de mi madre está ahí, pero su alma y su esencia... me han abandonado.

DOC.- Esta enfermedad, cada día es más frecuente. Miren estas estimaciones (1) mundiales realizadas 2005:

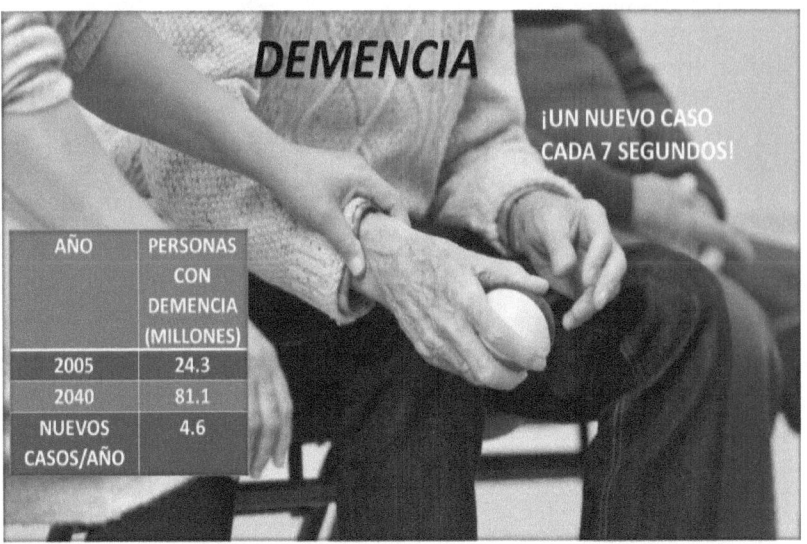

Dr. Arista. - (Haciendo números con su celular) 4.6 millones de nuevos casos por año, equivalen a un nuevo caso cada... ¡7 **segundos!**

DOC. - Increíble ¿verdad?

Dr. Arista. - Y terrorífico.

DOC. - Es bien conocido el hecho de que la Enfermedad de Alzheimer se asocia con la edad.

Karen. - Y todos vamos en el camino.

DOC. - Y algunos estudios demuestran que los factores de riesgo de enfermedad cardiovascular, también **aumentan el riesgo** de demencia y Alzheimer.

Karen. - ¿Como cuales factores de riesgo?

DOC.- Por ejemplo, si además cursas con Diabetes (2, 3), Hipertensión (4), Enfermedad cardíaca (4), Tabaquismo (4), Hipercolesterolemia (colesterol alto) (5, 6), baja actividad física (7), y obesidad (8,9)

Dr. Santana. - A mí no me sorprenden estas asociaciones, pues todas estas enfermedades, tienen la misma base de DAÑO CELULAR, o stress oxidativo o inflamación, que son diferentes nombres del mismo fenómeno, y como hemos venido analizando, la causa primaria es...

"¡La acidez!" Corearon todos.

Claudia. - Para mí, cada vez es más evidente que solo hay una sola enfermedad.

DOC.- Así es.

Los medicamentos utilizados para la demencia, se llaman Inhibidores de la Colinesterasa.

GG.- Que nombrecito ¿eh?

DOC.- Y son: "donepezilo", "rivastigmina" y "galantamina"

GG.- Ahora entiendo menos...

DOC.- Dejando a un lado sus nombres, se realizó un Metanálisis (análisis de varios estudios) con 22 ensayos para evaluar la evidencia científica de su eficacia y los investigadores concluyeron que:

> "Las recomendaciones para el uso de inhibidores de la colinesterasa **no** parecen estar basadas en la evidencia.
>
> Los beneficios medidos en las escalas de calificación fueron mínimos.
>
> La calidad metodológica de los ensayos disponibles fue pobre." (10)

GG.- ¿Me lo traducen por favor?

Dr. Arista. - Que su eficacia es mínima y no hay evidencia para recomendar su uso.

GG.- Y... supongo que se siguen vendiendo...

Dr. Arista. - Como muchos otros medicamentos... que tampoco curan...

DOC.- De ahí, la importancia de enfocarnos en evitar el daño celular causado por el raudal de ácidos. Se ha encontrado una fuerte correlación entre el riesgo de Demencia y la ingesta de **grasas saturadas**. (11, 12)

GG.- ¿Como cuáles?

Dr. Santana. - Como las de la barbacoa, tocino, "carnitas", carnes rojas, y frituras.

Karen. - Y tan ricas que saben...

DOC.- Y el riesgo disminuye con la ingesta de **grasas polinsaturadas**, en especial las que contienen Omega 3, (12) ya que son de vital importancia en el desarrollo y funcionamiento del cerebro. (13,14)

Karen. - Por lo tanto, si queremos mejorar nuestra memoria y aprendizaje, debemos ingerirlos de manera cotidiana ¿no?

DOC.- Sí. Y hay que empezar de inmediato; cuando la demencia es leve los efectos benéficos de los aceites, también lo son; cuando se ha instalado, no existe eficacia. (15)

Karen. - Supongo que, si el daño celular es intenso, no hay manera de revertirlo.

DOC.- Así es.

Karen. - De lo que tratamos aquí, es de evitar llegar a eso, de cuidarnos y mantenernos sanos y cuerdos el mayor tiempo, y claro, si nutrimos a nuestros cerebros de manera correcta, nuestras posibilidades de estar bien son elevadas.

¿Cuáles son las mejores fuentes de omega 3?

DOC.- Existen tres tipos de ácidos omega 3 (16):

3 TIPOS DE ACIDOS GRASOS OMEGA 3

Ácido alfa-linolénico (ALA)	Ácido eicosapentaenoico (EPA) y
Se encuentran en aceites vegetales de: Linaza Soja (soya) Canola Semillas de uva Aguacate	Ácido docosahexaenoico (DHA)
	Se encuentran en: Pescado y otros mariscos.
En semillas: Lino Nueces Chía Cáñamo	
	En: Huevos
En: Huevos	

Ahora es posible aumentar hasta un 10%, el contenido de omega 3 de los huevos, alimentando a las gallinas con semillas de linaza. (17)

Karen. - Ya veo algunos de los ingredientes para mi jugo...

DOC.- El consumo de Omega 3, se ha asociado con un menor deterioro mental (18, 19, 20, y 21), por lo que son imprescindibles en nuestra dieta.

Además, debemos agregar a nuestro jugo, los efectos de los antioxidantes naturales, como los de la vitamina E que ha demostrado ser un buen neuro-protector." (22, 23)

Claudia. - Tengo un año tomándola a diario, encapsulada.

DOC.- Las cápsulas contienen la forma más potente de la vitamina E que es el Alfa-tocoferol; pero existen 8 formas de vitamina E.

Claudia. - Qué bueno que yo tomo la más fuerte.

DOC.- Sin embargo, se ha demostrado que la ingesta de las 8 formas de vitamina E, reducen el daño celular en mayor grado, que el Alfa-tocoferol solo (24), y la única manera de conseguir todas esas formas, en extraerlas de los alimentos en forma natural.

Claudia. - No podemos engañar al cuerpo con suplementos ¿eh?

Pensándolo bien, me gustaría ser dueña de un laboratorio que produce cápsulas de Vitamina E, se venden mucho, yo ganaría mucho dinero y viviría a todo lujo...

La realidad, es que me vendieron solo una parte de su información... para vender más...

Dr. Arista. - Nuestro cuerpo tiene un diseño natural también, pero desde hace pocas décadas la industria Farmacéutica ha tratado de sustituir con grageas lo que encontramos en frutas y verduras. ¡Y solo hay que ver la epidemia de enfermedades en la que yacemos!

Claudia. - Entonces... regresemos a lo natural.

DOC.- Las fuentes alimenticias más ricas en Vitamina E son (25):

Aceites vegetales	Linaza Soja (soya) Canola Semillas de uva Aguacate
Frutos	Aguacate Manzana Melón Nuez Almendra Avellana
Semillas	Girasol, linaza.
Huevo	
Verduras	Brócoli Perejil Acelga Espinaca Col rizada

Los mejores antioxidantes se encuentran en las verduras y frutos con colores intensos.

La mora azul (blueberry), que es un tipo de arándano han demostrado ofrecer un gran efecto neuro-protector (26), y mejora la memoria y el aprendizaje (27, 28, 29)

Claudia. - Y tiene un delicioso sabor. Pero... que pasa si no logro

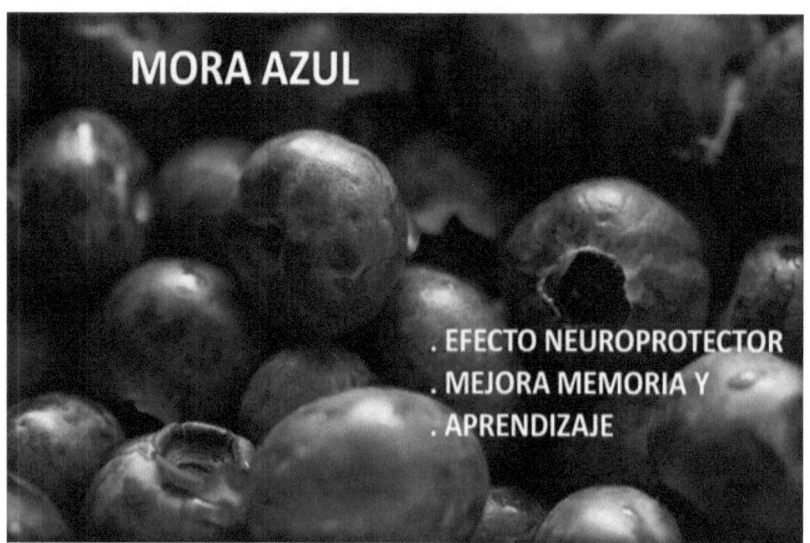

encontrarlo en mi mercado.

DOC.- Utiliza otra fruta de color intenso como la zarzamora, arándanos rojos, grosellas, o frambuesas. El poder antioxidante está en sus colores, a causa de unos compuestos que se llaman flavonoides y no son exclusivos de una sola fruta.

Claudia. - OK. Seamos flexibles.

DOC.- Siempre.

Vamos aterrizando. El jugo estará compuesto por los mejores nutrientes para el Cerebro, los ingredientes han de ser naturales y frescos. Nunca grageas, ni comprimidos.

JUGO PARA LA MEMORIA (Y PREVENIR LA DEMENCIA)

CANTIDAD	SUSTANCIA
250 mililitros	Agua
1	Manzana
50 mililitros	Jugo verde
2 cucharadas (10 gramos)	Linaza molida
1/2	Aguacate
3	Almendras, avellanas o nueces
20 gramos	Mora azul, zarzamora o frambuesa

Los ingredientes se han de moler bien en la licuadora por 15 a 20 segundos. Recuerden que no existen cifras exactas. Si no tienes aguacate, lo pueden sustituir con 5 a 10 mililitros de algún aceite vegetal de los anotados más arriba. Sean flexibles y creativos. Prueben diferentes ingredientes y elijan los que más les gusten. El **jugo verde** debe ser hecho **con anterioridad** en el extractor de jugos. (repasen el capítulo)

Claudia. - ¿Por cuánto tiempo debo de tomarlo?

DOC.- ¿Por cuánto tiempo quieres que tu cerebro funcione bien?...

Claudia. - (sonriendo) Esta bien. Ya entendí.

DOC.- Si toman un licuado como este, una hora antes de ir a dormir, no necesitarán ningún otro alimento, dormirán con super-nutrientes, con su estómago liviano, sin sobrecargas en la digestión ¡y sin hambre!

GG.- ¡Eso es muy bueno! Yo he intentado muchas dietas y a casi todas las he abandonado porque me la pasaba con hambre y esa sensación era terrible para alguien como yo.

DOC.- Uno de los "secretos" para estar tranquilo, **con energía y sin hambre** por periodos de horas, es la adición de grasas y fibra en el licuado. Ahora saben que las mejores son los aceites vegetales crudos, no hidrogenados, en envases oscuros y prensados en frío. En mi opinión el primer lugar, por sus grandes beneficios, se lo lleva el de semillas de uva. Como es evidente, este batido será su "cena", lo que les facilitará llegar más rápido a su peso ideal y bien nutridos.

	https://www.ncbi.nlm.nih.gov/pmc/articles/PMC2850264/
	https://www.ncbi.nlm.nih.gov/pubmed/10599761
	https://www.ncbi.nlm.nih.gov/pubmed/15148141
	https://www.ncbi.nlm.nih.gov/pmc/articles/PMC1619350/
	https://www.ncbi.nlm.nih.gov/pubmed/10636159
	https://www.ncbi.nlm.nih.gov/pubmed/12160362
	https://www.ncbi.nlm.nih.gov/pubmed/18511759
	https://www.ncbi.nlm.nih.gov/pubmed/12860573
	https://www.ncbi.nlm.nih.gov/pubmed/17430231
0	https://www.ncbi.nlm.nih.gov/pmc/articles/PMC1183129/
1	https://www.ncbi.nlm.nih.gov/pubmed/12164721
2	https://www.ncbi.nlm.nih.gov/pubmed/9392577
3	https://www.ncbi.nlm.nih.gov/pubmed/11137568
4	https://www.ncbi.nlm.nih.gov/pubmed/8679685
5	https://www.ncbi.nlm.nih.gov/pubmed/28466678
6	https://ods.od.nih.gov/factsheets/Omega3FattyAcids-DatosEnEspanol/
7	http://www.scielo.org.co/pdf/mvz/v14n1/v14n1a09.pdf
8	https://www.ncbi.nlm.nih.gov/pubmed/12873849
9	https://www.ncbi.nlm.nih.gov/pubmed/14745067
0	https://www.ncbi.nlm.nih.gov/pubmed/17101822
1	https://www.ncbi.nlm.nih.gov/pubmed/17101822
2	https://www.ncbi.nlm.nih.gov/pubmed/8653426
3	https://www.ncbi.nlm.nih.gov/pubmed/9987013
4	https://www.ncbi.nlm.nih.gov/pubmed/12600864
5	https://www.ncbi.nlm.nih.gov/pubmed/19703213

6	https://www.ncbi.nlm.nih.gov/pubmed/29271934
7	https://www.ncbi.nlm.nih.gov/pubmed/28035919
8	https://www.ncbi.nlm.nih.gov/pubmed/27662290
9	https://www.ncbi.nlm.nih.gov/pubmed/26606074

CAPÍTULO XXIX

CURACIÓN SIN MEDICAMENTOS

DOC.- Con lo que hemos revisado hasta el momento, he llegado a la conclusión que las intenciones de los Médicos, en general, son buenas, pues tratan de devolver y rescatar la salud del paciente. Sin embargo, el no contemplar otras posibilidades y alternativas, y solo centrarse en lo que aprendieron en la escuela, es una grande limitación. Muchas veces los tratamientos provocan más daño sin lograr la curación. En la gran mayoría de las enfermedades crónicas solo existe el control temporal, a base de muchos medicamentos cuyos efectos secundarios pueden ser peores que lo que pretenden aliviar. Como en el caso de la radioterapia y la quimioterapia, cuya sola aplicación, puede causar la muerte. Aun con tantos medicamentos, el proceso de enfermedad y el daño celular, continúan sin cesar 24/7, y a final los pacientes morirán, años más tarde, en malas condiciones y sin calidad de vida.

Leí una historia hace algún tiempo que me recuerda muchas de las actitudes médicas.

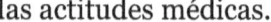

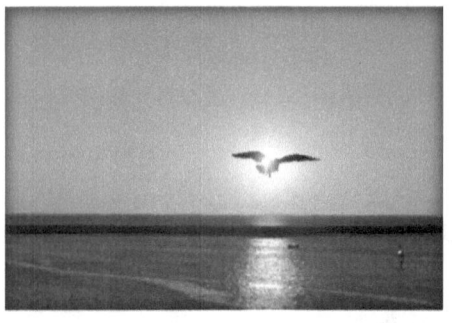

Es así:

"Una vez, un Ave marina fue llevada por los vientos tierra adentro; y fue a parar a la capital de Mictlán.

Ante tan raro visitante, el Príncipe ofreció una solemne recepción al Ave, en su gran palacio. Hizo traer a los mejores músicos para interpretar las más hermosas melodías. Sacrificó varias cabezas de ganado para alimentarla. Desde su amplia jaula, aquél pájaro miraba con asombro el festín, aunque no sabía que era en su honor. Aturdido por las sinfonías y el exceso de alimentos que ella nunca había comido, la pobre Ave murió prisionera, desesperada y enferma. Terminó disecada, polvorienta y olvidada en algún rincón del palacio.

Les pregunto: ¿Cómo hay que tratar a un ave?

Karen. - Lo ideal es tratarla como a un ave. Debe ser libre y volar por donde le plazca, tal vez ir en parvada con sus compañeras. Debería comer peces, ya que era marina, y no carne de vacuno. Dudo mucho que apreciara la música, para ella debió ser ruido insoportable.

DOC.- El Príncipe la trataba como a otro príncipe, y desde su punto de vista, esto debía halagarla; sus intenciones eran buenas pero los resultados, funestos.

Manuel. - Yo veo que el Príncipe, de esa manera estaba acostumbrado a tratar a sus similares, había sido educado así, por lo que era lo único que podía ofrecerle.

DOC.- Sí. En las escuelas de Medicina y también de otras profesiones, los alumnos son programados, educados y acostumbrados, solo a cierto tipo de conocimiento para el abordaje de los enfermos. Casi todos se "ajustan" a esas normas de diagnóstico y tratamiento, y les resulta casi imposible, abrir la mente para siquiera detenerse a observar alguna información diferente.

Como norma, cuando la buscan, lo hacen tratando de confirmar una vez más, sus esquemas mentales.

Manuel. - Pero es evidente que los resultados son mínimos, incluso negativos para la salud, como en mi caso de colitis que no mejora con ningún medicamento; y me parece radical, que solo se me ofrezca quitarme un trozo de mi intestino. Antes me preguntaba si era la única solución, ahora sé y veo con claridad que sí existe otra; y es más simple de lo que yo creí.

DOC.- Así es. La mayoría de los pacientes son tratados de acuerdo a los conocimientos del Médico, pero nadie cuestiona si estos son los adecuados para el caso, o si existen otros. La experiencia en las enfermedades crónicas nos demuestra que nadie se cura y sin embargo se sigue recetando una abundante batería de medicamentos, año tras año, al mismo tiempo que estas enfermedades son más frecuentes cada vez. Se tratan los síntomas y casi nadie se enfoca en la causa.

Manuel. - "Enfocarse en la causa", provocaría la recuperación de mi salud, y una vez recuperado, no necesito ningún medicamento (que de cualquier forma no me han dado beneficio alguno...), y supongo que Yo, ya no sería Negocio para las Farmacias...

DOC.- Ya no dejarías tu "renta" comprando tabletas...

Si alguno de ustedes sembrara 1000 semillas de manzana, un solo una germina y se convierte en un árbol... Creen que, al verlo, las demás personas pensarían que "¿eres un buen agricultor?"

Manuel. - ¡Claro que no! Mas bien pensarían que el árbol creció "a pesar de mí". De alguna manera se escapó a "mis cuidados", y sobrevivió.

DOC.- Una vez me encontré con mi amigo el Proctólogo, que al inicio de mis crisis me atendió, y me insistía mucho en tomar los medicamentos. Le comenté como me sentía: muy bien y sin síntoma alguno, sin sangrado; con el peso ideal para mi estatura, con gran energía y nuevos retos por cumplir. Me dijo: "me da gusto verte recuperado, que hayas seguido mis instrucciones. Recuerdo que tú que no querías tomar las pastillas...". Le respondí: **Hace años que no tomo ningún medicamento.** No me he recuperado por ti, ¡sino a pesar de ti! No has tenido éxito conmigo. Lo intentaste y siempre estaré agradecido contigo por haber fallado en mi caso.

¡Me insististe tanto en tomar los medicamentos!; te preocupabas tanto por mí, que me recordabas las terribles consecuencias de no hacerlo; pero gracias a que no te hice caso, encontré nuevos caminos en la salud. He descubierto que el **conocimiento aplicado** de la nutrición, es la base para evitar la enfermad. Te agradezco, porque tu obstinación conmigo es producto del aprecio que me tienes, y tu intención era buena; solo actuabas de acuerdo con lo que has aprendido en tu especialidad.

Saben...él tenía miedo de que yo no lo escuchara. Me quería.

En las enfermedades crónicas, cada vez se recetan más medicamentos, y los Médicos esperan que sus pacientes mejoren y reestablezcan; pero los resultados mundiales están allí, las estadísticas indican el aumento acelerado de:

Obesidad que a partir de 1975 se ha triplicado en el planeta (1)

Hipertensión arterial que hoy portan el 40% de los adultos y que en 1980 afectaba a 600 millones, pero para el 2008 ya eran 1000 millones (2)

Diabetes, cuya prevalencia en 1980 era de 4.7% y afectaba a 108 millones de personas, y para el 2014 casi se duplico a 8.5% afectando a 422 millones. (3)

Cáncer, considerado como "la principal causa de muerte en todo el mundo. En 2015 se atribuyeron a esta enfermedad 8,8 millones de defunciones" (4)

Observen al Top 5 de los cánceres causantes de muerte en el

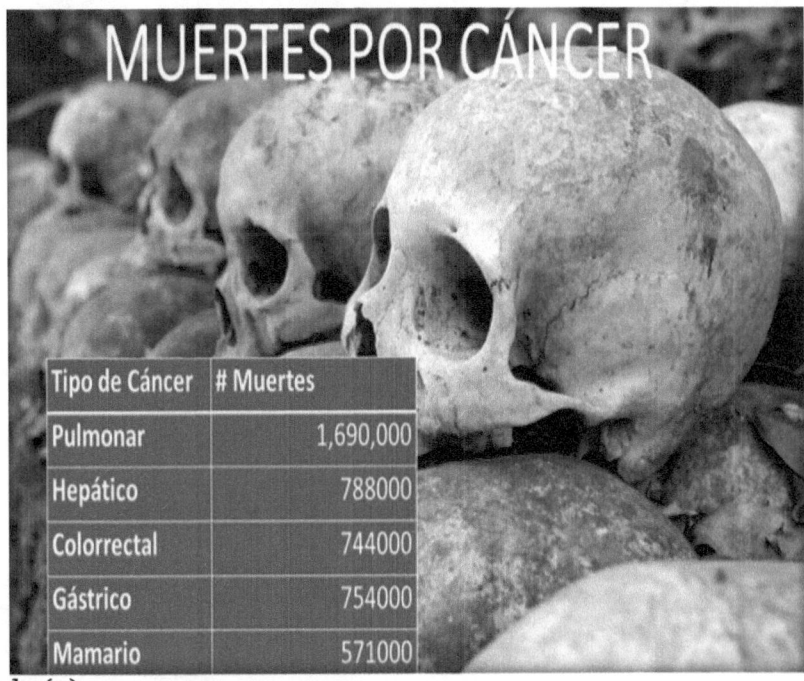

MUERTES POR CÁNCER

Tipo de Cáncer	# Muertes
Pulmonar	1,690,000
Hepático	788000
Colorrectal	744000
Gástrico	754000
Mamario	571000

mundo (4):

Los medicamentos solo tratan los síntomas y nunca la causa de la enfermedad que es...

¡La acidez!

DOC.- Así es. Por esta razón, muchos pacientes viven sus días con gran cantidad de comprimidos al mes...

Fernando levantó la mano... Se le "hacía tarde" para participar...

1	http://www.who.int/es/news-room/fact-sheets/detail/obesity-and-overweight
2	http://apps.who.int/iris/bitstream/handle/10665/87679/WHO_DCO_WHD_2013.2_spa.pdf;jsessionid=027859106EB9DCB0BFA256CD3FF76EBB?sequence=1
3	http://www.who.int/es/news-room/fact-sheets/detail/diabetes
4	http://www.who.int/es/news-room/fact-sheets/detail/cancer

CAPÍTULO XXX

DON PASTILLETO

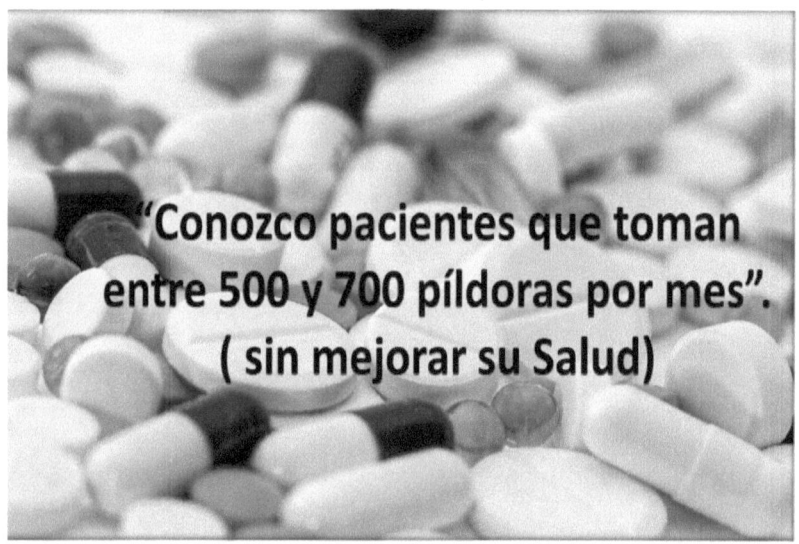

"Conozco pacientes que toman entre 500 y 700 píldoras por mes". (sin mejorar su Salud)

Fernando era Contador de profesión. Durante su juventud de destacaba por jugar un muy "buen nivel" de Tenis. Hasta hace 12 años todavía corría 6 kilómetros y llegaba dentro de los 10 primeros lugares. Sus rodillas dolorosas y sus 98 kilos de peso, ya no le permiten correr y sigue disfrutando del Tenis ... en el televisor.

Yo me convertí en "Don Pastilleto"

Karen. - ¿Don quién?

Fernando. - Pastilleto... así me dicen mis hijos y mi mujer. Cada vez que regreso de ver al Facultativo, traigo muchas cajas de medicamentos y las acomodo en mi pequeña "farmacia", que es una pequeña mesa, en la que por muchos años reposaban las fotografías familiares. Empecé quitando una para acomodar las primeras cajas y con el tiempo... ya no hay ninguna, pues todo el lugar está ocupado por mis múltiples medicamentos.

Manuel. - ¿Pues cuantos comprimidos tomas?

Fernando. - Muchos... verán

Asisto con mi Médico casi cada mes.

Manuel. - ¿Casi...?

Fernando. - A menos que él este vacacionando, lo que es una molestia para mí, porque cada vez que esto sucede, yo me veo obligado a reexplicar mis males al Doctor que lo está sustituyendo. Inicié por acudir a la Clínica cuando mi edad rondaba los 55 años, y ya he cumplido casi 12 de hacerlo de manera regular.

Los refrescos de cola, los dulces, las carnes rojas y la comida rápida eran los manjares que cada día hacían, un mundo de placer, en mis comidas. Lo primero fue engordar con 13 kilogramos de más, un poco de fatiga por las tardes, en las que prefería recuperarme viendo alguna "peli" y comiendo alguna botana. Las rodillas me molestaban al caminar y fue la primera vez que pedí alguna "pastilla" para el dolor. El Médico lo pensó dos veces antes de recetarme el medicamento y trató de convencerme para no comer tanto e iniciar ejercicio, pero él no sabía con quién trataba... Yo era experto en insistir utilizando todas las justificaciones posibles para "salirme con la mía". Lo aprendí desde niño al pedir dulces, o refresco, o el control del televisor, bastaba con ser terco, y a veces hacer un berrinche... pero ... ¡lo lograba!

Esa fue mi primer a pastilla que tomaría de "diario". Luego me apareció la **hipertensión**, lo que sumó otras 3 pastillas por día. Dos años y 10 kilogramos más tarde me sobrevino la **Diabetes**. Asistí a la Nutricionista y aparte de la dieta, me recomendó varias actividades físicas, fui a los entrenamientos y todos me veían anotar en mi libreta los detalles de las rutinas, solo que llegando a casa aventaba la libreta y me disponía a comer como siempre. Sentía flojera de iniciar el ejercicio y pensaba que, con solo caminar por la sala, era suficiente. Los fines de semana, me vestía con ropa y tenis deportivos de marca, y los usaba si salía a almorzar mis tacos, o para ir al centro comercial, así, a pesar de observar mi colgante abdomen, la gente pensaría que al menos yo hacía algo de deporte...

Como la Diabetes no se controlaba.... Vinieron otros dos medicamentos...otras 5 pastillas al día.

Así pasaron 3 años, hasta que me detectaron problemas en la tiroides, hipotiroidismo ... dijo el Doctor... y me agregó una pastilla más al día...

Con tantas pastillas, las molestias en el estómago hicieron su aparición, cada vez que las tomaba sentía dolor y ardor...

Así que ... una gragea para la gastritis llegó al grupo.

La tableta para el dolor de mis rodillas, que dolían cada vez más, eran motivo de discusión, pues el Médico "ya no quería dármela" y entonces, yo argüía que era imprescindible, porque ahora me dolían las manos y las caderas también. Casi siempre salía con mi preciado "tesoro" de píldoras.

Hace 24 meses el insomnio me apareció de la nada, como una maldición. Después de ser valorado incluso por Psicólogo y Psiquiatra, me recetaron un tranquilizante por las noches por un periodo de 6 meses. Tras una revaloración el Psiquiatra lo amplió, por otros 6 meses. Otro comprimido... para cada día...

Nunca les dije que pasaba muchas tardes durmiendo de 3 a 4 horas, porque sentía cada vez más fatiga y despertaba casi siempre a las 20 horas, y como era de esperarse, no tenía sueño a las 22, horario en que mis familiares iban a dormir. Eso me molestaba mucho, "todos durmiendo y yo despierto..." por lo que pensé que otra pastilla remediaría este mal...

Hace un año inicié con problemas para orinar y después de los estudios y valoraciones correspondientes, me diagnosticaron **Hipertrofia Prostática** (crecimiento de la próstata) que no requiere cirugía por el momento, solo otra gragea...cada día...

Cada vez que mi médico me ve llegar, tiembla solo de pensar en el número de recetas que tiene que hacer solo para mí, y me ha dicho que ruega a San Judas, porque no me aparezca un nuevo mal.

Por mi parte, siempre porto una bolsa grande y resistente de compras que mi madre llama "bolsa para mandado" para transportar todas las pastillas. Tomo alrededor de 400 grageas cada mes y sin embargo, mi salud no mejora para nada.

No sé cuánto tiempo más durará esta situación...

Hace dos días, después de la consulta mensual, con la bolsa llena y al entrar de nuevo en casa, me quedé mirando a mi mujer y le dije:

"¡Pero que tonto soy! .... ¡Se me olvido pedir mis vitaminas!!"

Karen. - ¡Oh vaya! ¿Pero, es esto real?, ¿No exageras un poco?

Fernando. - Quisiera que fuera un cuento, pero es mi realidad.

DOC.- ¡Por supuesto! He conocido pacientes que toman entre 500 y 700 comprimidos al mes. Este fenómeno se llama **"Polifarmacia"** (1, 2, 3, 4, 5) y se ha diseminado en toda la Medicina Occidental, pero el "nombrecito" no cambia nada la realidad, ni la falta de curación.

Karen. - Es un gran negocio para las farmacéuticas ¿no?

DOC. - ¡Uno gigantesco!

Manuel. - Yo tengo una duda. Mi Médico es gordo y alguna vez vi que su secretaria le acercaba algunos comprimidos, le recordó que era su horario de tomarlos, para la presión y la diabetes, comentó. ¿También los Doctores enfermos toman tantas pastillas?

DOC.- Así es. No se diferencian en nada a sus pacientes.

Manuel. - Me resultaría interesante conocer de qué se enferman los Doctores.

DOC.- La próxima semana, desayunaré con Santana y Arista, y trataremos ese tema. Como es evidente, somos Médicos y hemos estado enfermos gravemente en algún momento. Quien pueda, está invitado. Mientras... continuemos...

1	http://bvs.sld.cu/revistas/act/vol10_2002/act08102.htm
2	http://bvs.sld.cu/revistas/mgi/vol21_1-2_ 05/mgi121-205t.htm
3	https://www.ncbi.nlm.nih.gov/pubmed/30345175
4	https://www.ncbi.nlm.nih.gov/pubmed/28526062
5	https://www.ncbi.nlm.nih.gov/pubmed/28235972

CAPÍTULO XXXI

ACEITES "BUENOS" PARA SANARTE

Karen. - Nunca en he probado agregar aceite crudo en mi licuado. Solo lo utilizo para cocinar y de manera ocasional en alguna ensalada.

DOC.- Las grasas son de primordial necesidad en nuestro cuerpo. El colesterol y los triglicéridos tienen muchas funciones vitales, se obtienen de la dieta y también se sintetizan en el hígado.

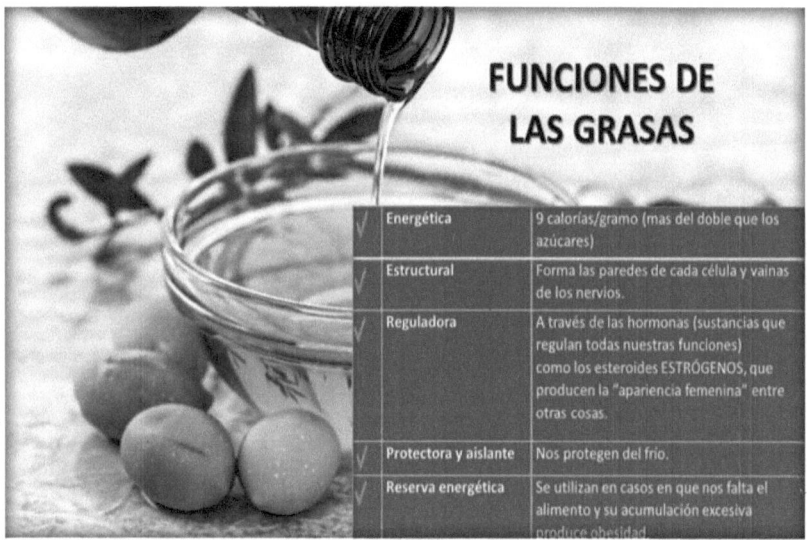

FUNCIONES DE LAS GRASAS

√	Energética	9 calorías/gramo (mas del doble que los azúcares)
√	Estructural	Forma las paredes de cada célula y vainas de los nervios.
√	Reguladora	A través de las hormonas (sustancias que regulan todas nuestras funciones) como los esteroides ESTRÓGENOS, que producen la "apariencia femenina" entre otras cosas.
√	Protectora y aislante	Nos protegen del frío.
√	Reserva energética	Se utilizan en casos en que nos falta el alimento y su acumulación excesiva produce obesidad.

También necesitamos **ácidos grasos esenciales**, que debemos obtener de la dieta. Es muy importante ingresar las grasas adecuadas y las mejores son los aceites vegetales; si lo hacen de manera cotidiana, tomando de 5 a 10 mililitros cada día, los beneficios en su salud y bienestar estarán con ustedes por largos periodos de tiempo, disminuyendo la velocidad de su envejecimiento (1), (27) y la posibilidad de tener cáncer (28). Estos aceites comparten beneficios similares. Así que su ingesta jamás se debe omitir. Son alimento de cada día; y una manera muy practica de tomarlos, es en su licuado por la mañana y por la noche. Les muestro algunos estudios científicos sobre los beneficios de los aceites; y existen muchos más. Los links están al pie de página.

BENEFICIOS DE LOS ACEITES

	Sésamo (ajonjolí)	Aguacate	Oliva	Semillas de uva	Coco
Evita la oclusión de arterias y venas	(2), (4)	(6)		(14), (21) (31)	(23), (26), (29), (31), (35)
Atenúa el daño en hígado	(3)	(7)	(7), (25)		(29), (33)
Antioxidante, desinflamatorio	(5)		(10), (25)	(12), (14), (15), (16), (18), (19), (20), (21), (22), (26), (31), (33)	(24), (26), (29), (30), (31), (33), (34)
Disminuyen triglicéridos y colesterol.			(8)	(13), (14), (15), (20), (21), (31)	(23), (29), (31), (32)
Previenen osteoporosis			(9)		
Control de azúcar en sangre				(11)	

Ramiro. - ¿Entonces, es mejor cocinar con este tipo de aceites?

DOC.- Recordemos que son beneficiosos solo sin se consumen crudos. Cualquier **aceite calentado por arriba de los 110 grado centígrados,** pierde sus propiedades de salud, y se convierte en algo que daña nuestras células, por la formación de **radicales libres lípidos** y se les llama grasas TRANS, pues ha cambiado su estructura química. (36), (37), (38)

Al ingresar a nuestro cuerpo, destruyen en especial las paredes celulares, que están construidas con...

Ramiro. - ¡Grasas o lípidos!

DOC.- Además, la ingesta de grasas TRANS, está asociada a múltiples enfermedades como síndrome metabólico, que es coctel formado por: **obesidad, hipertensión arterial, diabetes mellitus y dislipidemia** (cifras alteradas de triglicéridos y colesterol) y enfermedades cardiovasculares como el infarto del corazón y hemorragias del cerebro. (39), (40), (41), (42). Si se ingieren en combinación de frituras como papas, plátano, tortillas, carnes, etc. La combinación resulta ser...

Ramiro. - ¡Mortal!

DOC.- Sí. A largo plazo... sí. Como pueden apreciar, afectan todas las funciones de las grasas. Un aceite calentado y recalentado como el de algunos restaurantes que, para ahorrar, lo reciclan varias veces, es muy perjudicial, en especial para las células de las paredes de los vasos sanguíneos. **Comer frituras, es como utilizar un papel lija y con él rallar y desgastar las paredes internas de los vasos, una y otra vez hasta que aparecen complicaciones como...**

Ramiro. - ¡Infarto y hemorragias!

Carlos. - ¡Vaya! Ya voy a dejar de comer los "antojitos" que tanto me gustan como: tacos, "carnitas", tostadas, quesadillas, pambazos, "milanesas" ... ¡y muchos más!

Ramiro. - Y yo hamburguesas con papas a la francesa... ¡y mi gaseosa!

DOC.- Muy bien. Si quieren recuperar su salud o prevenir estas tremendas enfermedades, deben ser selectivos a la hora de comer.

Ante tanta agresión, nuestro organismo desencadena varios mecanismos para reparar el daño celular; si éste se encuentra en las

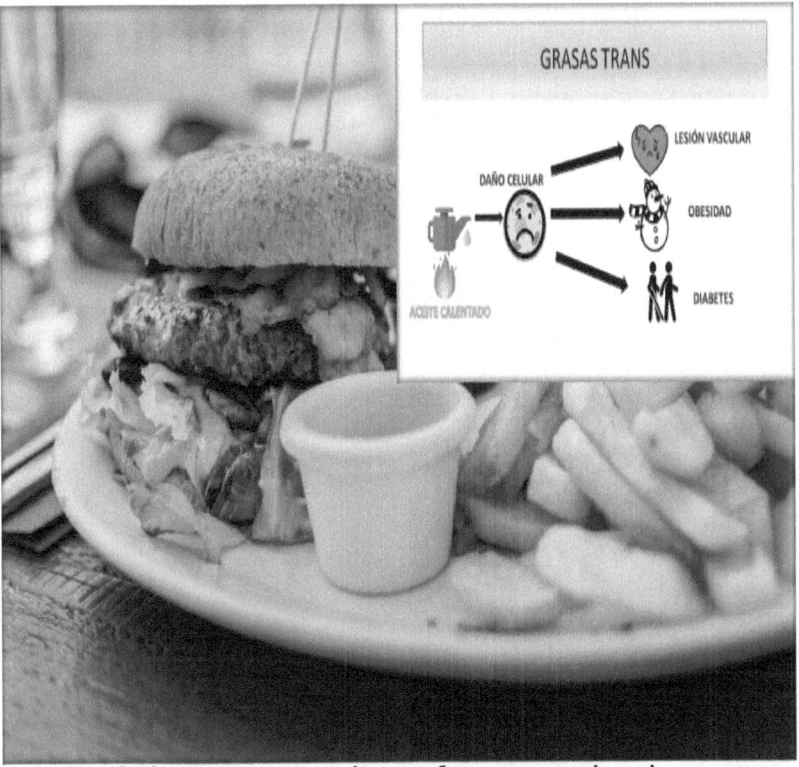

paredes de los vasos sanguíneos, forma una cicatriz que trae como resultado su oclusión progresiva, enfermedad que se llama Ateroesclerosis.

Ramiro. - Así que la oclusión de los vasos ¿es una defensa de nuestro cuerpo?

DOC.- Es una cicatriz ante el daño celular. Lo que detectamos en la Medicina, son esos mecanismos de defensa, que resultan en exámenes de laboratorio "alterados", o síntomas, o tumoraciones; son la forma en que nuestro cuerpo trata de defenderse de los excesos de ...

Ramiro. - ¡Ácidos!

DOC.- ¡Bien Ramiro! A esos procesos les llamamos Enfermedad.

Regresando al tema, los aceites vegetales se obtienen por prensado de las semillas (maíz, girasol, canola, etc.). **Y se oxidan con la exposición a luz**; de manera ideal, deberían envasarse en frascos oscuros.

Ramiro. - Mi abuela decía que se" arranciaban".

DOC.- Es otra de forma decir que se oxidan; se producen radicales libres dañinos y cambia su sabor.

Ramiro. - Cuando voy al mercado compro aceite en botellas transparentes de plástico, y me dura mucho tiempo, a veces meses, pues compro 3 botellas. ¿Porque no se hacen rancios?

DOC.- Eso es debido un proceso químico, **para disminuir la velocidad de la oxidación.**

Mira. Los aceites están formados por diferentes **ácidos grasos**, que son largas cadenas de carbón e hidrógeno. Miren este ejemplo.

Localicen en qué lugar "faltan" 2 hidrógenos. ¿Ya lo tienen?

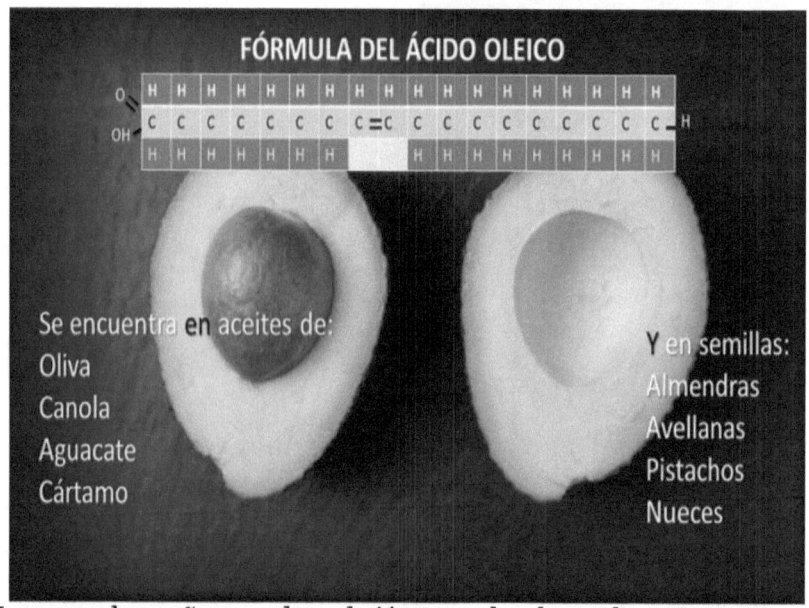

Hace muchos años se descubrió que, al calentarlos entre 110 y 180 grados, y adicionarles gas hidrógeno, cambian su estructura química y su **oxidación disminuye mucho, aunque se expongan a la luz,** es decir duran más tiempo. El proceso se llama HIDROGENACIÓN (36), (37), (43) y se les "colocan" átomos de hidrógeno en los "huecos" en donde no existían. Para lograrlo en la actualidad, los aceites son sometidos a alta presión y temperatura en tanques especiales que se llaman **autoclaves.**

Ramiro. - ¡Oh! Que no se oxiden pronto es muy bueno. ¿No?

DOC.- El problema es que durante el proceso se forman también grasas TRANS y ya vimos sus perjudiciales efectos. Así que, estos aceites, aunque transparentes y cristalinos, ya contienen grasas trans, y al cocinar con ellos, todavía se producen más. Debido a esto, lo ideal es no usarlos.

Existen otras **grasas hidrogenadas** muy utilizadas como: la margarina (44) que ha sustituido a la mantequilla; la "crema para café" que viene en envases pequeños, la "mantequilla" en empaques reducidos. En sus etiquetas se puede leer que son **"aceites vegetales parcialmente hidrogenados";** esta leyenda, es suficiente para evitarlos, a menos de que quieran seguir dañando sus células. Estos aceites vegetales forman parte de muchas presentaciones comerciales de "leche" líquida. Les sugiero siempre leer las etiquetas de lo que van comprar.

Ramiro. - Hasta este día he sido especialista en tomar café con dos "cremas para café" para que consiguiera el "espesor" que me gusta. Me doy cuenta de haber lacerado a mis células de formas que nunca sospeché. ¡Tengo mucho que cambiar de mis hábitos!, ¡jamás los hubiera pensado!

DOC.-Los aceites esenciales crudos se venden en botellas de **color oscuro**. Una vez comprados debemos consumirlos.

En conclusión: Eviten comer frituras. Si la necesidad de cocinar es imperiosa, de preferencia que sea asado, o al vapor. Los cambios para una buena salud, se logran con la práctica diaria de elecciones adecuadas. En mi caso, estaba luchando con una enfermedad incurable y no tuve más remedio que cambiar de golpe. Me hubiera gustado presumirles que cambié cuando alcancé la "iluminación", pero no fue así. ¡O cambiaba o me moría! No había opción. Yo aprendí a través de la enfermedad.

Ramiro. - Y a mí tanto que me gusta la "milanesa" (filete de carne, espolvoreada con pan y frita) y los "totopos" (trozos fritos) de tortillas.

Carlos. - Si, pero observa los **resultados en tu salud**... Me recuerdas, a mí... y mi resistencia al cambio. ¿Puedo compartirles un cuento?

¡Claro!, ¡Sí!, Todos asintieron.
Lo llamo "EL SOÑADOR"

El cuento se desarrolla en la antigua Roma.

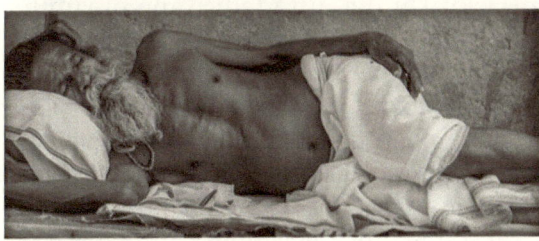

Después de un día lleno de ventas, dos comerciantes caminaban al atardecer por los callejones de las afueras de la ciudad. Se dirigían a sus casas. Conversaban de las experiencias del negocio, y de las múltiples formas de tener éxito. De pronto, sus pasos se detuvieron al ver a un hombre de mediana edad, recostado sobre la acera. A decir de sus vestimentas, se trataba de un esclavo. Se acercaron a él y descubrieron que dormía; de sus palabras entrecortadas y sus gestos alegres, los dos, concluyeron que él esclavo, estaba soñando que "era libre". La discusión de los comerciantes inició al momento. Uno postulaba: "Lo mejor será que yo lo despierte, y así regrese a su realidad de esclavo. Eso de ser libre es solo un sueño para él. Al menos, despierto tiene una posibilidad de luchar por su libertad". El otro decía: "No. Es mejor dejarlo dormir el mayor tiempo que pueda, que disfrute de su **libertad,** aunque sea en sueños. Al menos, durante su sueño es feliz".

La discusión continuó por un rato. Como no se ponían de acuerdo, continuaron su camino discutiendo. El "soñador" nunca se enteró de nada.

Mis amigos, yo era como ese esclavo, me encontraba durmiendo plácidamente en mis hábitos de confort y placer, y la vida de mandó varios estímulos para despertarme, sin embargo, cada vez que alguien me sugería algún cambio en mi alimentación, mi mente defensiva, siempre encontraba una justificación para no moverme, para no hacer algo diferente, para no molestarme en cambiar... Les respondía cosas como: "Yo vine a **comer bien**... déjenme en paz con mi comida", "¡yo sé lo que como y lo que no!", "¡Ya nada más faltaba, que no pudiera yo comer lo que me gusta!, ¡yo pagué con mi dinero!", "la verdad, ¡soy un gordito feliz!", "el que se va enfermar soy yo ¿no?", " Si ya pagué el buffet, ¡ahora a desquitarlo!"

Si me recomendaban algún libro para bajar de peso, primero lo hojeaba para ver si contenía "muñequitos", o ilustraciones; me daba flojera iniciar siquiera la lectura.

Hacer ejercicio... ¡ni pensarlo! Un día, un Médico me pregunto: "Sinceramente. ¿Te gusta cómo te ves en el espejo?", yo me quedé pensando unos segundos... le respondí: "Bueno... me *medio gusta...*" y sin dar más tiempo a la conversación, me despedí triunfal. Nadie superaba mis respuestas. Y, sin embargo, mi Salud empeoraba cada día. Era yo "todo un caso" ... era como ese esclavo durmiendo, solo que me enojaba mucho si alguien intentaba "despertarme". En esos días creí que yo era "libre" al tomar mis decisiones; no podía y no quería ver que mis hábitos me encadenaban.

Ramiro. - Me dejas sin palabras.

DOC.- Gracias por tu testimonio Carlos.

	[Evidencia experimental sobre el papel de los diferentes tipos de grasas no saturadas en la dieta sobre el envejecimiento]. Rev Esp Geriatr Gerontol. (2015)
	Acciones antiateroscleróticas y antiinflamatorias del aceite de sésamo . J Med Food. (2015)
	El aceite de sésamo atenúa la esteatohepatitis fibrosante nutricional al modular las metaloproteinasas de la matriz-2, 9 y PPAR-γ.Periasamy J Nutr Biochem. (2014)
	La simvastatina no afecta la generación de óxido nítrico aumentada por el aceite de sésamo en ratas Zucker obesas.
	Efectos de sésamo extracto de semilla como un antioxidante natural en la estabilidad oxidativa de girasol aceite .
	La administración de suplementos de aceite de aguacate modifica los marcadores de perfil de riesgo cardiovascular en un modelo de rata de cambios metabólicos inducidos por sacarosa.Carvajal-Zarrabal O et al. Dis Markers. (2014)
	Efecto de la ingesta dietética de aceite de aguacate y aceite de oliva sobre los marcadores bioquímicos de la función hepática en ratas alimentadas con sacarosa.Carvajal-Zarrabal O et al. Biomed Res Int. (2014)
	Efectos de la virgen extra aceite de oliva y pescado aceite sobre el perfil lipídico y el estrés oxidativo en pacientes con síndrome metabólico.Venturini D et al. Nutrición. (2015)
	El efecto del aceite de oliva en la prevención de la osteoporosis.García-Martínez O et al. Int J Food Sci Nutr. (2014)
	Objetivos actuales de la enfermedad para Oleocanthal como

0	prometedor agente terapéutico natural. Segura-Carretero A, Curiel JA. Int J Mol Sci . 2018 24 de septiembre
1	Optimización de la extracción de ingredientes hipoglucémicos de semillas de uva y evaluación de α-glucosidasa y efectos inhibidores de la α-amilasa in vitro. J Food Sci . 2018 de mayo
2	La fracción insaponificable aislada del aceite de semilla de uva (Vitis vinifera L.) atenúa las respuestas oxidativa e inflamatoria en monocitos primarios humanos. Func alimentos . 2018 25 de abril; 9 (4): 2517-2523.
3	INFLUENCIA DEL ACEITE DE SEMILLA DE POMEGRANATO Y EL ACEITE DE SEMILLA DE UVA SOBRE EL CONTENIDO DE COLESTEROL Y EL PERFIL DE ÁCIDOS GRASOS EN LOS HUÉRFANOS. Acta Pol Pharm . 2017 Mar; 74 (2): 624-632.
4	Componentes fitoquímicos, beneficios para la salud y aplicaciones industriales de semillas de uva : una mini revisión. Antioxidantes (Basilea) . 2017 15 de septiembre
5	El efecto del aceite de semilla de uva sobre el rendimiento, la fermentación ruminal, el estado antioxidante y el perfil de ácidos grasos adiposos subcutáneos en corderos. J Anim Physiol Anim Nutr (Berl) . 2018 feb; 102 (1): 157-165.
6	Respuesta Lipidómica y Antioxidante a los Aceites de Semillas de Uva, Maíz y Coco en Ratas Wistar Saludables. Nutrientes . 2017 20 de enero
7	Los efectos antioxidantes y prooxidativos en los lípidos de los alimentos y la sinergia con α-tocoferol de extractos de semillas de açaí y extractos de raquis de uva. Melo PS, Arrivetti LOR, Alencar SM, Skibsted LH. Comida Chem . 2016 15 de diciembre
8	Mecanismo de protección del aceite de semilla de uva sobre el daño cerebral inducido por tetracloruro de carbono en ratas irradiadas con γ. Ismail AF, Moawed FS, Mohamed MA. J Photochem Photobiol B . Dic 2015; 153: 317-23
	Extracción fluida supercrítica de semillas de uva : extracto

9	de composición química, actividad antioxidante e inhibición de la producción de nitrito en células Raw 264.7 estimuladas con LPS.
0	El aceite de semilla de uva Muscadine es una nueva fuente de tocotrienoles para reducir la adipogénesis y la inflamación de los adipocitos. Func alimentos . 2015 Jul; 6 (7): 2293-302.
1	Reducción de la agregación plaquetaria por la ingestión de ácidos oleico y linoleico encontrados en los aceites Vitis vinifera y Arachis hypogaea. Am J Ther . 2016 Nov / Dic; 23 (6).
2	Taninos de semilla de uva y manzana: propiedades emulsionantes y antioxidantes. Comida Chem . 2015 Jul 1; 178: 38-44. doi: 10.1016
3	Lipid-lowering effects of medium-chain triglyceride-enriched coconut oil in combination with licorice extracts in experimental hyperlipidemic mice. J Agric Food Chem. 2018 Sep 24
4	Physicochemical properties, antioxidant capacities, and metal contents of virgin coconut oilproduced by wet and dry processes. Food Sci Nutr. 2018 May 23;6(5):1298-1306
5	Biological and Clinical Aspects of an Olive Oil-Based Lipid Emulsion-A Review. Nutrients. 2018 Jun 15;10(6).
6	Ozone-Induced Vascular Contractility and Pulmonary Injury Are Differentially Impacted by Diets Enriched With Coconut Oil, Fish Oil, and Olive Oil. Toxicol Sci. 2018 May 1;163(1):57-69..
7	A Keto-Mediet Approach with Coconut Substitution and Exercise May Delay the Onset of Alzheimer's Disease among Middle-Aged. J Prev Alzheimers Dis. 2017;4(1):51-57.
8	The lauric acid-activated signaling prompts apoptosis in cancer cells. Cell Death Discov. 2017 Sep 18;3:17063.
9	Dietary Supplementation with Virgin Coconut Oil Improves Lipid Profile and Hepatic Antioxidant Status and Has

	Potential Benefits on Cardiovascular Risk Indices in Normal Rats. J Diet Suppl. 2018 May 4;15(3):330-342.
0	Polyphenols of virgin coconut oil prevent pro-oxidant mediated cell death. Toxicol Mech Methods. 2017 Jul;27(6):442-450
1	Lipidomic and Antioxidant Response to Grape Seed, Corn and Coconut Oils in Healthy Wistar Rats. Nutrients. 2017 Jan 20;9(1).
2	Effect of Red Yeast Rice and Coconut, Rice Bran or Sunflower Oil Combination in Rats on Hypercholesterolemic Diet.J Clin Diagn Res. 2016 Apr;10(4):BF05-7.
3	The addition of medium-chain triglycerides to a purified fish oil-based diet alters inflammatory profiles in mice. Metabolism. 2015 Feb;64(2):274-82.
4	Antistress and antioxidant effects of virgin coconut oil *in vivo.* Exp Ther Med. 2015 Jan;9(1):39-42.
5	Virgin coconut oil and its potential cardioprotective effects. Postgrad Med. 2014 Nov;126(7):76-83 Review.
6	https://www.ncbi.nlm.nih.gov/pubmed/23261796
7	https://www.ncbi.nlm.nih.gov/pubmed/7609594
8	https://www.ncbi.nlm.nih.gov/pubmed/30211332
9	https://www.ncbi.nlm.nih.gov/pubmed/24636816
0	https://www.ncbi.nlm.nih.gov/pubmed/21228440
1	https://www.ncbi.nlm.nih.gov/pubmed/21228440
2	https://www.ncbi.nlm.nih.gov/pubmed/19399016
3	https://es.wikipedia.org/wiki/Hidrogenaci%C3%B3n_(aceites)
4	https://es.wikipedia.org/wiki/Margarina

CAPÍTULO XXXII

LOS MOMENTOS "CLAVE" EN LA MEDICINA

GG.- Entonces la Medicina de "bata blanca" ¿No sirve?

DOC.- No es así.

GG.- ¡Pero hemos visto que los medicamentos traen muchos problemas y no atacan la raíz de la enfermedad!

DOC.- Así es.

GG.- No entiendo...

DOC.- Verás ... existen muchas afecciones humanas en donde la Medicina salva vidas, y son triunfos que debemos reconocer, apoyar y difundir. Como ejemplos, aunque hay muchos más, en los casos de intervenciones en pacientes accidentados, intoxicados con algunos venenos, o en situaciones complicadas que solo una cirugía puede ayudar al paciente; algunos como el manejo de los infartos y las complicaciones crónicas de las fallas en el riñón. En estos casos, la Medicina salva muchas vidas, y son un gran avance para la Humanidad. Cuando un cuadro de Urgencia Médica se presenta, es un gran riesgo para el paciente y también una gran angustia y desesperación para sus familiares, es tan grande el dolor de ver a un familiar tirado en una camilla de hospital y no poder hacer "algo" para ayudar a que se recupere... Los minutos se convierten en interminables horas de zozobra, el alma pende de un hilo...

Karen. - Mi esposo y yo, hemos vivido una experiencia con uno de nuestros hijos cuando asistía en 4 año de primaria, y tenía 9 años.

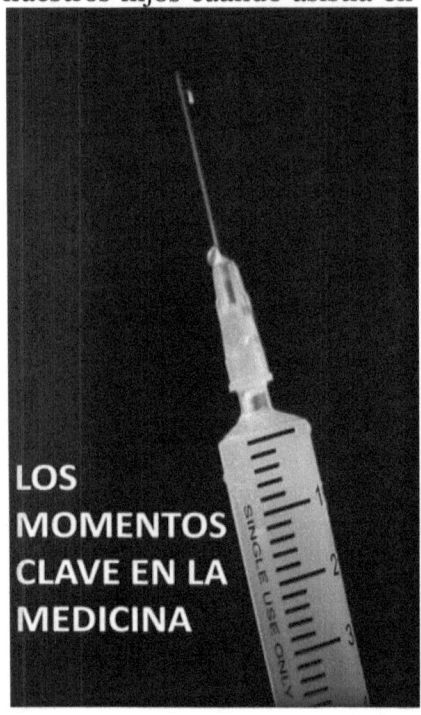

LOS MOMENTOS CLAVE EN LA MEDICINA

Despertó y desayuno con normalidad. Ingreso a la escuela, a las 8 horas, y a la 9 horas y 30 minutos no llamaron diciéndonos que nuestro hijo no "podía hablar" y estaba llorando. Yo "volé" con mi auto y cuándo llegué, lo encontré desorientado, sin poder articular una palabra; lo llevé a Hospital con rapidez, iba pitando mi auto como "loca", el tránsito de vehículos me parecía más intenso que lo habitual, mi terror iba en aumento, al verlo por el retrovisor cada vez más somnoliento. Le gritaba "¡no te duermas!, ¡quédate conmigo", ¡háblame!

Llegó casi inconsciente la Hospital, los doctores me daban información que no recuerdo, me preguntaban si había recibido algún golpe, o tomado algo extraño, cosas que yo no sabía, hablé a su escuela y negaron golpes, caídas, riñas, y el uso de cualquier sustancia. Después de casi 2 horas, mi hijo no reaccionaba; cuando estaba a su lado le preguntaba su nombre, o el mío, no me reconocía y solo balbuceaba... mis lagrimas no podían detenerse y mojaban mi blusa...

Le administraron "glucosa" y antibióticos... y solo después de 4 horas empezó a mejorar y reaccionar bien, me reconocía, aunque no podía hablar bien. Con otras dos horas su recuperación fue casi completa. Me comentaron que tenía "hipoglucemia" (baja de azúcar) y su estudio de Tomografía de la cabeza solo mostraba leve "edema cerebral" (hinchazón), le hicieron electroencefalograma que salió "normal", sus exámenes de laboratorio normales también. Estuvo hospitalizado por 10 días, los mismos que estaba "como sin nada" hubiera pasado, se comportó normal y recordaba casi todo lo relacionado al evento. Cuando lo dieron de alta, me dijeron que no existía un diagnóstico "definitivo". Se enviaron supervisiones estrictas a la escuela, porque me enteré de que hacía 10 días que otro alumno había presentado una enfermedad similar. No puedo siquiera, describir el dolor tan intenso que fue ver a mi hijo al borde de la muerte o del daño en su cerebro... ¡no existen palabras para abarcar tanto sufrimiento! Le doy gracias al creador por haber preparado a esos Médicos de bata blanca ¡que siguen salvando a tantas vidas! ¡Bendiciones para ellos!

GG.- ¡Ooh! ¡Qué experiencia!

DOC.- En esos casos, y existen muchos otros, el equipo Médico, siempre será un estandarte para la salud.

Por el otro lado... también es verdad en las enfermedades crónicas, el uso de los medicamentos nunca influye sobre sus causas, que como hemos analizado se reducen a los hábitos...

¡Ácidos! Dijeron todos.

El cambiar su vida, incorporando cada día "pequeñas" mejoras que los acerquen más y más al ideal alcalino, es lo único que puede garantizar su Salud por tiempos prolongados, y disminuir las posibilidades de enfermar.

Muchos de los padecimientos que se tratan en los servicios de Urgencias, son la consecuencia última de la ignorancia y la resistencia para el cambio hacia la alcalinidad, y solo reflejan el final del camino de una vida llena de hábitos ácidos.

Por esto, nuestro objetivo es mantenernos alcalinos y sanos, por el mayor tiempo posible en nuestras cortas vidas.

GG.- Y eso requiere de nuestro total "despertar" para tomar el control de nuestras decisiones.

DOC.- Lo has dicho muy bien.

Suerte, y mucha fuerza para dirigirse a sí mismos, ¡hacia la mejor versión de cada uno de Ustedes!

CAPÍTULO XXXIII

ESTATINAS AUMENTAN EL RIESGO DE CÁNCER (entre otras cosas...)

Quiero compartirles mi experiencia, dijo Mara. Y todos estaban atentos.

Mara, una mujer de 58 años, amiga y compañera desde la infancia del DOC; Médico Internista que trabaja por su cuenta. Cuando estudiante, siempre se elevó por encima de su grupo en calificaciones y obtuvo condecoraciones y menciones honoríficas en su titulación como Especialista. Con más de 30 años de ejercicio profesional, era muy reconocida por pacientes y colegas como la mejor. Los casos de enfermedades "raras" eran su pasión. Cuando alguno de sus pacientes en estas condiciones sanaba, su alegría y motivación por estudiar más, se incrementaban. Enfocada en el aprendizaje y la resolución de problemas de salud. Si no estaba leyendo, pensaba que perdía el tiempo. Casi siempre se mantuvo delgada, aunque solo se ejercitaba caminando 20 minutos 4 veces por semana. Madre de 4 hijos, todos Médicos y ahora presidenta de una Asociación Nacional de Internistas. Su trato adusto intimidaba a algunos, pero a medida que la iban conociendo parecía una buena persona. Le gusta la formalidad, limpieza y puntualidad. Se divorció tras 8 años de una unión llena de pleitos y discusiones con su esposo, otro Médico. "Era muy estricta, hasta en la intimidad" decía él.

Mara. - Verán... Mi vida fue de mucha concentración en el estudio. Mi padre abandono a mi Madre cuando yo tenía 3 años; la dejó con 5 hijos, siendo yo la menor y única mujer.

Observé el ejemplo de mis hermanos mayores que lograron obtener un título Universitario, así que no podía quedarme atrás. Tengo la fortuna de conocer muchos países. En un viaje en avión, regresando a México desde Colombia, un dolor invadió sin aviso, sobre mi pecho, de lado izquierdo; era tan opresivo que me costaba respirar. Algunas gotas de sudor recorrieron mi frente. Me di cuenta de que se trataba de un posible infarto, aunque en mi mente no quería creerlo. Faltaban 30 minutos para aterrizar. El dolor nunca se retiró y con lentitud aumentaba más. Le informé a las azafatas. Trataban de calmarme. No supe en qué momento aterrizamos en México. Entre sueños recuerdo la camilla y las luces rojas de la Ambulancia. Se confirmó el infarto. En mis exámenes de laboratorio (además de los hallazgos típicos del infarto) solo encontraron el colesterol y los triglicéridos, "levemente aumentados"

Cuatro días después, regresé a mi casa a descansar. Me volví hipertensa desde entonces. Todas las citas de mi agenda Médica fueron canceladas hasta nuevo aviso y mi secretaria les informó a mis pacientes: "La Doctora se encuentra indispuesta".

Con el consejo de mis amigos de Cardiología empecé a tomar **estatinas** (medicamentos para disminuir el colesterol), antiagregantes plaquetarios (medicamentos para evitar la formación de coágulos en la sangre) y medicamentos para controlar la presión arterial. Y según yo, mi dieta era la adecuada.

Entonces el DOC en una de las visitas que me hizo, me recordó que debía estudiar a profundidad el control del PH en mi cuerpo. Le contesté que ya la había hecho (pero sólo lo había leído a "ojo de pájaro" y no entendí nada). Me concentré en repasar los nuevos estudios acerca del Infarto y su tratamiento con medicamentos y un artículo que el DOC me recomendó (1); en él leí que existen básicamente 7 medicamentos llamados estatinas, para combatir la dislipidemia, y son de las fuentes muy rentables para industria farmacéutica, **aunque su eficacia**, que se mide como el promedio de la REDUCCIÓN ATRIBUIBLE DEL RIESGO DE ENFERMEDAD CORONARIA es del 8.19%, mientras que con otras terapias(ejercicio, dieta y cambio del estilo de vida) se alcanza el 25.2 %. En otras palabras, **es tres veces más efectivo**, hacer cambios de estilo de vida que tomar grageas.

Claudia. – Pero son costosos ¿no?

Mara. – Bastante. No son eficaces y se asocian con efectos secundarios adversos como diabetes, mialgias, rabdomiólisis (destrucción muscular) y cáncer, han provocado algunas denuncias y quejas, pero, se siguen vendiendo porque la gente quiere una "pastilla" para sus males. (2)

Otro metanálisis corrobora efectos como: disfunción eréctil, diabetes, cataratas, cáncer, y enfermedad cardiovascular. (3)

Claro que las suspendí al momento. Pero venía lo peor...

Claudia. - ¿Hay más?

Mara. – Sí, por desgracia. Localicé un estudio realizado por el Dr. Okuyama y colaboradores, en el que demuestran que las **estatinas** se comportan como **tóxicos para las células** y provocan su mal funcionamiento, stress y envejecimiento, lo que lleva a acelerar los procesos de **ateroesclerosis** (taponamiento de arterias), que se SUPONE han de prevenir...

Su conclusión:

"que la epidemia de insuficiencia cardiaca y aterosclerosis que afecta al mundo moderno, paradójicamente, **pueden agravarse por el uso generalizado de las estatinas"**. Los autores proponen que las pautas actuales para tratamiento del colesterol con estatinas sean reevaluadas críticamente". (4)

Dr. Santana. - ¿Por qué ya no me extraña...? ¡Estamos en medio del Negocio con la Salud!

Karen. – ¡Y seguimos pidiendo tabletas para todo!

Mara. - Para que tengan una idea... La venta de un solo medicamento (atorvastatina) reportó ingresos por 13 000 millones de dólares en 2006 y 16,700 millones de dólares en 2012, a su laboratorio productor. ¡Vaya mercadotecnia para vendernos la necesidad de pastillas! (5)

A la mente de GG regresó la cifra de su ingreso mensual...

Revisé los riesgos y consecuencias del **stent** (tubo de malla expandible que se coloca dentro de una arteria del corazón para mejorar su flujo), y no me gustaron nada, pues, además del riesgo propio del procedimiento (su instalación), existe riesgo de re-estenosis (6) (nuevo taponamiento y disminución de su luz), por lo que, ahora algunos stents son liberadores de medicamentos para reducir esta posibilidad (7). De cualquier forma, es un remedio temporal que debe ir acompañado de la verdadera erradicación de la causa, que se resumen en evitar el daño celular provocado por la sobre-acidificación del nuestro cuerpo.

La verdad, yo creía saberlo todo, y había salvado la vida de muchos pacientes en las salas de Terapia Intensiva de muchos Hospitales. De vez en cuando el DOC me preguntaba si ya había estudiado al PH. Yo le contestaba: "Ya lo hice. (aunque no era cierto). Pero no me convence..."

A los 8 meses de mi infarto, mi colesterol y triglicéridos disminuyeron. De camino a mi consultorio para atender pacientes... otro dolor intenso en mi pecho, similar al primero... Aceleré hasta donde pude. Dejé mal estacionado mi auto en el Hospital. Se me dio manejo de Urgencia para enfermedad cardíaca. Fue una **angina de pecho** (dolor intenso). Otro aviso...

Solo entonces me dedique, muy en serio a estudiar este Factor Ignorado de la Medicina. En la actualidad trato de controlar mi PH con compromiso y vigilancia estrechos. Como la mayoría de mis compañeros, me he dado cuenta de que con los medicamentos tratamos solo los síntomas, pero que en el fondo los procesos patológicos (que nos enferman), continúan su camino si no mejoramos nuestra nutrición, hidratación, ejercicio, pensamientos y descanso. Medirnos el PH, es una gran herramienta que refleja de manera fiel, si estamos trabajando bien.

Ahora pertenezco a **Thincs.org** asociación internacional de médicos que no encuentran ningún beneficio en las estatinas, pero si muchos riesgos, y lo sustentan con sus estudios en pacientes.

Tengo un cuñado Médico, que es de mi edad y le han detectado un tumor cerebral. Le comenté los cambios que he realizado y mi mejoría notoria. Me ha contestado que ya no le diga tantas fantasías. Y me ha pedido, que, si voy a visitarle, ya no le mencione nada acerca del PH, que se va a someter a lo que ofrece la Medicina. En una semana abrirán su cráneo...

DOC.- Existe mucha gente que se aferra de manera única a lo que conoce.

Mara. - Aunque no exista eficacia, pero sí riesgo de muerte... Esto me recuerda un cuento que leí hace mucho tiempo. ¿Se los puedo contar?

Sí. Manifestaron todos.

Mara tomó su celular. Localizó el artículo. Y leyó:

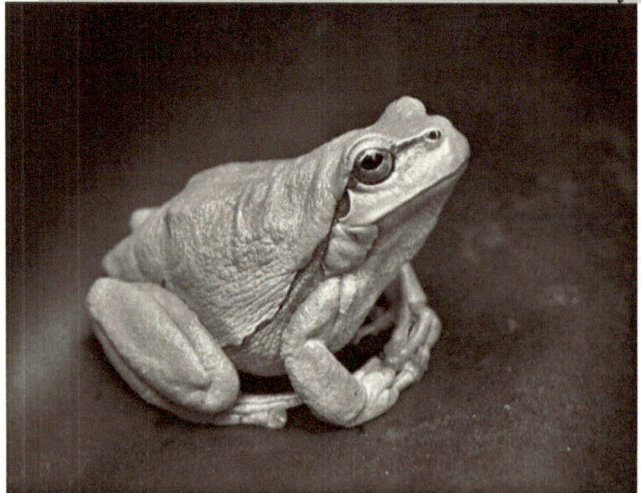

Una vez, una rana del océano llegó junto a un pozo y saltó a su interior. Allí se hizo amiga de la rana del pozo.

Rana de pozo. - ¿De dónde vienes?

Rana Oceánica. - Del océano.

Rana de pozo. - Con una mirada sospechosa. ¿Es más grande que este pozo?

Pensaba que no podría haber algo más grande que el pozo donde residía.

Rana Oceánica. – Sonriendo. Difícil decirlo; pues no tengo con qué medirlo.

Rana de pozo. - Te daré alguna pista a ver si puedes.

Saltó un cuarto del pozo hacia delante y otro cuarto a través.

¿Es así de grande?

Rana Oceánica. - No.

Rana de pozo. - Saltando hasta la mitad del pozo. ¿Es así de grande?

Rana Oceánica. -No.

Rana de pozo. - Saltando el pozo entero. -Ahora no puedes decir que no.

Rana oceánica. - Quizás te sientas herida, y no quiero ser ofensiva, pero la respuesta sigue siendo no.

Rana de pozo. - ¡Lárgate de aquí, mentirosa! ¡No existe nada más grande que este pozo!

Y colorín colorado...

Claudia. - ¡Que narración tan bella y profunda!

Mara. - Yo me he comportado como esa rana de pozo muchas veces y sobre todo en mi desempeño profesional. Creí dominar los más íntimos secretos de la Medicina y por ende pensé que conocía todo acerca de la conducta humana, lo que me costó un divorcio. Nunca acepté siquiera la sugerencia de cambiar algunos de mis diagnósticos y menos de mis tratamientos, porque "no podría haberlos mejores, ni más efectivos". La mayoría de mis pacientes tienen una mejoría temporal con medicamentos, pero más temprano que tarde, vuelven a mí con las mismas complicaciones. No cambian sus hábitos. Y, por otro lado, nunca les comentaba de lo importante de medirse y controlar su PH, porque ni siquiera lo conocía. ¡Yo llevaba demasiado tiempo viviendo en "¡Mi Pozo" que, para mí lo era todo!

Gracias por escucharme.

Varios aplausos rompieron en la sala.

Dr. Arista. - Todos nos hemos comportado como esa rana de pozo varias veces en nuestra vida y siempre hay que vivir las consecuencias.

Gracias Mara por compartir, nos inspiras a convertirnos en Ranas de Océano.

1	https://www.lipidjournal.com/article/ S1933-2874 (15)00449-3/abstract
2	https://www.bmj.com/content/350/bmj.h1388
3	https://www.The Ugly_Side_of_Statins_Systemic_Appraisal_of_the_ Contemporary_Un-Known_Unknowns
4	https://www.ncbi.nlm.nih.gov/pubmed/25655639
5	https://elpais.com/economia/2012/02/24/actuali dad/ 1330100382_456443.html
6	https://www.ncbi.nlm.nih.gov/pubmed/26417060
7	https://www.ncbi.nlm.nih.gov/pubmed/26537292

CAPÍTULO XXXIV

MÚSICA ULTRA-RELAJANTE PARA DORMIR Y DESCANSAR

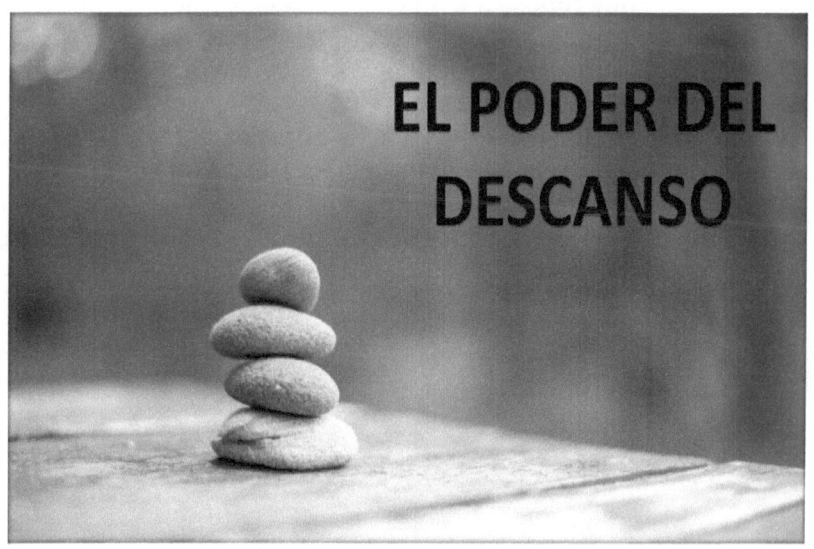

EL PODER DEL DESCANSO

DOC.- Es tiempo de hablar del manejo de energía. Nuestro cuerpo requiere de descanso eficaz durante el día y la noche.

Claudia. - En algunos momentos del día yo me siento cansada con flojera y deseos de dormir, pero son tantas los cosas que tengo pendientes por hacer, que luego de un rato se me pasa esa sensación. Por supuesto que cuando llega la noche estoy casi "muerta"; duermo al momento de pegar mi cabeza a la almohada, pero, algunas veces mi esposo me mueve porque dice que yo ronco mucho.

Karen. - Te pareces a mi comadre Margarita, a quien le gusta tanto la limpieza de su hogar que anda de un lugar a otro de su casa, recogiendo algún polvo que, con su vista de águila, solo ella puede detectar; se la pasa "inventándose" nuevas formas de acomodar los muebles, repintar alguna pared, cambio de colores o adornos, además de otras actividades como cuidar nietos, ir al gimnasio y algunas otras. Se duerme ya tarde, como a eso de las 24 horas. Ella dice que duerme muy bien, pero mi compadre (su esposo), se queja de sus ronquidos intensos, que parecen emitidos de una caverna.

DOC.- Eso es de esperarse, ella cae en un sueño mucho más que profundo... El organismo se agotó por completo.

Una de las mejores prácticas para regular nuestra limitada energía, es tomar pequeños descansos en el día, cuando tu cuerpo te avisa que está cansado. Es cuestión de escucharlo.

Claudia. - Creo que eso me pasa con frecuencia. Mi cuerpo me está diciendo que repose... y no le hago caso. Me la paso bostezando, sobre todo en alguna reunión vespertina del trabajo.

DOC.- Compartes esa experiencia con la mayoría de los adultos. Y muchos de ellos toman el camino de estimularse con cafeína para "rendir" un poco más, aunque, a las 2 horas entran en el "bajón" con gran fatiga, que alivian con más ácidos en forma de café... Y así, por muchos años.

La falta de sueño y descanso tienen efectos negativos como (1):

EFECTOS DE LA FALTA DE SUEÑO
FATIGA
IRRITIABILIDAD
MALA CONCENTRACION Y MEMORIA
DISFUNCIÓN SOCIAL
MAL DESEMPEÑO DE TAREAS
SOMNOLENCIA
BAJA MOTIVACIÓN
RIESGO DE ACCIDENTES
DOLOR DE CABEZA Y Y SÍNTOMAS GASTROINTESTINALES
PREOCUPACIONES SOBRE EL SUEÑO

Existe una enfermedad que se llama **Insomnio Fatal,** y es tan espantosa como su nombre. Las personas que la padecen mueren en pocos meses dementes, desnutridos e incapaces de dormir. No existen medicamentos que los hagan descansar y en su cerebro se han encontrado ateroesclerosis (degeneración de los vasos) y microhemorragias en varias zonas.

Dr. Arista. - Que son la consecuencia última de daño celular. ¿Cuándo vamos a entender? Es la misma ateroesclerosis que me llevó al infarto.

Nuestras células requieren ser amadas y mimadas en un ambiente alcalino. Es evidente que la falta de descanso nos arrastra, a la **Acidez**; y si esto se vuelve crónico... otro factor se suma a la posibilidad de enfermarnos. En mi caso, no fue posibilidad, sino que estuve a punto de morir.

He leído que esta enfermedad, tiene un componente hereditario y, aun así, nadie puede estar seguro de que cual es su origen. (2)

DOC.- Recuerden. La acidez nunca perdona.

El insomnio se asocia con otras patologías como el riesgo de infarto (3), o la depresión (4)

Dr. Arista. - O con las preocupaciones y el grande stress que sentí cuando, después de operar el cráneo de un paciente, no podía dormir, solo de pensar en sus pocas probabilidades de que sobreviviera... y fueron muchos así...

DOC.- Se ha comprobado que la meditación tiene efectos positivos para salud (5 ,6,7, 8) y mejora aspectos como:

RESPUESTA AL STRESS	SATISFACCION
FUNCION INMUNE	METABOLISMO BETA AMILOIDE

Karen. - ¿Que es Beta amiloide?

Dr.- Arista. - Es una proteína que forma placas en los cerebros de las personas que padecen Alzheimer. En personas sanas, están en equilibrio.

DOC.- Si estás en tu oficina y tu cuerpo y tu alma requieren tranquilidad, busca un lugar menos ruidoso; si puedes recuéstate, si no solo siéntate cómodo, con tu espalda recta, empieza a respirar con profundidad, deja que tu mente y cuerpo se relajen, por 10 minutos. Puedes utilizar algunos minutos de tu tiempo de descanso.

Te sugiero que busques en la web alguna música de tu agrado para meditar, (lo haz de hacer con anterioridad). Utiliza tu celular y audífonos. Si puedes evitar la luz en tus ojos, será mucho mejor.

Te dejo algunos enlaces de Youtube (9, 10, 11). Pero recuerda que la música tiene que hacer "clic" con tu mente para que te relaje. Así que haz de explorar y encontrar la que mejor te quede y guste.

Existen algunas meditaciones guiadas con voz. (12, 13)

Cuando estés en casa y de preferencia antes de dormir, tu sugiero que, con la luz apagada y tu cuerpo recostado, te "conectes" con música de relajación e inicies el camino de tu autodescubrimiento. No importa si te duermes y no escuchas nada, tu inconsciente lo escuchará muy claro. Hazlo una vez al día, por lo menos. Tú solo descubrirás sus grandes beneficios.

La meditación siempre da buenos frutos, no importa la edad a la que comiences, y te ayuda a regenerar tu materia gris cerebral. (14, 15)

Otra forma de descansar es no postergar el momento de asistir al baño y evacuar la orina o las heces.

Claudia. - Eso es obvio. Hay que ir cuando el cuerpo avisa. ¿no?

DOC.- Eso es lo ideal, pero te sorprendería saber cuánta gente retiene dentro de su ser, la orina y la materia fecal, por horas... Tienen "ganas" de ir al baño, pero no lo hacen y se aguantan por tiempo prolongado hasta que ya no pueden más... Las infecciones de vías urinarias tienen como causa frecuente, estas conductas.

En el caso de las heces es aún peor, deberíamos evacuar el intestino al menos una vez al día, sin embargo, con mucha frecuencia me topé con pacientes que solo lo vaciaban cada dos o tres días, y a veces más tiempo. Esta retención provoca daño en las paredes intestinales y muchos tóxicos pasan a la sangre, empeorando la situación. En los adultos se calcula que la constipación o estreñimiento se presenta del 20 al 50% de la población (16). Y no es raro, ver a una madre muy desesperada al ver a su bebé llorando con intensidad desgarradora, solo porque no puede evacuar.

Por favor, escuchen cuando su cuerpo les habla y no lo hagan esperar.

	https://www.ncbi.nlm.nih.gov/pmc/articles/PMC369/
	https://www.ncbi.nlm.nih.gov/pmc/articles/PMC54/
	https://www.ncbi.nlm.nih.gov/pubmed/22025601
	https://www.ncbi.nlm.nih.gov/pubmed/21300408
	https://www.ncbi.nlm.nih.gov/pmc/articles/PMC504/
	https://www.ncbi.nlm.nih.gov/pubmed/19432513

	https://www.ncbi.nlm.nih.gov/pubmed/25812579
	https://www.ncbi.nlm.nih.gov/pubmed/24395196
	https://www.youtube.com/watch?v=JobBVeqlQfM
0	https://www.youtube.com/watch?v=dodMskEQl4g
1	https://www.youtube.com/watch?v=YnTZsm8W7Ok
2	https://www.youtube.com/watch?v=4suGBF-lAgo
3	https://www.youtube.com/watch?v=VLrWQQoKpOo
4	https://www.ncbi.nlm.nih.gov/pubmed/24571182
5	https://www.ncbi.nlm.nih.gov/pubmed/27983555
6	http://www.worldgastroenterology.guidelines/constipation-spanish-2010.pdf

CAPÍTULO XXXV

7 ERRORES QUE ARRUINAN TU ESFUERZO POR BAJAR DE PESO Y CURARTE

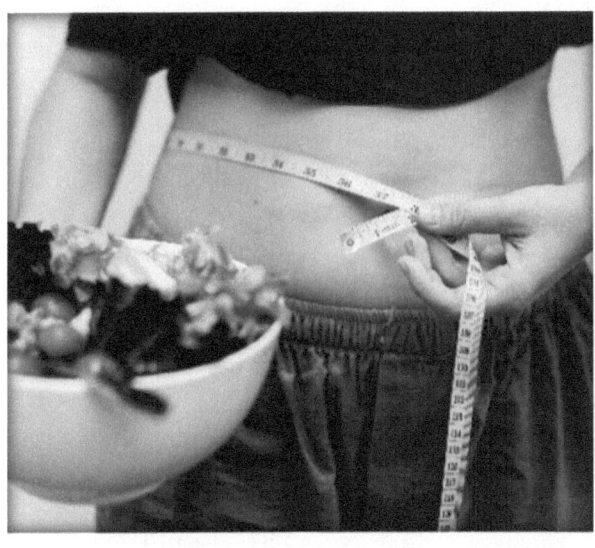

DOC.- Saber y detectar a tiempo los siguientes errores, acortará mucho el lapso entre el inicio de sus cambios y el logro de sus resultados.

GG.- Yo quiero que sean rápido y ¡estoy dispuesta al compromiso conmigo!

Manuel. - Yo también. Porque lo que vivo ya no es vida.

Los otros asintieron, pues afectados por diversas enfermedades, lo único en que enfoca la mente es en la CURACION.

DOC.- Levante la mano... ¿quién quiere seguir enfermo?

Nadie la levantó.

Entonces vamos bien. GG... ¿cuánto dinero gastaste en mes pasado?

GG.- ¿Qué?, No tengo la cifra exacta.

DOC.- ¿Alguna idea?

GG.- Creo que ... como... 13 mil pesos.

DOC.- ¿Podría decirme en que los gastaste?

GG.- Pues... en varias compras, pero tendría que anotarlas y tratar de recordarlas, y tal vez el resultado solo sea una aproximación. Es que no anoto todo...

DOC.- Bien. Sería muy bueno que empieces a realizarlo. Eso te permite "ver" en que se va cada centavo y tendrás mejor control. Lo mismo debemos hacer con nuestra salud.

Si quieren resultados positivos rápidos en su salud y su peso, han de tomar el control total de sus hábitos y una de las mejores formas de lograrlo, es medir y anotarlo cada día. Deben saber con exactitud que hacen y que dejan de hacer, para llegar a logro de sus objetivos que anotaré a continuación.

Mucho del éxito en la recuperación pronta de su salud, dependerá de **evitar** los siguientes errores:

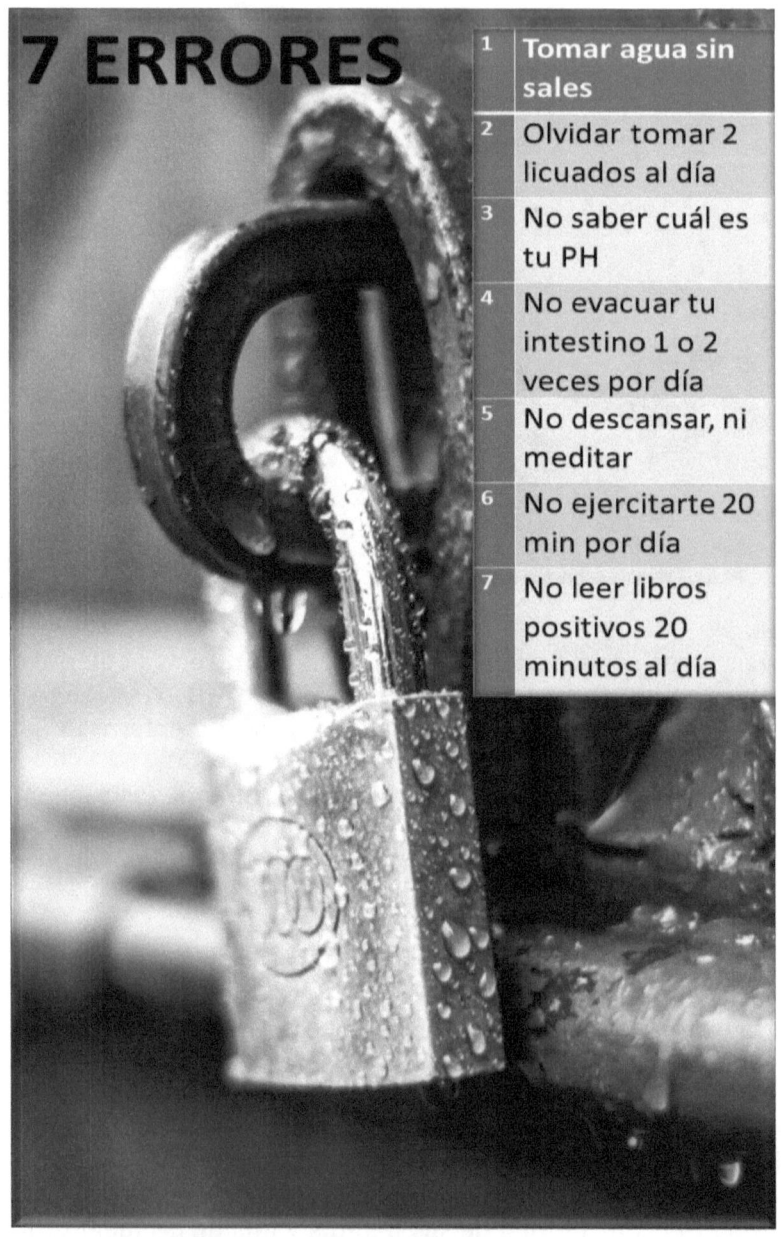

7 ERRORES

1	Tomar agua sin sales
2	Olvidar tomar 2 licuados al día
3	No saber cuál es tu PH
4	No evacuar tu intestino 1 o 2 veces por día
5	No descansar, ni meditar
6	No ejercitarte 20 min por día
7	No leer libros positivos 20 minutos al día

GG.- Son muy claros, y es obvio que debemos hacer lo contrario.

DOC.- Sí. Por eso les he preparado el siguiente sistema de control...

CAPÍTULO XXXVI

LOS 7 HÁBITOS ALCALINOS DE LAS PERSONAS SANAS

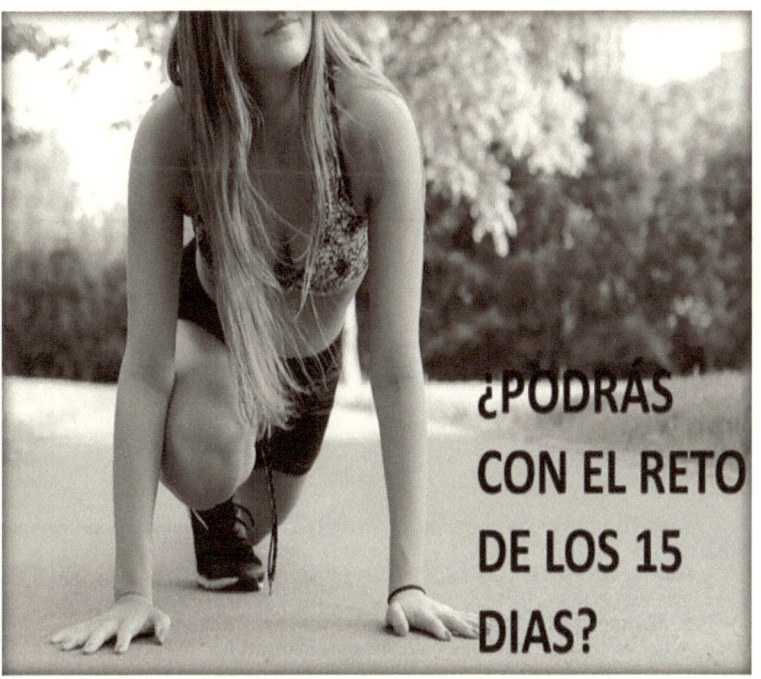

¿PODRÁS CON EL RETO DE LOS 15 DIAS?

Y para evitar al máximo la omisión de estos cambios básicos les he diseñado el siguiente **Reto de 15 días**. ¿Creen que puedan lograrlo?

¡Sí!!!

Aquí les van las instrucciones:

A.- Han de completar la hoja del día "cero".

B.- Busquen un amigo o familiar de confianza y pídanle que firme como su testigo, así su compromiso será más fuerte. Al final de los 15 días, soliciten otra vez que él verifique los cambios en su cuerpo.

C.-Si su deseo es acelerar la baja de peso, o lograr el control rápido de su enfermedad, sustituyan con licuados (hechos como ya hemos explicado antes) su alimentación, tomando de 4 a 6 por día, es más que suficiente. Existen casos que han bajado muchos kilos (con buena nutrición), tomando solo licuados hasta por 8 meses, pero su reto inicial será de 15 días.

Renueven este reto por los próximos 90 días.

Les dejo un anexo que será su guía nutricional por 2 semanas, con algunos menús.

Mi día "CERO"

Fecha_____.

YO,(Nombre)

_____

Peso. _____kilogramos.
Estatura. _____metros.
Tensión Arterial _____milímetros de mercurio.
Glucosa_____ miligramos.

1.-Me comprometo conmigo, para iniciar y continuar con los cambios básicos
que me llevarán sin escalas, al mejor estado de Salud que puedo Vivir.

2.-Sin quejas ni excusas verificaré mis actividades de cada día y llegaré a los objetivos ideales, haciendo los esfuerzos necesarios.

3.- Si los llevo a cabo, mi cuerpo responderá con prontitud en mi camino hacia
la Salud duradera. Si no lo hago, mi cuerpo me devolverá a la enfermedad de
la que quiero salir.

Firma

Testigo (nombre y firma)

_____

Tu hoja firmada, **pégala en la puerta de tu refrigerador** para que nunca "se te olvide" ... tu compromiso con Tú Médico Interior.

A continuación, miren su hoja titulada "LOS 7 HÁBITOS ALCALINOS DE LAS PERSONAS SANAS"

Hagan lo que sea necesario para llegar a las zonas de color verde; allí estarán alcanzando sus objetivos día tras día. Se trata de estar en verde el mayor tiempo posible, hasta que ya no tengan que ver esta guía, pues se convertirán en acciones automáticas; la recuperación y mantenimiento de su bienestar serán sin esfuerzos. La alcalinidad será su estilo de Vida.

GG.- ¿Será como un semáforo?

DOC.-. Sí.

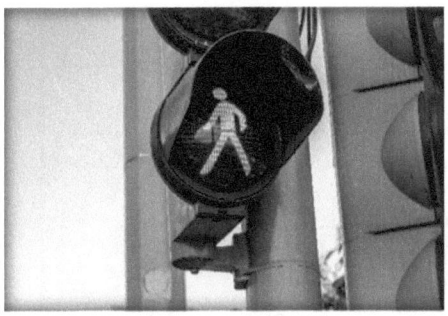

En rojo estarán reprobados, por no hacer ningún cambio benéfico a su salud.

En amarillo... están haciendo algo, pero no es suficiente.

Solo si llegan al verde, merecerán reconocimiento y sus células les aplaudirán en todo su ser.

El objetivo en ¡mantenerse en **verde** la mayor parte de su vida!

GG.- Voy a preparar dos ligas para mis muñecas... así nunca se me olvidarán los cambios que debo hacer.

DOC.- Muy bien. ¡Eso es compromiso!

La hoja titulada "LOS 7 HÁBITOS ALCALINOS DE LAS PERSONAS SANAS", está diseñada para que **marquen** (con una pluma) los resultados y acciones de cada día; así que, impriman 15 copias de este formato, que es muy sencillo, pues es una página para cada día.

Si lo hacen, Ustedes y las personas a su alrededor se llevarán muy gratas y positivas "sorpresas", aunque en el fondo solo ustedes saben cuáles son los "secretos" de cada día, para lograr verse y sentirse juveniles, energéticos y saludables. Tal vez despierten envidia...

¡Ese es mi mejor deseo!

LOS 7 HÁBITOS ALCALINOS DE LAS PERSONAS SANAS
(Bitácora de vuelo)

Fecha. _____.

1.- Mi PH (ideal de **7.2 hasta 8**):
Mañana_____. Tarde_____. Noche_____.

PH (marca el promedio del día)

5	6	7	8

2.- Hidratación con sales. (ideal de 10 a 12 vasos de 240 mililitros por día)

4 vasos	8 vasos	10 a 12 vasos

3.- Número de Licuados por día. (Nutrición)

0	1	2	3

4.- Número de Evacuaciones del Intestino por día.

0	1	2	3

5.- DESCANSO: a.- Número de horas dormidas. (descanso)

4	6	7, 8 o más

b.- Minutos de meditación por día. (meditación y paz interior)

0	15 a 20	30 a 50	60 o más

6.- Numero de minutos de Ejercicio por día.

0	10	20	30 o más

7.- Número de minutos de lectura positiva por día.

0	10	15	20 o más

CAPÍTULO XXXVII

LA FLOJERA TIENE SU PRECIO

La sesión estaba por terminar, y todas las dudas habían sido contestadas por el DOC; o casi todas, porque Zaira levantó la mano:

Zaira. – Algo no me queda muy claro.

DOC.- Adelante.

Zaira. - Después de todo lo platicado, entiendo que solo se trata de mantener el PH de 7.2 o más. ¿cierto?

DOC.- Sí.

Zaira. - Y Usted nos dijo que, si tomamos carbonatos, esto se puede lograr en los próximos 30 a 60 minutos. ¿cierto?

DOC.- Sí.

Zaira. - Entonces, que pasaría si, tomando la mezcla de carbonatos, mantengo mi PH en esa cifra ideal, pero sigo comiendo lo que me gusta, como algunas hamburguesas, o papas fritas... mi salud se mejoraría... sin decirle que no a los alimentos ácidos... ¿cierto?

DOC.- Por supuesto...

¡Que no!

Eso significa no hacer ningún cambio en tu nutrición.

Me recuerdas a los cientos y cientos de pacientes diabéticos, hipertensos, y otros más, que me comentaban experiencias como esta:

"Mire doctor, el fin de semana fuimos a la boda de una de mis sobrinas; yo ya se, qué debo de comer y qué no, pero en la fiesta solo hubo refrescos, barbacoa, muchas tortillas y mucho vino. No pude decir que no... Así que comí y bebí de todo; pero me preparé bien y me tomé el doble de las pastillas para el azúcar, para amortiguar..."

Muchos pacientes con enfermedades crónicas hacen esto. No cambian sus hábitos y piensan que sus abusos se verán neutralizados por los medicamentos.

Nunca es así.

Recuerda que los medicamentos solo tratan el síntoma y lo "controlan" de manera temporal; pero el daño celular sigue su curso implacable. Y es por esta razón que es muy frecuente encontrar complicaciones como la ceguera, enfermedad vascular cerebral (hemorragias e infartos), enfermedad cardíaca o daño renal severo, a pesar de las múltiples grageas, ingeridas por años.

Lograr tu PH ideal, se logra con relativa rapidez. **Mantenerlo**, ya es más difícil.

Lograr el equilibrio en tu estilo vida y tu cuerpo es el único camino para ofrecer a tus células, día tras día, la **nutrición**, hidratación, descanso y pensamientos positivos, que requiere para curarte de cualquier enfermedad.

Nunca podremos engañar a la **Gran Inteligencia** en nuestro cuerpo y alma, que nos da vida.

Zaira. - (sonrojada) Bueno... Yo nada más preguntaba.

DOC.- Ese es el camino de la flojera. Existen muchos enfermos, que realizan cambios en algunas áreas de su vida, y sus resultados son parciales. Es de vital importancia que se den cuenta del precio que significa auto-mejorarse en TODAS, y anotar sus resultados en el **semáforo**, les facilitará el seguimiento de sus progresos.

No quiero verlos con recaídas en sus padecimientos. Estoy cansado de observar, durante más de 35 años, intentos fallidos, falta de compromiso, o cambios que solo duran 3 o 4 semanas. Espero que no engruesen las estadísticas de esos casos. No dejen que sus hábitos los controlen. Demuestren que son Ustedes los que "mandan" y que son capaces de cambiar para mejorar. Como siempre... es su decisión, su vida y su Salud.

Les narro otro cuento...

Todos sonrieron y se prepararon a escuchar.

Pedro y Pablo eran amigos desde la infancia y además compadres. En un bar antiguo, sentados, estaban libando muy a gusto, al calor de los recuerdos. A los dos, lo acompañaba "Nerón", el perro de Pedro. Pablo notó que Nerón se quejaba y estaba sentando sobre el viejo piso de madera del lugar y preguntó:

"Compadre, tu perro ya tiene rato quejándose. ¿ta' enfermo?"

Pedro respondió: "No compa. Cada vez que vengo aquí, se sienta en el mismo lugar que le gusta y allí hay un clavo mal colocado"

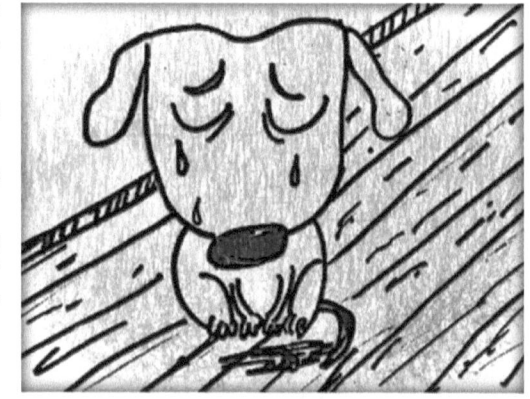

Pablo: "¡Ah...! ¡qué perro tan...tonto!

Si le duele... ¡Pos' que se levante y ya pues!

Pedro: "No compa. Le duele **lo suficiente** pa' quejarse; pero no pa' levantarse..."

Sonriendo, aplaudieron.

Zaira. - Ahora me parece muy lógico que, para recuperarme de mi daño celular, no hay camino corto...

DOC.- Cuando inicié mis nuevos hábitos, medía mi PH tres veces por día, y siempre estaba alrededor de 7.5.

Zaira. - Es lo ideal...

DOC.- Pero aún seguía con los síntomas de C.U.C.I. con 4 a 6 evacuaciones con sangre cada día y otras molestias. No subía ni un solo gramo de peso. Mi nivel de energía era muy bajo y la fatiga intensa. Llegué a pensar que el control del PH no me ayudaría.

No había tomado en consideración los 50 años que viví en la acidez, y mi mente desesperada, ansiaba y exigía la mejoría con celeridad. Mis células necesitaban TODOS los hábitos alcalinos y tiempo, para reparar su daño.

Empecé a mejorar mucho hasta que llevé el **registro diario** de mis nuevos hábitos, y a tomar los licuados (con todos los ingredientes) 2 a 3 veces por día; solo entonces el Alma y la Salud volvieron a mi cuerpo. No tengo que repetirles, que mis hábitos alcalinos, son mi estilo de vida.

Zaira. - Así que debo ser constante.

DOC.- Es el único camino para todos. Y haz de darle tiempo suficiente a tu Médico Interior, para que repare el daño celular que le causaste con tantos años de hábitos ácidos.

Si realizas tus cambios cada día, la Salud celular no tardará en manifestarse.

Zaira. - ¿Es garantía?

DOC.- No. Tú dime ¿por qué?

Zaira. - Bien... (se quedó pensativa por un momento), primero, porque solo yo puedo cambiar mis hábitos. Segundo... porque nadie me va a vigilar y solo yo sabré si los hice, o me hice... "pato" ...

DOC.- Y tercero, porque depende del grado de daño celular que tu organismo haya alcanzado. Existen casos en los que, ha llegado a tal gravedad, que se vuelve "irreversible".

Cuando nos veamos la próxima vez, no me platiquen de sus cambios, yo observaré sus cuerpos y sus resultados, **ellos hablarán todo**, acerca de Ustedes.

¡Mucha suerte mis amigos!

CAPÍTULO XXXVIII

¿DE QUE SE MUEREN LOS MÉDICOS?

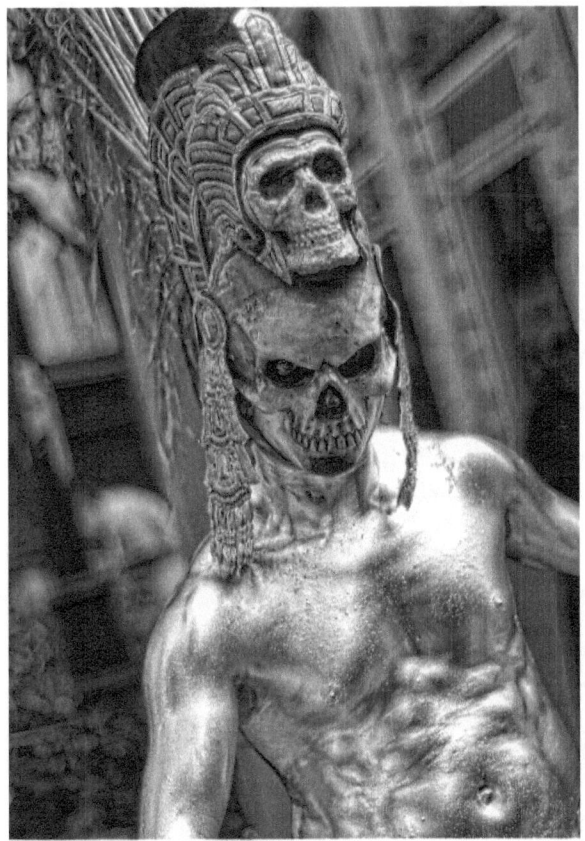

Tan humanos... tan terrenos...

Después de la reunión en casa de Manuel, los Doctores Santana, Arista y el DOC decidieron desayunar juntos y fijaron la fecha 4 días más tarde en el restaurante de un Hotel Céntrico de la ciudad. A las 9 de la mañana los tres estaban sentados. Todos pidieron té varios sabores. (ninguno café...) El desayuno consistió en huevos con diferentes presentaciones. El Dr. Santana los pidió con chilaquiles (tortillas con chile que son de "primera necesidad" en México) pero solo se comió la mitad de ellos.

Dr. Arista. - ¿Qué pasa Santana? ¿Poca hambre?

Dr. Santana. - Todo bien. Solo no quiero ingerir toda la cantidad de chilaquiles y aunque sé que son de "refill", no acidificaré más mi pH; esta mañana amanecí con 6.

Dr. Arista. - (con una sonrisa) Me sorprendes...

Dr.- (sonriendo) También a mi esposa... Pero voy a sanarme y estoy comprometido.

¡Mi "Pish-chingerómetro" va a subir!

Dr. Arista. - ¡Así se hace!

DOC.- Este es el camino.

Dr.- Arista. - ¿Se acuerdan de los tiempos de la Residencia?

Dr. Santana. - ¡Por supuesto! ¡Estuvieron repletos de aventuras! Creo que no descansábamos nunca, porque cuando no había "Guardias", íbamos a fiestas...

Dr. Arista. - O con la novia. Muchos desvelos...

DOC.- (con sonrisa más amplia...) Así es. ¡Qué tiempos! ¡Y que resistencia física teníamos! Parecía que siempre portábamos energía de sobra. Las desveladas no nos hacían nada. Creo que descansaba más cuando tenía Guardia, porque las otras noches era mucha "pachanga" (fiesta interminable).

Dr. Arista. - Creo que allí empezaban los abusos a nuestro cuerpo, con poco descanso, y además con grandes cantidades de alcohol y ... otras drogas. Dos de mis compañeros ya han muerto por esas causas, y algunos otros viven con esos problemas. Ahora, 36 años después, casi todos rondamos los 60 años.

Dr. Santana. - Eso y la ignorancia en el control del "Factor Ignorado". Yo también he tenido que asistir en los últimos 24 meses, a los sepelios de 5 de mis compañeros del Hospital que han muerto de cáncer, infartos y accidentes cerebrovasculares (hemorragia y embolia cerebral) y tres, eran diabéticos. Alguno de ellos solo tenía 5 meses de jubilación y otro sin haber llegado.

Dr.- Arista. - Al menos dejó a su "viuda alegre" ...

Dr.- Santana. - Eso sí. Ella cobrará la Pensión, lo cual es una gran ventaja para su familia.

Pero en mi caso, solo trabajo "por mi cuenta" y atiendo en mi Consultorio y en Hospitales Particulares, y como consecuencia, ahora que he enfermado, no tengo Ingresos, mis ahorros disminuyen y eso es otro estímulo para recuperarme.

Dr.- Arista. - Si. Claro. Yo también vivo de la "priva" (atención Médica privada), hace algunos años construí algunos "consultorios", y los rento; sin embargo, desde mi infarto veo que, el dinero, aunque tiene su importancia, es relativa, pues aprecio y valoro más mi vida que cualquier otra cosa. Por esto, soy estricto conmigo para lograr el control de mi pH. Quiero recuperarme hasta re-vascularizar las arterias de mi corazón. Ahora, todo el control para mi objetivo, está en mí y solo en mí; tengo el poder de cambiar mis hábitos.

DOC.- Muy bien. Así no dejarás otra "viuda alegre" ...

Dr. Arista. - (sonriendo) ¡Eso es!... Por otro lado, no hay dinero que alcance si me da otro infarto y quien sabe si lo sobreviva.

DOC.- Como siempre, nuestros RESULTADOS EN LA VIDA, sean en Salud, Economía, Relaciones Familiares u otros, son la marca inequívoca de nuestros hábitos, por largos periodos de tiempo.

Los dos asintieron.

Por ejemplo, el Síndrome Metabólico (aumento de peso, triglicéridos, colesterol, glucemia y presión arterial) es solo reflejo de los esfuerzos de nuestro organismo para compensar el exceso de ácidos en la dieta.

En México, se realizó un estudio de hábitos de Salud en 20,000 trabajadores (que incluyó Médicos, Enfermeras y otras categorías), entre 18 a 65 años de edad, de la Institución de Salud más grande del país (1) y miren lo que encontraron:

HÁBITOS EN TRABAJADORES DE SALUD	%
NO SE EJERCITAN	92
COME EN EXCESO	33
COMIDA CHATARRA	41
MAS DE 5 TORTILLAS AL DÍA	12
NO CONSUME VERDURA DIARIO	37
NO CONSUME FRUTA DIARIO	35
TABAQUISMO	19
CONSUMO DE ALCOHOL	25

El consumo de alcohol, con alguna dependencia, fue del 40% en hombres, y de 12% en las mujeres. El 4% ha presentado Síndrome de Deprivación Alcohólica.

Dr. Arista. - ¡Vaya!, y todo empieza en la juventud... y a veces desde la infancia...

DOC.- Se ha demostrado que un Médico con hábitos saludables y en su peso ideal, tiene más credibilidad, es más influyente y motivante para sus pacientes. (2)

Es evidente que estos malos hábitos ya presentan sus repercusiones en algún porcentaje de los trabajadores, así encontraron que (1):

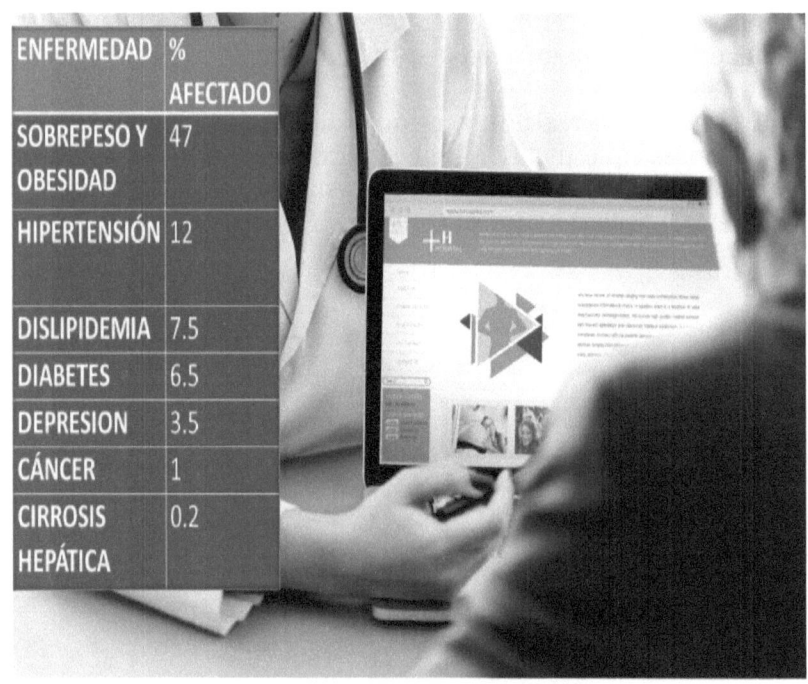

ENFERMEDAD	% AFECTADO
SOBREPESO Y OBESIDAD	47
HIPERTENSIÓN	12
DISLIPIDEMIA	7.5
DIABETES	6.5
DEPRESION	3.5
CÁNCER	1
CIRROSIS HEPÁTICA	0.2

Dentro de la misma Institución de Salud, otro estudio en sus trabajadores mostró (3):

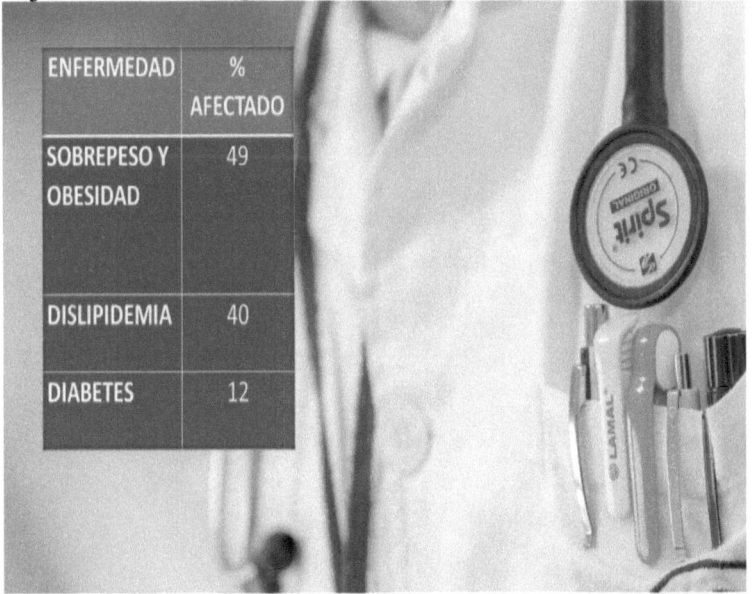

ENFERMEDAD	% AFECTADO
SOBREPESO Y OBESIDAD	49
DISLIPIDEMIA	40
DIABETES	12

Dr. Santana. - Ahora esos hallazgos son muy explicables. Hábitos de Acidez por largo tiempo...

Hace 3 semanas, asistí a una reunión con mis compañeros de Generación de la facultad de Medicina y estábamos sentados alrededor de 100 Médicos cuando observé que varios sacaban de manera "discreta" sus comprimidos para tomarlos con su bebida.

El ambiente era de mucha cordialidad y risas, había Profesionistas que no habían visto a sus amigos por años, y los gritos de sorpresa y abrazos efusivos atestaban la velada.

Yo revisé unos días antes, las estadísticas de morbilidad de los Mexicanos en la ENSANUT 2016 (4)

Recordaba que **a los 60 años** la población ya padece de enfermedades como:

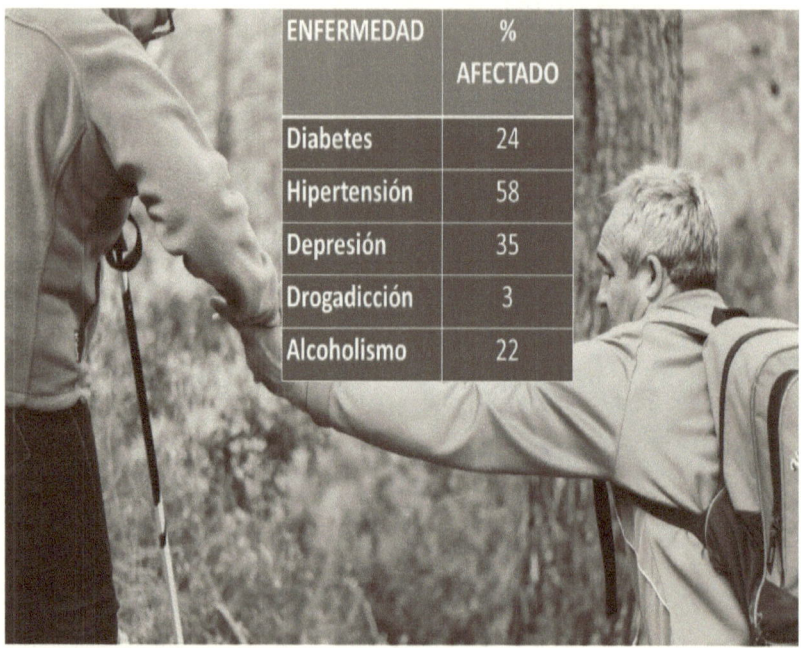

ENFERMEDAD	% AFECTADO
Diabetes	24
Hipertensión	58
Depresión	35
Drogadicción	3
Alcoholismo	22

Así que, sin conocer a cada uno de ellos, sabía que estaban enfermos hacía años.

Me recordé a mí mismo y las causas que me trajeron todos mis males... En fin... Un momento más tarde, también disfrutaba de la fiesta.

DOC.- Con estos antecedentes, no necesitamos se "adivinos" para saber hacia dónde se dirige cualquier persona con acidez, y cuáles serán las causas de su muerte, sean Profesionales de la Salud o no.

Dr. Santana. - Así es. Solo falta observar las principales causas de muerte, que son las mismas en nuestro país y a nivel mundial, a saber: Diabetes y sus complicaciones, Enfermedades vasculares y Cáncer. (4)

DOC.- No nos sorprende que varios estudios solo confirmen que las causas de muerte de los Médicos sean las mismas, que las de la población de otros Profesionistas y de la población en general. (5, 6, 7 y 8). Y esto incluye al suicidio.

Dr. Santana. - Sí. Yo tuve un gran amigo, brillante como estudiante y médico Especialista, pero a los 32 años se suicidó con la "inyección letal", y dejo a tres hijos muy pequeños. Nunca entenderé sus razones. Fuimos amigos por muchos años, fiestas, reuniones y mucha convivencia entre nuestras familias; estudio y análisis de casos clínicos; Guardias y aventuras juntos, "secretos" ... y hasta llevamos "serenata" a nuestras novias del momento... ¡Cuanta vida!

Recuerdo que una semana antes de su muerte, a final de un desayuno que compartimos, insistió en pagar la cuenta y me dijo:

"Te pido perdón, porque muchas veces no he sido un amigo para ti, te he ofendido y me burlado de ti y de los tuyos; también he tenido envidia... Perdóname por favor..."

Me quedé sin habla. Lo mire con sorpresa. Tartamudeando le que dije que sí le perdonaba, pero que yo no recordaba esas "ofensas" y que lo quería mucho. Me miró fijamente y soltó: "me voy suicidar... La mayoría de la gente solo dice que lo hará, pero yo lo realizaré sin dudas. No quiero sufrir y ya encontré la manera de lograrlo. Gracias por escucharme. Siempre fuiste un hermano para mí..."

Quede helado. Mil pensamientos se arremolinaban en mi cabeza. No quería creerle. Deseaba pensar que solo se sentía mal en ese momento, que se le pasaría...

Él cambió la conversación de manera brusca. Pagó la cuenta y salimos de nuevo al Hospital. Otro compañero me dio la noticia 7 días después, un lunes que me marcó para siempre. Viví con sentimiento de culpa por varios años. Pensaba (equivocado), que podía haber hecho "algo" para impedirlo. Con los años he aprendido que nada podía yo hacer.

Algunas lágrimas bajaban por sus mejillas...

En efecto, la tasa de suicidio en México ha ido aumentando como en otros países, y se encuentra alrededor de 8 suicidios por cada 100 mil habitantes. (8)

Y los suicidios de Médicos en todo el planeta, tienen una tasa similar a los de la población general; las causas más frecuentes fueron la depresión y los problemas de trabajo. (9, 10, 11, 12 y 13)

DOC. - Qué triste que un amigo se vaya así.

Con todo lo platicado, nos damos cuenta de que los **hábitos de acidez cotidiana** están detrás de todo proceso que llamamos enfermedad, y nos afectan sin importar la profesión o los conocimientos que nos han "embutido" en la Facultad y que son tan difíciles de cuestionar.

Dr. Arista. – Vivimos hoy en un mundo diferente, lleno de tecnología con pantallas planas y flexibles, redes sociales, impresoras 3D, robots que operan a personas; podemos diagnosticar con bioescaner (14), y clonar animales y humanos. ¡Pero no podemos curar una simple gripe! Y mucho menos las enfermedades crónicas, que cada día van en aumento. Nuestros hábitos ácidos nos enferman.

Dr.

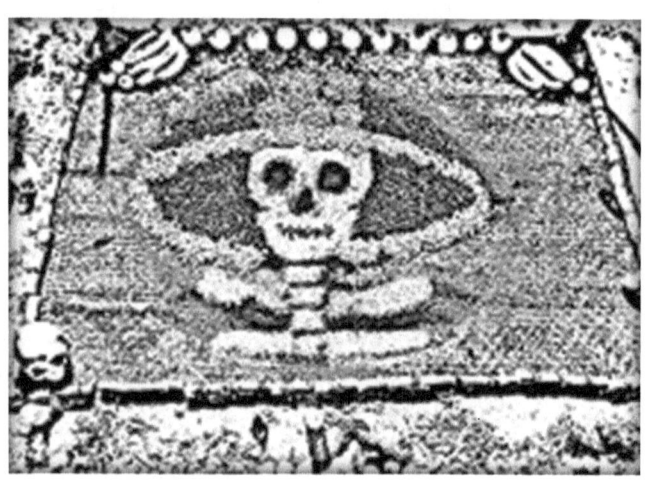

Santana. – Y nos matan con lentitud.

DOC.- Si queremos recuperar y mantener nuestra salud, cada uno de nosotros, debe hacer su parte, a diario, demostrar respeto y amor por nuestro cuerpo y espíritu; nadie viene al rescate...

¡La acidez no respeta a ninguna célula!

1	http://www.medigraphic.com/pdfs/imss/im-2013/im131c.pdf
2	http://triggered.edina.clockss.org/ServeContent?rft_id=info%3Adoi%2F10.1001%2Farchfami.9.3.287
3	https://www.uv.mx/blogs/favem2014/files/2014/06/Tesis-Maria.pdf

4	https://ensanut.insp.mx/ensanut2016/index.php
5	http://www.scielo.sa.cr/scielo.php?script=sci_arttext&pid=S0001-60022006000300006
6	http://www.academia.edu/27325272/Cancer_incidence_and_cause-specific_mortality_in_male_and_female_physicians_a_cohort_study_in_Estonia
7	https://bmcpublichealth.biomedcentral.com/articles/10.1186/1471-2458-11-173
8	http://www.scielo.org.mx/scielo.php?script=sci_arttext&pid=S1405-74252011000200004
9	https://tidsskriftet.no/2015/02/fra-redaktoren/selvmord-blant-leger
10	https://www.ncbi.nlm.nih.gov/pmc/articles/PMC5556245/
11	https://www.ncbi.nlm.nih.gov/pubmed/15256288
12	https://www.ncbi.nlm.nih.gov/pmc/articles/PMC1731901/
13	https://www.ncbi.nlm.nih.gov/pubmed/24177487
14	www.ncbi.nlm.nih.gov/pmc/articles/PMC3500973/

CAPÍTULO XXXIX

LAS RECOMPENSAS

18 MESES DESPUÉS...

El consultorio del Dr. Albarrán, había estado con actividad constante debido al alto número de pacientes que asistieron. Sin embargo, se habían presentado dos casos muy complicados que tomaron mucho más tiempo del planeado, y uno de esos pacientes, salió muy enojado ya que no fue posible extraerle un tercer molar superior impactado que le molestaba hacía meses.

El estomatólogo, estaba además de cansado, con mal ánimo y con ganas de irse a casa y tirarse en el sofá de su solitario apartamento. Atendía al último de sus pacientes, cuando su secretaria (S) le informó:

S. - "Está llegando otro paciente doctor..."

Dr. - ¡Ya no por favor!...

Molesto. ¿Qué solicita?

S. – Dice que necesita unas prótesis.

Dr. - Movió la cabeza con desaprobación. Ya sabes que a esos casos se les ofrece una cita, dile que la tome y otro día lo atenderé. Eso no es una emergencia.

S. - Ya se lo he dicho, pero insiste en que tiene que verlo a Usted.

Dr.- ¿?... Está bien... Ya casi termino.

Unos minutos después, despidió a su paciente y salió con velocidad a ver de qué se trataba.

Abrió la puerta. Se quedo de pie... helado... Tardó unos segundos en reaccionar.

Admiró la figura esbelta, fina y bien formada de una mujer, que miraba distraída hacia la calle. Su cabello lacio, brillante y castaño llegaba a casi la mitad de su espalda, y adornaba con sutileza la blusa blanca de encaje, que coordinaba de manera perfecta con sus leggins tipo jeans. Sus zapatillas de tacón estilizaban su figura a tal grado, que el Dr. solo fue capaz de carraspear un poco para llamar su atención.

Ella volteó y lo miró mostrando sus ojos, y con una gran sonrisa, le extendió su mano para saludarlo. El sutil maquillaje, resaltaba la tersura de su piel morena, convirtiendo su mirada, en dos luceros refulgentes. Mientras que, a él le pareció que estaba siendo visitado por un ángel...

Ella comentó: Pasaba por aquí, y pensé que ya era hora de corregir mi dentadura con las prótesis que hacen falta. No quiero verme "coda ni agarrada" conmigo... Además, ya hasta perdí el interés en observar los "chimuelos de mis familiares y amigos..."

Dr. - Por un momento, se quedó forzándose a recordar donde había visto esos ojos... ¡GG!???

GG. – Mirando a sus costados. ¡Claro! ¿Quién más?

Dr. – ¡Apenas si puedo reconocerte! ¡wow! Con todo respeto... ¡Estas ... bellísima...!

¡Jamás lo hubiera creído!

GG.- Sonriendo. Usted no. Pero yo sí. Era la única manera de lograr mis objetivos. Creer que Yo podía transformarme también.

Dr. – Tienes absoluta razón. Mil felicidades.

GG. - Espero no sea muy tarde para solicitarle una cita para mis prótesis...

Dr. – Al Dr. Le cambió en ánimo sin darse cuenta...Con una amplia sonrisa...

¡Oh no! ¡De ninguna manera!... Es... un gusto saludarte y volverte a ver. Pasa y pongámonos al corriente de tantos cambios.

Platicaron por algo más de dos horas. Los dos muy a gusto y riendo con frecuencia como dos niños.

GG se mostraba llena de energía y contaba con gran entusiasmo como fue enfrentándose a sus retos día tras día y como en sus momentos de flaqueza, las experiencias compartidas por otros enfermos la levantaban para continuar; de qué manera venció a la diabetes, hipertensión, obesidad y colitis; insistía en que lidiar con el fantasma de la "hueva" era cosa de todos los días; de la forma en que su autoestima mejoró y lo importante de **seguir fortaleciéndola diario con los 7 hábitos alcalinos de la gente sana**.

Por su parte, el Dr. la miraba y escuchaba con grande atención y mucho placer... podría seguir haciéndolo por muchas horas más...

Como "por accidente", le comentó que el trabajo lo absorbía tanto, que no había tenido tiempo para sí mismo y que no siempre contaba con quién platicar de sus aventuras del consultorio, como las que había vivido el día hoy... y que a veces sentía la necesidad de alguna compañía de confianza para poder hacerlo...

GG lo observaba y sonreía...Se daba cuenta de esos mensajes ocultos...

GG. – Entonces Dr... ¿Tengo cita para mis prótesis? Y me que dice cuán costosas son, por favor.

Dr. – Trabajaría gratis para ti... Pensó suspirando.

Por supuesto. Sí. Ven el próximo miércoles a las 17 horas. Después de valorarte, hablaremos de precios.

GG.- Gracias Dr. Alargó el silencio con intención...

Dr. – Me has llenado el corazón de alegría, de solo verte tan viva, y hermosa. Y todavía más, al saber que eres una guerrera. Te admiro y te respeto porque has demostrado contigo, que sí es posible el cambio para muchos. Gracias. Me inspiras también.

Sí. Te doy la cita conmigo, pero... podrías tú darme una cita a mí... ¿Puedo invitarte a tomar un café?

GG.- Con amplia sonrisa. Ya no lo tomo...

Dr. – Algo menos ácido... ¿un té?

GG.- Un té sí. Vamos mejorando...

Dr. – Con la cara iluminada. ¡Qué bien! ¿Te parece el próximo lunes, a las 10 horas en la cafetería La Antigua Época?

GG. – Me gusta el sabor de lo antiguo. Allí nos vemos...

Se levantó, y al despedirse del Dr. le recordó:

¡Ah! Ahora soy muy puntual...

CAPÍTULO XL

GG RECUPERÓ SU FIGURA CON ESTE ESQUEMA

(Y SIN HAMBRE)

EL RETO DE LOS 15 DÍAS DE GG

En los últimos días, era muy frecuente que las amigas de GG le preguntaran los secretos de su nueva imagen, mejor ánimo, y gran energía; pocas supieron que tomaba varios medicamentos hasta hacía 8 meses. Decidió un día citarlas en su casa y hablar con amplitud de sus batallas de salud, ¿quién mejor que ella?, era su propio testimonio y demostraba que, contra todo pronóstico, cuando los motivos son grandes... los obstáculos empequeñecen.

Les habló de lo importante de tomar el alimento licuado para acelerar la recuperación y detoxificación de la acidez, y para estimular la producción de las células madre intestinales.

GG.- Cada licuado o batido que tomen, lo pueden adicionar a su gusto, pero tiene una base que no se puede sustituir ni modificar, debe contener siempre:

LICUADO BASE (NO MODIFICABLE)	
MANZANA	UNA
LINAZA MOLIDA	2 CUCHARADAS
GENGIBBRE	1 REBANADA DELGADA
CÚRCUMA	1 RAÍZ
ACEITE VEGETAL	1 a 2 CUCHARADAS
JUGO VERDE	50 MILILITROS

Al principio, yo usé una taza medidora, con las que hacía mis pasteles; con la práctica ya no es necesaria.

¿Por qué no se deben modificar?

GG.- Por la razón de que esta base contiene los mejores nutrientes que tu cuerpo necesita día tras día. Pueden repasar el capítulo XXIII del libro.

A esta base del licuado le pueden adicionar alguna otra fruta que les apetezca, siempre que no sea muy dulce, así que no le pongan piña, mandarina, naranja, plátano, mango, o uvas. Y nunca, pero nunca, jugos envasados o de lata.

A mí me gusta adicionarle moras azules, o frambuesas, guayabas, papaya, zarzamoras y melón. Y las voy variando cada 3 o 4 días; me queda una mezcla de 700 a 800 mililitros. Aprendí con el DOC que en la nutrición es mucho mejor la combinación de nutrientes naturales (1, 2) que su ingesta individual (3, 4) en forma de complementos.

A este licuado también **le pongo medio gramo de carbonatos**, al tomar mi primer alimento de día, así mi cuerpo inicia su alcalinización. Otras ocasiones, tomo primero 500 mililitros de agua con carbonatos y unos granos de sal de mar, a veces con cualquier té de mi agrado; y unos minutos después, mi licuado ya sin carbonatos. En fin. Sean flexibles.

Ilse. - Eso es muy práctico y sencillo, no tengo que inventarme un licuado nuevo cada día; solo **adicionarle al licuado base** algo que me guste y le modifique el sabor de vez en cuando. ¡Muy bien! ¿Le puedo agregar alguna verdura?

GG.-. Si gustas. Sí. Aunque ya tienes un concentrado de verduras, sin excesos de fibra en tu jugo verde que has preparado con antelación ¿Recuerdas?

Si al momento de preparar tu licuado, te das cuenta de que no tienes el jugo verde, es que vas por mal camino y tu nivel de compromiso es muy débil aún. Te sugiero que allí **reflexiones en los motivos** por lo que quieres recuperar tu salud y/o tu figura. Escríbelos. ¡No lo dejes para otro día!

Yo no podía bajar un solo kilo hasta que los anoté en una hoja e hice que la firmara mi hermano. ¡Así me comprometí conmigo! Y empecé a hacer "todos los ajustes" y no lo sólo lo que yo quería.

Como ven, al levantarme empiezo a registrar mi semáforo en verde. Como me urgía recuperar mi salud y mi peso, platiqué con el DOC y me sugirió que solo tomara licuados por una semana, y si me sentía bien, hiciera lo mismo la siguiente. ¡Lo hice y bajé 5 kilos en 2 semanas! ¡Estaba feliz, y más porque me sentía de maravilla! **Tenía miedo de sentir ataques de debilidad o de hambre**, pero nunca los tuve, ya que recordé que adicionar aceites al licuado evita a los dos; siempre adicioné al menos dos cucharadas de grasas o medio aguacate.

Durante la primera semana, y para no tener los efectos del exceso de fibra, como son la diarrea y gases, adicioné la linaza molida solo al licuado del desayuno y de la cena, y **la evité en las demás.**

Respecto a las grasas, adicioné una sola cucharada de aceite en cada uno de ellos.

Este fue mi esquema de los primeros 15 días:

Primera semana.

(Siempre Licuado Base= **LB**)

DÍA	DESAYUNO	REFRIGERIO	COMIDA	REFRIGERIO	CENA
1	LB+ 1 guayaba	LB+ 1 guayaba	LB+ 1 guayaba	LB+ 1 guayaba	LB+ 1 guayaba
2	LB+ 1 guayaba	LB+ 1 guayaba	LB+ 1 guayaba	LB+ 1 guayaba	LB+ 1 guayaba
3	LB+ melón	LB+ melón	LB+ melón	LB+ melón	LB+ melón
4	LB+ melón	LB+ melón	LB+ melón	LB+ melón	LB+ melón
5	LB+ papaya	LB+ papaya	LB+ papaya	LB+ papaya	LB+ papaya
6	LB+ papaya	LB+ papaya	LB+ papaya	LB+ papaya	LB+ papaya
7	LB+	LB+ papaya	LB+ papaya	LB+ papaya	LB+ papaya

Lo primero que sentí, fue una gran ligereza en mi estómago e intestinos, desaparecieron mi inflamación y gases que me atormentaban cada tarde. Y mis evacuaciones se regularizaron a las 48 horas. ¡Qué descanso!

Como mejoraba cada día, decidí continuar la segunda semana con el mismo esquema y solo cambié algunas frutas:

DÍA	DESAYUNO	REFRIGERIO	COMIDA	REFRIGERIO	CENA
1	LB+ mora azul	LB+ mora azul	LB+ mora azul	LB+ mora azul	LB+ mora azul
2	LB+ mora azul	LB+ mora azul	LB+ mora azul	LB+ mora azul	LB+ mora azul
3	LB+ mora azul	LB+ mora azul	LB+ mora azul	LB+ mora azul	LB+ mora azul
4	LB+ 1 guayaba	LB+ 1 guayaba	LB+ 1 guayaba	LB+ 1 guayaba	LB+ 1 guayaba
5	LB+ 1 guayaba	LB+ 1 guayaba	LB+ 1 guayaba	LB+ 1 guayaba	LB+ 1 guayaba
6	LB+ Zarzamora	LB+ Zarzamora	LB+ Zarzamora	LB+ Zarzamora	LB+ Zarzamora
7	LB+ Zarzamora	LB+ Zarzamora	LB+ Zarzamora	LB+ Zarzamora	LB+ Zarzamora

Mi sorpresa mayor fue haber disminuido 5 kilogramos en esos 15 días, sintiéndome muy bien, con energía y sin hambre.

¿Y sigues tomando solo licuados?

GG.- Como ahora he llegado a mi peso ideal, mi esquema es algo parecido a esto:

DIA	DESAYUNO	REFRIGERIO	COMIDA	REFRIGERIO	CENA
1	LB+ guayaba	1 huevo + 1 tortilla integral	**Ensalada + 70 gramos de proteína asada**	Ensalada	LB+ guayaba
2	LB+ guayaba	1 huevo + 1 tortilla integral	**Ensalada + 70 gramos de proteína asada**	Ensalada	LB+ guayaba
3	LB+ guayaba	1 huevo + 1 tortilla integral	**Ensalada + 70 gramos de proteína asada**	Ensalada	LB+ guayaba
4	LB+ moral azul	1 huevo + 1 pan integral	**Ensalada + frijoles o lentejas al gusto**	LB+ papaya	LB+ moral azul
5	LB+ moral azul	1 huevo + 1 pan integral	**Ensalada + frijoles o lentejas al gusto**	LB+ papaya	LB+ moral azul
6	LB+ moral azul	1 huevo + 1 pan integral	**Ensalada + frijoles o lentejas al gusto**	LB+ papaya	LB+ moral azul
7	LB+ moral azul	1 huevo + 1 pan integral	**Ensalada + frijoles o lentejas al gusto**	LB+ papaya	LB+ moral azul

En las comidas a veces inicio con una **sopa de verduras**. Y en las cenas, casi siempre tomo mi licuado y eso es más que suficiente para satisfacerme, dormir sin sobrecarga en mi estómago, y descansar muy a gusto. Será cuestión de que prueben...

Ilse. – Y de que seamos flexibles...

GG.- Sí.

Como pueden ver, es algo muy sencillo. Yo no me complico con preparaciones Gourmet, solo cuando quiero lucirme con mis amigos. No siempre llego al refrigerio, porque no tengo más hambre. De vez en cuando también como algunas cosas ácidas como algún helado, o un pan con dulce... ¡y los disfruto mucho! Pero sé que debo volver a mis hábitos alcalinos.

La carne roja salió de mi dieta para nunca volver.

Ustedes pueden flexibilizar esta guía que es por demás simple, y acomodarla a los alimentos con los que cuentan en sus casas. No hay más secreto que la disciplina y constancia de los hábitos alcalinos.

Les deseo que su semáforo se mantenga en verde mucho tiempo de su vida.

Ilse. - Estoy dispuesta a iniciar hoy mismo. ¡Olvídense de esta gordita que ven en mí! Haré lo que sea necesario y ¡sin pretextos!

GG. - ¡Excelente Ilse! Tu convicción nos inspira y renueva.

Amigas, ¡una nueva historia de éxito comienza!

FIN

1	https://www.ncbi.nlm.nih.gov/pubmed/17098085
2	https://www.ncbi.nlm.nih.gov/pubmed/15217803
3	https://www.ncbi.nlm.nih.gov/pubmed/15020306
4	https://www.ncbi.nlm.nih.gov/pubmed/15217803

SINOPSIS

Curarse sin medicamentos, suena ambicioso... sobre todo, si ahora mismo tomas varias grageas a diario.

Y, sin embargo, es la verdad; la única que el cuerpo reconoce y vibra con ella. Nuestros hábitos ácidos que incluyen grandes defectos en: Alimentación, Hidratación, Ejercitamiento, Descanso y Emociones; en conjunto, nos han arrastrado a la epidemia de enfermedades incurables que en este momento afectan a millones de personas, entre ellos a nuestros familiares cercanos y a nosotros también.

Este libro, rescata el invaluable conocimiento del **Factor Ignorado de la Medicina**; ese que te otorga el control sobre el proceso de tus enfermedades y que te mantiene sano por largos años. Con experiencias amenas, reflexiones, y un lenguaje sencillo, sin tecnicismos, te ofrece la mejor guía para reconocer en qué estado de acidez te encuentras y a partir de allí, realizar los cambios necesarios para recobrar tu salud, energía y ganas de seguir adelante, en las mejores condiciones.

¡Y todo sin medicamentos!

Por primera vez un libro que es tu "Manual de Salud". Enfrenta de manera directa las enfermedades consideradas "Incurables" por la Medicina Occidental, como Diabetes, Hipertensión, Cáncer, C.U.C.I. (colitis ulcerativa crónica idiopática) y otras más.

El libro responde a preguntas como:

¿Qué tan ácido o alcalino eres?

¿Cuáles son los niveles de PH que debo mantener?

¿Cómo saber si los cambios que hago son suficientes?

¿Qué alimentos debo evitar?

¿Es posible revertir una enfermedad incurable y vivir sin medicamentos?

¿Cómo rescato a mi Médico Interior?

¿Cuáles son los mejores nutrientes para mis células?

¿Cuál es el origen del daño celular?

Respaldado con toda la **evidencia científica**, que puedes tú mismo revisar y ampliar en la bibliografía de cada capítulo. No son las opiniones del autor (Soy Médico con 36 años de ejercicio profesional y he visto enfermarse y morir a mis compañeros trabajadores de la salud, de estas mismas enfermedades), son mi experiencia cercana a la muerte por una enfermedad "incurable", fuera de control y la recuperación total de mi Salud, con la aplicación sistemática de esta guía, hasta lograr el ansiado balance del PH de manera cotidiana.

Pequeños ajustes en tus hábitos recuperan y mantienen tu Salud por largos periodos de tiempo... ¡y sin medicamentos!

Los medicamentos solo alivian los síntomas. Quien de verdad te cura, es tu maravilloso Médico Interior, quién necesita estar en equilibrio (ligeramente alcalino), para lograrlo.

Este libro te dice cómo.

Contacto: octor.com.mx
octor.contacto@gmail.com
contacto@octor.com

www.ingramcontent.com/pod-product-compliance
Lightning Source LLC
Chambersburg PA
CBHW031821170526
45157CB00001B/144